Jutta Mattausch

Ayurveda Handbuch der Energietypen

Die Grundlagen des Ayurveda

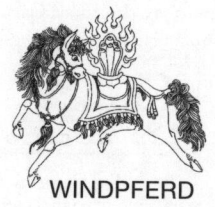

WINDPFERD

Die Informationen in diesem Buch sind nach bestem Wissen und Gewissen dargestellt. Die Autoren und der Verlag übernehmen jedoch keine Haftung für irgendwelche Schäden aus dem richtigen oder unrichtigen Gebrauch der in diesem Buch vorgestellten Methoden. Diese sind zur Information und zur Weiterbildung gedacht.

Jutta Mattausch ist Heilpraktikerin und Ayurveda-Beraterin. Fünf Jahre verbrachte sie in Indien, unter anderem, um den Ayurveda bei einheimischen Ärzten aus erster Hand zu studieren. Es ist ein Anliegen dieses Buches, alte Wissen bestmöglich in unser westliches Leben einzubringen. Die Autorin organisiert zudem Reisen in die indischen Himalaya.
www.dolma-reisen.de

Windpferd Taschenbuch
85650

4. Auflage 2012

Vollständige Taschenbuchausgabe
der im Windpferd Verlag erschienenen Erstausgabe
Ayurveda-Handbuch der Energietypen

WINDPFERD⬛ ist ein Imprint der
Windpferd Verlagsgesellschaft mbH

Umschlaggestaltung: Kuhn Communication Design, Amden (CH),
unter Verwendung einer Illustration von Shutterstock
Illustrationen: Ute Rossow, Seite 244 u. 245
Layout: Marx Grafik & ArtWork
Gesetzt aus der Adobe Garamond
Druck: Himmer AG, Augsburg

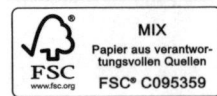

MIX
Papier aus verantwor-
tungsvollen Quellen
FSC® C095359

Printed in Germany
ISBN 978-3-89385-650-3
www.windpferd.de

Inhalt

Einführung

I. Der Mensch und seine Elemente

II. Welcher Typ sind Sie?

III. Die sieben Energietypen des Ayurveda

Vata

Vata-Kapha

Vata-Pitta-Kapha: der Tridosha-Typ

IV. Wege zur Regulierung der Doshas

Anhang

Einführung

Über das Thema Gesundheit wurde vermutlich nie zuvor mehr diskutiert als heute. Chronische Erkrankungen nehmen immer weiter zu, die Behandlungskosten dafür explodieren ins Unbezahlbare und der Wellness-Markt preist täglich neue Methoden, die uns Glück und Wohlgefühl versprechen. Wie sollen wir da herausfinden, was wir für unser Wohlbefinden tun können? Welche Gesundheitstrends bringen wirklich etwas? Nachdem alle Menschen körperlich und emotional so verschieden sind, erscheint es doch unlogisch, dass ein Gesundheitstipp, der dem einen hilft, auch bei einem völlig anderen Menschen gleichermaßen wirkt.

Nach der Lehre des Ayurveda ist ein gesundes Leben die Lebensweise, die der eigenen Natur folgt. Jeder Mensch hat demnach seine angeborene Konstitution, auf der sein ganzes Leben aufbaut. Haben Sie ein feuriges Temperament und fahren schnell aus der Haut? Sprudeln Sie vor Ideen, vergessen darüber aber das Essen und werden bei jeder Kleinigkeit nervös? Oder gehören Sie zu den gemächlichen und eher langsamen Typen, denen ihre Ruhe und ein gutes Essen heilig sind? Hinter allem, in Ihrem Körper und Temperament, in Ihren Vorlieben und Abneigungen steckt Ihre Konstitution. In ihr drücken sich die universalen Kräfte von Luft, Feuer und Erde aus.

Dieses Buch befasst sich mit der Typenlehre des Ayurveda. Ich habe darin nicht nur die drei klassischen Grundnaturen von Vata, Pitta und Kapha beschrieben, sondern bin ebenso ausführlich auf die Mischtypen wie Vata-Pitta, Vata-Kapha, Pitta-Kapha und den Tridosha-Typ eingegangen. Dies hat den einfachen Grund, dass die meisten Menschen nicht eindeutig einem Konstitutionstyp zuzuordnen sind, sondern aus mehr oder minder stark ausgeprägten Anteilen von Vata, Pitta und Kapha bestehen.

Unter einem dieser beschriebenen sieben Energietypen werden Sie sich in weiten Bereichen gewiss wieder erkennen. Daher ist es wichtig, Ihre vorherrschenden Energien zu verstehen. Indem Sie

Ihr Leben entsprechend dieser individuellen Konstitution führen, können Sie Glück, Gesundheit und Erfüllung finden. Unter „Ihrem" Kapitel bekommen Sie deshalb eine ganze Reihe praktischer Empfehlungen an die Hand. Sie sind ein Leitfaden, die Ihnen bei den kleinen Problemen des Alltags ebenso wertvoll sein können wie in grundsätzlichen Fragen des Lebenswegs: im Beruf und in der Freizeit, im Kontakt mit der Familie und Freunden. Welche Qualitäten wollen gelebt werden? Welche Lernaufgaben stehen an?

Bei dieser Lektüre sehen Sie sich womöglich bestätigt in den Verhaltensweisen, denen Sie ohnehin intuitiv folgen. Dass Sie manchmal Appetit auf eine einfache Suppe haben, obwohl die anderen am Tisch drei Gänge verspeisen. Weshalb Sie es im Urlaub eher in die Berge zieht als in den Strandkorb ans Meer. Warum Sie Ihre Wohnung gerne kuschelig und verspielt einrichten, während Ihr Partner auf klassisch schlicht besteht.

Sie folgen damit unbewusst den Tätigkeiten, die Ihrem Typ entsprechen. Hier kommt nämlich ein zentraler Punkt der ayurvedischen Gesundheitslehre ins Spiel: Hören Sie in sich hinein, folgen Sie Ihrem Gespür und Ihren natürlichen Impulsen. Durch diese spricht Ihre körpereigene Intelligenz, die stets nach Gleichgewicht und Harmonie strebt. Sie benötigen deshalb keine verallgemeinernden Richtlinien. Mit einem Verständnis für Ihren Energietyp bekommen Sie die Schlüssel für Ihre Gesundheit und Wohlergehen und damit die Verantwortung für Ihre Lebensqualität an die Hand.

Da die indische Gesundheitslehre auf der Grundlage kosmischer Energie-Prinzipien basiert, funktionieren ihre Methoden zu allen Zeiten, in allen Kulturen und in allen Erdteilen. Somit ist Ayurveda weder „exotisches Wellness" noch „typisch indisch", als das es oft gehandelt wird, sondern gilt für einen modernen Menschen im Westen ebenso wie für Menschen im alten Indien.

Dort entwickelte sich das Ayurveda seit seinem Ursprung vor rund 5000 Jahren weiter zu einem komplexen Medizinsystem, das heute alle Bereiche der Therapie, von Pflanzenheilkunde bis zur Chirurgie, umfasst. Für uns Menschen im Westen kann es von großem Nutzen sein, besonders im Bereich der Gesundheits-Vorsorge die ayurvedische Typenlehre weitläufig bekannt zu machen. Als Heilpraktikerin fand ich nach eingehendem Studium verschiedener naturheilkundlicher Gesundheitssysteme neben der Homöopathie keine andere Heilweise, die den Menschen so differenziert beschreibt und heilt wie das Ayurveda.

Es ist faszinierend, durch die ayurvedische Typenlehre in allen Bereichen des Lebens die zugrunde liegenden Energien zu erkennen. Dadurch können Sie sich anfreunden mit Ihren Qualitäten, aber auch Ihren Schwachstellen, die als Kehrseite derselben Münze Ihre Energien widerspiegeln. Ebenso kann ein Verständnis entstehen für die typischen Qualitäten und die ebenso typischen Schwachstellen anderer Menschen, mit denen Sie zusammenkommen. Dieser Blickwinkel erleichtert den zwischenmenschlichen Umgang erheblich: In dem zornigen Autofahrer mit hochrotem Kopf erkennen Sie das heiße Element des Feuers. Durch notorische Unpünktlichkeit und übermäßige Geschwätzigkeit drückt sich in Ihrer Freundin das schwerelose Element der Luft aus. Alle Menschen handeln einfach entsprechend ihrer Natur. Studieren Sie die sieben Konstitutionen dieses Buches in aller Ruhe. Sie werden darin sich selbst und andere Menschen in ihrer ganzen Vielfalt wieder finden.

Ein Leben mit den Empfehlungen des Ayurveda soll Spaß machen, Ihr Wohlbefinden erhöhen und den Blick schärfen für die kosmischen Energien, die sich in jedem Moment unseres Lebens widerspiegeln. Beginnen Sie einfach mit dem ersten Schritt.

Viel Freude auf diesem Weg!

Jutta Mattausch

1.
Der Mensch
und seine Elemente

Der menschliche Körper ist ein Abbild des Universums. Als Teil des Makrokosmos setzt er sich aus denselben Elementen zusammen und folgt den kosmischen Prinzipien.

Wie Feuer Landschaften zerstört und den Boden für Neues bereitet, sorgt unser inneres Feuer für Verdauung und Erneuerung. Wie der Wind Wolken und Klänge in alle Richtungen trägt, ermöglicht unser innerer Wind alle Bewegungen des Körpers. Wie Erde die Elemente in eine feste Form bringt, ist unser inneres Erdelement verantwortlich für Körperkraft und emotionale Stabilität.

Auch die Sonne überträgt den Rhythmus ihrer Wanderung am Himmel auf unseren Rhythmus. Im Gleichklang mit der Natur erwachen wir, wenn die Sonne morgens aufgeht. Wenn sie mittags im Zenit steht, spüren wir ihre Kraft am stärksten. Nach Sonnenuntergang, wenn die Naturkräfte sich entspannen, finden auch wir Ruhe.

Um zu begreifen, wie der Mensch auf einer tiefen Ebene funktioniert, haben bereits die alten Weisen die Gesetze von Natur und Kosmos zur Rate gezogen.

Alle Erscheinungen im Kosmos sind aus den fünf Elementen Äther, Luft, Feuer, Wasser und Erde zusammengesetzt. Je nach dem Verhältnis ihrer Mischung erscheinen Dinge daher als fest, flüssig oder luftig, doch sind immer (wenn auch unsichtbar) alle fünf Elemente vorhanden. Selbst ein Stück Holz, das uns sehr hart vorkommt, beinhaltet das Element Äther.

Die Tatsache, dass in jeder Materie Äther – das Kosmische Bewusstsein – vorkommt, hat einen interessanten spirituellen Aspekt: Sie ist eine uns innewohnende Intelligenz, sodass sich die Gesetze des Universums durch jede einzelne Körperzelle widerspiegeln.

Wie in der Natur, kommen die fünf Elemente auch im Menschen vor. Je nachdem, wie die Elemente individuell zusammengesetzt sind, bildet sich die Persönlichkeit dieser Person aus. Sowohl die körperliche Veranlagung wie auch die Wesenszüge eines Menschen hängen davon ab, ob eher Erde, Wasser, Feuer, Luft oder Äther seine Veranlagung bestimmen.

Erde, das festeste Element, verleiht dem Körper Kraft, Ausdauer und Stabilität. Erde steht für Standfestigkeit und den Eindruck von „Erdung".

Fließend, weich und dicht, drückt das Element Wasser Geschmeidigkeit aus. Es verleiht dem Menschen fließende Bewegungen und zeigt sich geistig in einem Gefühl von Zufriedenheit, Weichheit und Mitgefühl.

Feuer repräsentiert Licht und Hitze. Als Kraft der Aktivität und Veränderung ist Feuer verantwortlich für unseren Stoffwechsel, schenkt Intelligenz und Erkenntnis.

Leicht und klar bewegt sich Luft im Raum. Luft ist schnell und wechselt ständig ihre Richtung. Körperliche Beweglichkeit, den Fluss der Gedanken, Freude und Glück verdanken wir diesem Element.

Äther verbindet alle Elemente miteinander. Allgegenwärtig, subtil und formlos, gibt er sich zu erkennen, wenn reines Bewusstsein schwingt. So ermöglicht Äther eine geistige Haltung von Klarheit und Offenheit.

Über die Sinnesorgane treten wir mit unserer Umwelt in Verbindung. Die fünf Sinne sind daher als Tore vorstellbar, über die wir Informationen aufnehmen und verarbeiten. Auf körperlicher Ebene entsteht durch Verarbeitung Materie, auf geistiger Ebene entwickelt sich Erfahrung. Entsprechend ist jedem Element ein bestimmtes Sinnesorgan zugeordnet:

- Erde können wir riechen, ihr spezielles Organ ist die Nase

- Wasser ist verbunden mit dem Geschmackssinn, schließlich braucht die Zunge Feuchtigkeit, um etwas zu schmecken

- Feuer ist Licht! Die Sinnesorgane von Feuer sind die Augen

- Luft ist an sich formlos, doch nehmen wir Luft als zarte Berührung über die Haut wahr

- Äther manifestiert sich in Klang, der über das Gehör aufgenommen wird

13

Doshas – die drei Grundenergien

Diese fünf Elemente fügen sich zu drei feinstofflichen Grundenergien zusammen, den Doshas. Die Doshas sind drei grundlegende Funktionsprinzipien, die für alle körperlichen und psychischen Vorgänge verantwortlich sind. Sie ermöglichen Aufbau, Stabilität und Zerstörung und halten so den Kreislauf von Werden und Vergehen in Gang. Im Menschen bewirken die Doshas alle körperlichen und geistigen Vorgänge. Durch sie können wir laufen, sprechen und hören; sie sind zuständig für unsere Verdauung, den Stoffwechsel, unser Temperament, unsere Vorlieben und Abneigungen. Jede Körperzelle muss alle drei Prinzipien enthalten, denn nur durch ihr Zusammenspiel kann Leben existieren:

Vata verbindet sich aus den Elementen Luft und Äther. Es steuert die Bewegungsabläufe. Pitta definiert sich aus der Kraft des Feuers und ist verantwortlich für den Stoffwechsel. Kapha entsteht aus den Elementen Erde und Wasser und bestimmt die Struktur einer Person.

Die Doshas geben Auskunft über unsere individuelle Natur, welchen Körperbau wir haben und wie es uns gesundheitlich und emotional geht. Ein Mensch ist gesund, solange sich die drei Doshas im Gleichgewicht befinden und ihre jeweiligen Funktionen erfüllen. Dann fühlen wir uns vital und kräftig, und in unserem Geist können sich Frieden und Liebe entwickeln. Durch den Einfluss negativer Eindrücke wird dieses Gleichgewicht aber schnell gestört. Die Gründe dafür sind vielfältig: falsche Ernährung, zu viel Stress und Lärm, Trauer, mangelnde Bewegung und andere krankmachende Faktoren. Sind die Doshas einmal irritiert, können sie ihre Aufgaben nicht mehr ordentlich erfüllen. Krankheiten, geistige Probleme und negative Gefühle entstehen.

Unsere Gesundheit hängt also vom Gleichgewicht dieser Grundenergien ab. Die drei Doshas sind wie eine dreiarmige Waage miteinander verbunden. Senkt sich durch einen bestimmten Eindruck die eine Waagschale, werden die beiden anderen angehoben. Um wieder einen Ausgleich auf der Waage zu erreichen, wird das übermäßige

Dosha durch bestimmte Maßnahmen „erleichtert", wodurch die beiden anderen automatisch zunehmen. Wir müssen also permanent jonglieren, um sie bestmöglich in Balance zu halten.

Durch unseren ständigen Austausch mit der Außenwelt verändern sich die Grundenergien laufend mit dem Rhythmus der Stunde, des Tages und des Jahres, durch unsere Nahrung, Emotionen und Lebensumstände.

Das Ayurveda kennt viele Wege, wie wir regulierend auf das Verhältnis der Doshas einwirken können. In diesem Buch stellen wir wichtige und wirksame Methoden vor: von der Ernährung über Körperbehandlungen und Massagen bis zu subtiler Energiearbeit durch Meditation und Atemübungen.

Die Eigenschaften der Doshas

Die Qualitäten von Vata, Pitta und Kapha sind unterschiedlich, da sie verschiedene Eigenschaften haben. Das Ayurveda beschreibt zwanzig grundlegende Eigenschaften – jeweils zehn Gegensatzpaare, durch die sich alle Erscheinungen ausdrücken. Je nachdem, mit welcher Eigenschaft wir Kontakt aufnehmen, verinnerlichen wir diese.

schwer – leicht

kalt – heiß

feucht/ölig – trocken

weich – hart

langsam – schnell

glatt – rau (unregelmäßig)

grobstofflich – feinstofflich (subtil)

fest – flüssig

klebrig – klar

stabil – beweglich

Vata ist gekennzeichnet durch die Eigenschaften: trocken, kalt, rau, leicht, beweglich, schnell und subtil. Sein Geschmack ist zusammenziehend, die Energie auszehrend. Ein Lebewesen, das mit Vata in Berührung kommt, verliert automatisch an Substanz.

Pitta ist gekennzeichnet durch die Eigenschaften: heiß, scharf, etwas leicht, etwas ölig und etwas flüssig. Es ist durchdringend, von beißendem Geruch und saurem Geschmack. Pitta liegt mit seinen Eigenschaften zwischen Vata und Kapha.

Kapha ist gekennzeichnet durch die Eigenschaften: ölig, kalt, schwer, feucht, langsam, weich, glatt, stabil und schleimig. Es ist von süßem Geschmack und nahrhafter Qualität. Ein Lebewesen, das mit Kapha in Berührung kommt, baut Substanz auf.

Durch dieses Prinzip lässt sich wunderbar nachvollziehen, wie der menschliche Körper und die Gefühle funktionieren. Wenn wir etwa sehr scharf und heiß gegessen haben, steigt das Pitta-Dosha in uns an und verursacht ein brennendes Gefühl in Mund und Magen, vielleicht bekommen wir sogar Durchfall. Auch ein hitziger Streit kann unser Pitta bis zu einem Wutausbruch hin steigern. Kapha dagegen steigt an, wenn wir etwas Kaltes, schwer Verdauliches gegessen haben. Der Bauch fühlt sich nun schwer an, das Essen wird nicht gut verdaut. Schwer und träge fühlen wir uns auch an einem regnerischen Wintertag – alles Ausdruck eines erhöhten Kapha-Dosha. Die Energie von Vata steigt wiederum an einem windigen Herbsttag. Nach einem langen Spaziergang fühlt man sich vielleicht ausgetrocknet und seltsam unruhig, auch die Glieder können jetzt schmerzen. Ebenso nervös und schlecht „geerdet" ist man mit großen Hungergefühlen – hier drückt sich ein erhöhtes Vata-Dosha aus.

Die drei reinen Konstitutionstypen

Jeder Mensch kommt mit einem bestimmten Verhältnis der Bioenergien, seiner *Prakriti,* zur Welt. Wenn man von einer Vata-Konstitution spricht, kommen in dieser Person besonders viele Merkmale der Energie von Vata zum Ausdruck; sie verkörpert in hohem Maße das Prinzip der Bewegung und Leichtigkeit. Entsprechend spricht man von einer Pitta-Konstitution, wenn der Betreffende weitgehend vom Feuer geprägt ist. Eine Kapha-Konstitution weist dagegen viel Struktur und Gelassenheit in ihrem Wesen auf. Die ausführliche Beschreibung dieser Konstitutionen ist der Schwerpunkt und das Anliegen dieses Buches. Die hier beschriebenen Kurzformen wollen lediglich einen ersten Eindruck von der Charakteristik der Doshas geben:

Eigenschaften von Menschen mit Vata-Konstitution

kalt: verursacht kalte Hände und Füße, mag kalte Witterung nicht

leicht: verleiht leichten Körperbau, leichten Schlaf mit Unterbrechungen, ein unbeschwertes Gemüt

trocken: trockene Haut mit Tendenz zu Ekzemen, trockenes schuppiges Haar, trockener Darm mit Neigung zu Verstopfung

beweglich: ist ständig in Bewegung, braucht häufig Veränderung, ständig in Unruhe, instabiler Kreislauf, lockere Gelenke, verrichtet mehrere Dinge gleichzeitig, kann sich gut auf neue Situationen einstellen, instabile Nerven, schwankende Stimmungen

rau: rissige, raue, brüchige Haare, Nägel, Zähne, sprödes Haar

subtil: zarter Körperbau, empfindliches Nervenkostüm

Eigenschaften von Menschen mit Pitta-Konstitution

heiß: gutes Verdauungsfeuer, aktiver Stoffwechsel, relativ hohe Körpertemperatur, Entzündungsneigung, Abneigung gegen Hitze, hitziges Temperament

scharf: scharf ausgeprägte Gesichtszüge, scharfer Geist, scharfe Beobachtung und scharfe Zunge

sauer: Übersäuerung des Körpers mit hohem ph-Wert, saurer Schweiß, ist emotional schnell „sauer"

flüssig: wässriger Stuhl, viel Urin und Schweiß, großer Durst

ausdehnend: Hitze verbreitet sich großflächig über den Körper – energievolles Auftreten, hat eine starke Ausstrahlung

durchdringend: brennende Empfindungen im ganzen Körper, Wutgefühle

Eigenschaften von Menschen mit Kapha-Konstitution

schwer: schwerer Körperbau, kräftige Muskulatur, Neigung zu Übergewicht, Schwermut, schwere getragene Stimme

feucht: viel Schleim in Lunge, Nebenhöhlen und Hals, viel Wasser im Körper

langsam: langsame Bewegungen, bedächtige Sprechweise, langsame Auffassungsgabe, träge Verdauung

weich: weiche Haut und Haare, weiche Stimme, mitfühlendes, nachgiebiges Wesen, sanfter freundlicher Blick

glatt: glatte Haut und Haare, geschmeidiger Körper und geschmeidige Organe, anpassungsfähig

ölig: ölige Haut, Haare fetten schnell, öliger Stuhl

kalt: Neigung zu Erkältungen, kühle Haut, kühles Naturell

Gunas – unsere geistige Urnatur

Um unser menschliches Potenzial bestmöglich zu leben, brauchen wir eine entsprechende geistige Haltung. Neben den Doshas Vata, Pitta, Kapha beschreibt das Ayurveda daher drei feinstoffliche Eigenschaften der Materie: die drei Gunas Sattva, Rajas und Tamas. Sie beeinflussen unser Denken, unsere Gefühle und damit den gesamten Menschen. Alle Vorgänge auf der Welt sind von den drei Gunas beeinflusst. Unser Umgang mit Menschen und Situationen, den Farben, der Musik, den Filmen, die wir mögen, auch die Nahrungsmittel sind von Sattva, Rajas oder Tamas geprägt – überall stehen die Gunas dahinter.

Somit haben wir zwar unsere Grundnatur (Prakriti), doch entscheiden wir mithilfe unserer geistigen Einstellung, wie wir mit diesem Potenzial umgehen. Von den Gunas hängt es ab, welche Lebenseinstellung wir haben und in welche Richtung wir unser Leben lenken.

Die geistige Urnatur ist, ähnlich wie Prakriti, schon mit der Geburt festgelegt. Allerdings können wir, im Gegensatz zu Prakriti, unsere Gunas relativ leicht verändern.

Sattva ist der Impuls in uns für ein harmonisches, gesundes und glückliches Leben und manifestiert das höchste Bewusstsein. Klares Wissen, Achtsamkeit und Wahrhaftigkeit werden ihm zugeordnet. Von Sattva geprägte Menschen strahlen inneren Frieden aus. Da sie gut für sich selbst sorgen und sich von gesunden Bedürfnissen leiten lassen, sind sie wenig anfällig für Krankheiten. Sie entwickeln ihre Persönlichkeit, haben ausgeprägte intellektuelle Fähigkeiten, sind ausgeglichen und rücksichtsvoll gegenüber anderen. Durch Sattva können wir das Positive in allen Dingen sehen. Das Streben nach Sattva gilt als Stärkung des Charakters und des Immunsystems.

Rajas drückt den Impuls für Handlung und Aktivität aus. Von Rajas geführte Menschen brauchen ständig Dynamik, Aktivität und immer neue Reize. Sie sind leistungsorientiert, ichbezogen und neigen dazu, sich zu überfordern. Unser Leben ist weitgehend von dieser hektischen Rajas-Energie geprägt. Da Rajas schnell die Kontrolle übernimmt, sollten wir achtsam, bewusst und maßvoll mit ihr umgehen.

Tamas ist vom Prinzip Trägheit und Widerstand geprägt. Menschen mit viel Tamas sind langsam, träge und apathisch. Ihr Geist nimmt Eindrücke nur unscharf wahr. Solche Menschen sind eher passiv, unsensibel und unbeweglich. Daher ist der Einfluss von Tamas möglichst zu vermeiden.

Um ein schöpferisches Leben zu führen, sollten wir uns ausschließlich an Sattva orientieren. Rajas – und noch mehr Tamas – trüben durch negative Gedanken und Gefühle den Geist ein. Sie können Ihr Sattva vermehren durch eine spirituelle Lebenshaltung der Achtsamkeit und Rücksicht auf andere Menschen und die Natur, durch Meditation und einer Lebensführung, die Ihrer Konstitution entspricht. Außerdem durch körperliche Fitness und Sattva-stärkende Speisen (siehe Kapitel Ernährung).

So wirken sich Sattva, Rajas und Tamas auf die drei Doshas im Menschen aus:

Vata:

Sattva ermöglicht Kreativität, Lebensfreude, Klarheit, schnelle Auffassung, Enthusiasmus, positives Denken, Wahrheitsliebe, Erfindungsreichtum und Kommunikationsfreude.

Rajas verursacht Ängste, Nervosität, mangelnde Erdung, Unentschlossenheit, Rastlosigkeit, Unzuverlässigkeit, Oberflächlichkeit, Geschwätzigkeit, Unbeständigkeit, Verwirrtheit.

Tamas bringt den Menschen in Furchtsamkeit, Unehrlichkeit, Desorientiertheit, Deprimiertheit, Psychosen, Selbstzerstörung.

Pitta:

Sattva schafft Intelligenz, Mut, Unabhängigkeit, Freundlichkeit, Wärme, die Fähigkeit zu Erkenntnis, Fröhlichkeit, Effizienz, Klarheit.

Rajas äußert sich durch Aggressivität, Impulsivität, Egoismus, Konkurrenzdenken, Machtgier, Kritikbereitschaft, Neigung zur Manipulation, Eifersucht, Hektik, Jähzorn, Dominanz, Rücksichtslosigkeit, Ehrgeiz, Eitelkeit, Stolz.

Tamas verursacht Hass, Gewalt, Rachsucht, Gemeinheit, Psychopathie und Zerstörungswut.

Kapha:

Sattva strahlt Ruhe, Zufriedenheit, Geduld, Stabilität, Loyalität, Sanftheit, Liebe und Mitgefühl aus.

Rajas führt zu übermäßigem Materialismus, Neid, Geiz, Habgier, Sicherheitsdenken.

Tamas verursacht Depression, Apathie, Lethargie, geistige Verwirrtheit, Faulheit, Gefühllosigkeit.

Bei der Beschreibung der sieben Energietypen steht der harmonische Sattva-Geist im Kapitel „Persönlichkeit und Ausstrahlung". Aspekte von Rajas und Tamas sind in den entsprechenden Kapiteln „Geistig-emotionale Herausforderungen" geschildert.

Grundlagen guter Gesundheit

Die drei Säulen des Lebens

Das Ayurveda beschreibt drei Säulen des Lebens, auf denen perfektes Wohlbefinden beruht: eine typgerechte Ernährung, ausreichend Schlaf und eine gelebte Sexualität. Diese Säulen bilden die Grundbedürfnisse unserer menschlichen Natur. Sie sind die Basis für unsere Gesundheit, Lebendigkeit und Lebensfreude. Indem wir diese drei Aspekte bewusst und verantwortungsvoll leben, haben wir die Grundlagen für bestes Wohlbefinden geschaffen.

Ernährung:

Unsere Nahrung hat einen maßgeblichen Einfluss darauf, wie gesund und vital wir uns fühlen. Umgekehrt gilt falsche Ernährung im Ayurveda als eine Hauptursache von körperlichen und emotionalen Störungen. Was aber ist „*die* richtige Ernährung"? Immer neue Trends geben vor, genau Bescheid zu wissen über die optimale Ernährung, und immer neue Diäten werden als modernste Patentrezepte erklärt. Dagegen gibt es aus ayurvedischer Sicht keine einzige Ernährungsform, die für alle Menschen gültig ist. „Die richtige Diät" an sich existiert nicht, denn was für den einen gesund ist, kann den anderen krankmachen. Somit ist immer die Nahrung richtig, die unserer individuellen Konstitution entspricht oder eine aktuelle Störung ausgleicht. Verabschieden Sie sich daher guten Gewissens von sämtlichen herkömmlichen Ernährungstrends und übernehmen Sie selbst die Verantwortung für Ihre Gesundheit. Das Ayurveda hält einen persönlichen Speiseplan für Sie bereit. Darüber hinaus weiß Ihre körpereigene Intelligenz ohnehin genau, welches Essen gerade das richtige ist. Sie brauchen nur auf Ihre innere Stimme zu hören: Ihr Appetit auf eine bestimmte Speise meldet Ihnen, was Sie gerade zur Harmonisierung Ihrer Doshas brauchen.

Indische Frauen sind Meisterinnen im Kombinieren von Zutaten und Gewürzen. Täglich verbringen sie viele Stunden mit der Zubereitung frischer schmackhafter Nahrung. In den klassischen

Schriften heißen daher die Köche „Alchemisten der Lebensenergie", denn sie verstehen die hohe Kunst, Nahrungsmittel in Heilmittel zu verwandeln.

Vielleicht haben Sie im Restaurant eine ähnliche Szene beobachtet: Ein Paar setzt sich an den Nachbartisch und studiert die Speisekarte. Der Mann ist kräftig gebaut und eher behäbig, während seine Frau sehr schlank ist, etwas unruhig wirkt und viel spricht. Nach einer Weile kommt die Bedienung und bringt das bestellte Essen: Nun steht vor dem Mann ein Teller mit einem ordentlichen Stück Fleisch und Kartoffeln, während die Frau einen Frühlingssalat mit Baguette bestellt hat. Die beiden lassen sich ihr Essen schmecken und verlassen das Restaurant. Die Fortsetzung dieser Szene könnte mit großer Wahrscheinlichkeit folgende sein: Zuhause fällt der Mann satt gegessen bald in die Federn, während seine Frau mit einem unangenehm aufgeblähten Bauch und vielen Gedanken noch stundenlang wach im Bett liegt. Was haben die beiden nach ayurvedischer Vorstellung falsch gemacht? Beide verstärkten durch die Speisewahl ihre Schwachstellen: Der Mann, ohnehin von „Schwere" geprägt, verzehrte ein für ihn viel zu schweres Essen, seine Frau entschied sich mit dem Salat für ein zu leichtes Essen. Hätte der Ober ihre Teller vertauscht, wäre es beiden gewiss besser gegangen, da sie Ausgleich geschaffen hätten. So einfach kann Ayurveda im Alltag aussehen. Wegen der außerordentlich großen Bedeutung, die Ernährung für das Wohlbefinden darstellt, werden wir auf dieses Thema ab Seite 224 ausführlich eingehen.

Erholung:

Die beiden Pole von Aktivität und Entspannung sind das natürliche Spannungsfeld, in dem wir uns Tag für Tag bewegen. Um tagsüber mit Energie und Tatkraft unser Pensum zu bewältigen, um voller Lebensfreude und kreativ zu sein, brauchen wir zum Ausgleich ausreichend Zeit zum Regenerieren. Daher ist ein gesunder Schlaf so außerordentlich wichtig, denn nachts tanken wir neue Lebenskraft auf. Ein erholsamer Schlaf ist einer der wichtigsten Faktoren für Vitalität und Gesundheit. Im Schlaf beruhigen sich die Sinne, Stoffwechsel, Nervensystem und Organe können regenerieren und der Geist kann im Traum die Eindrücke des Tages verarbeiten.

Gehen Sie daher nicht später als 22.30 Uhr zu Bett. Der Schlaf vor Mitternacht ist der intensivste. Nachdem im Ayurveda jeder Lebensaspekt individuell ist, variiert auch die empfohlene Schlafdauer. Menschen mit Vata-Natur brauchen mindestens acht Stunden Schlaf, um völlig zu regenerieren. Pitta-Typen brauchen sieben Stunden und Menschen mit hohem Kapha sollten höchstens sieben Stunden schlafen. Wenn Sie regelmäßig meditieren, werden Sie bald mit weniger Schlaf als bisher auskommen.

Sehr viele Menschen leiden heutzutage an Schlafproblemen. Wer tagsüber unter ständigem Stress und starker Anspannung steht, kann nachts oft nicht abschalten. Womöglich kommen dazu Ängste und Sorgen. Wer keinen Schlaf findet, ist auch Untertags ständig erschöpft und nervlich gereizt. Das Abwehrsystem wird geschwächt und der Mensch ist dadurch anfällig für allerart Erkrankungen. Wenn Sie Schlafprobleme haben, sollten Sie unbedingt etwas dagegen tun. Vielleicht probieren Sie einmal folgendes ayurvedisches Rezept: Trinken Sie vor dem Zubettgehen eine Tasse warme Milch mit einer Prise Gelbwurz (Kurkuma) und geben Sie sich eine leichte Ölmassage an Kopf und Füßen. Mehr Tipps gegen Schlaflosigkeit finden Sie unter „Vata".

Sexualität:
Sexualität ist als drittes menschliches Grundbedürfnis eine weitere wichtige Säule des Lebens. Ein gesunder Mensch verspürt ein natürliches Bedürfnis nach Sinnlichkeit und Sexualität, während umgekehrt ein unbefriedigtes Sexualleben zu inneren Spannungen und unterdrückten Gefühlen führt. Sexualität ist die intimste Weise, auf der sich zwei Menschen begegnen. Indem beide Partner sich füreinander öffnen, entsteht ein intensiver Austausch von Geben und Nehmen, sodass eine tiefe Befriedigung aus dieser intimen Begegnung erfahren wird. Jede sinnliche Begegnung kann unsere Sinne sensibilisieren und für sanfte Impulse öffnen. Sobald wir Hingabe und Vertrauen entwickeln und in Achtsamkeit auf die Wünsche

unseres Partners eingehen, ist jede sexuelle Begegnung ein Geschenk, das zwei Menschen einander machen. In einer erfüllten Sexualität tanken Sie Ihre Kräfte neu auf, Sie fühlen sich vitalisiert, entspannt und empfinden eine immense Lebensfreude.

Räumen Sie Ihrer Sexualität daher einen besonderen Stellenwert ein: Nehmen Sie vorher ein entspannendes Bad, dekorieren Sie das Schlafzimmer mit Blumen und hören Sie sanfte Musik. Wenn Sie sich gegenseitig mit warmem duftendem Öl massieren, stimmen Sie sich perfekt auf diese Begegnung ein.

Allerdings warnt das Ayurveda ausdrücklich vor sexueller Überaktivität. Dadurch verliert der Mensch Ojas, jene reinste Substanz, der wir gute Körperenergie und ein stabiles Immunsystem verdanken.

Für das rechte Maß an erotischen Vergnügungen orientiert sich das Ayurveda wiederum an der Natur: Im Winter ist Sex die optimale Wärmequelle – genießen Sie ihn so oft Sie daran Spaß haben, denn neben der Wärme, die er Ihnen schenkt, hellt er die Stimmung auf. Im Frühjahr und Herbst wird Geschlechtsverkehr höchstens zweimal pro Woche empfohlen. Und im Sommer, wenn wir ohnehin genug innere Hitze haben, schwächt Sex den Körper. Entsprechend lautet die ayurvedische Empfehlung: Sex nur alle zwei Wochen in der Kühle des Abends.

Nach dem Akt, so heißt es in den Texten, sollten beide Partner ein kühles Bad nehmen, und zur Stärkung gesüßte Milch oder Likör trinken und dazu Süßigkeiten naschen.

Nach dem Verständnis des Ayurveda umfasst Gesundheit wesentlich mehr als ein subjektives Wohlgefühl oder das Fehlen offensichtlicher Beschwerden. In Sanskrit bedeutet Gesundheit „die Lebensweise, die der eigenen Natur gehorcht". Indem wir also unseren inneren Bedürfnissen folgen, erfahren wir vollkommene Lebensfreude, Kraft und Gesundheit. Unsere innere Intelligenz weiß, was wir wirklich brauchen, da sie instinktiv nach Harmonie strebt.

Die klassischen Schriften definieren entsprechend den Begriff von „Gesundheit" sehr tief gehend:

„Wahrhaft gesund ist der:

· dessen Doshas im Gleichgewicht sind;

· dessen Verdauung und Stoffwechsel ausgewogen sind;
· dessen Gewebe richtig aufgebaut sind und von dem die Abfallstoffe ausgeschieden werden;
· dessen fünf Sinne richtig arbeiten und …
· … der dabei in Zufriedenheit und innerem Glück lebt."

Besonders interessant ist der letzte Punkt dieser Definition „Zufriedenheit und inneres Glück". Demnach sind körperliche und geistige Gesundheit wiederum Grundlagen für das höchste Ziel im Leben, nämlich die Entwicklung von Spiritualität und Gotteserkenntnis.

Agni – unser Lebensfeuer

Eine gute Verdauung gilt im Ayurveda als eine der wichtigen Voraussetzungen für Gesundheit. Umgekehrt ist schlechte Verdauung der Grund für viele Erkrankungen. In Abwandlung des Satzes: „Man ist, was man isst" kann man deshalb sagen: „Man ist, was man verdaut". Auch das hochwertigste Essen aus dem Bioladen nützt uns nichts, wenn wir es nicht ordentlich verwerten können. Deshalb sollte unser ständiges Augenmerk auf *Agni,* unserem Verdauungsfeuer, liegen. Agni gleicht einer Kerzenflamme, die gleichmäßig und moderat brennen sollte. Ein gutes Agni ist daran zu erkennen, dass die Nahrung nicht zu schnell, aber auch nicht zu langsam verbrennt. Während der hoch komplizierten Verdauungsvorgänge wird die Nahrung mithilfe von Enzymen in körpereigene Substanzen umgewandelt. So werden die Zellen mit allen wichtigen Nährstoffen versorgt, sodass Gewebe und Organe bestens genährt werden und alle Körperabläufe richtig funktionieren. Wenn alle Gewebe richtig aufgebaut sind, bildet sich das feinstoffliche Konzentrat Ojas, das im Herzen sitzt. *Ojas* ist jene höchste Kraft, die uns eine frische Ausstrahlung, Mut und ein gutes Immunsystem verleiht. Daher strahlt ein Mensch mit gutem Agni Vitalität, Frische und Lebensfreude aus. In der *Charaka Samhita,* einem klassischen Ayurvedatext, heißt es: „Ojas wird aus der Essenz aller Körpergewebe gebildet, so wie Honig die Essenz der Blumen ist, welche die Bienen sammeln."

„Verdauung" ist aber nicht nur die Verwertung der Nahrung, sondern auch alle anderen Eindrücke, die wir verarbeiten, wie Geräusche, Gerüche, Informationen und Gefühle. Alle Sinneswahrnehmungen werden mithilfe von Agni biochemisch umgewandelt und beeinflussen als Botenstoffe unser körperliches und geistiges Befinden. Somit können wir mithilfe von Agni als „Licht des Lebens" auch höheres Bewusstsein entwickeln.

Brennt Agni zu stark, zu schwach oder ungleichmäßig, wird die Nahrung nicht ordentlich umgewandelt und die Zellen nur unzureichend versorgt. Zugleich lagern sich die unverdauten Nahrungsteile, *Ama,* als schlackenartige Substanz im Gewebe ein, wo es die Funktion des entsprechenden Organs beeinträchtigt. Im engen Sinne ist daher Ama die eigentliche Ursache von Erkrankungen. Wenn Sie einen ayurvedischen Arzt konsultieren, wird der sich für Ihren Stuhlgang sowie die Menge und Beschaffenheit von Urin und Schweiß interessieren. Sie liefern ihm wichtige Hinweise auf Ihre Gesundheit.

Emotionales Ama kann auch Ihre Gefühlswelt überlagern. Übermäßiger Stress, viele Sorgen und Ängste, aber auch Zorn, Eifersucht oder Unzufriedenheit produzieren negative Gefühle, die als molekulare Botenstoffe umgewandelt werden. Diese wirken über den Stoffwechsel als krankmachende Gifte auf uns ein.

Die Ursachen von Krankheit

Nach ayurvedischem Verständnis sind Krankheiten ein Signal dafür, dass wir unsere Harmonie verlassen haben. Jedes äußere Symptom ist lediglich der sichtbare Ausdruck eines unsichtbaren Vorgangs. Krankheit ist deshalb immer ein Hinweis, um anzuzeigen, dass auf unseren bisherigen Weg etwas nicht in Ordnung ist. Durch ayurvedische Maßnahmen haben wir Möglichkeiten an die Hand bekommen, um wieder zum Gleichgewicht zurückzufinden.

Unsere körpereigene Intelligenz ist flexibel genug, um kleinere und kurzfristige Einflüsse selbstständig auszugleichen. An kleinere Temperaturschwankungen etwa passen sich die Doshas an, ohne dass wir Probleme bekommen sollten. Einen Wechsel der Jahreszeiten spüren wir schon eher. Im Frühling etwa erhöht sich naturgemäß Kapha, wodurch Schwere und Feuchtigkeit in den Organismus eindringen. Wir bekommen vielleicht einen Schnupfen oder klagen unter „Frühlingsmüdigkeit". Sobald es draußen aber warm, heller und trocken wird, also die Pitta-Zeit anbricht, verschwinden auch Erkältung und Lethargie. Soweit reguliert sich unser System vernünftigerweise selbst.

Problematisch ist es, wenn wir nicht genügend Hitze aufbauen, um die Winterkälte zu regulieren. Dann breitet sich Kapha im Körper aus. Spätestens jetzt müssen wir Kapha reduzierende Maßnahmen ergreifen, etwa mit leichten, warmen, gut gewürzten Speisen, genügend Sport und Aktivitäten. Tun wir das nicht und der Überschuss von Kapha bleibt noch immer bestehen, lagert sich das Element Kapha im Gewebe ein.

Nun sendet der Körper Signale aus, in Form von kleinen Beschwerden, emotionalen Befindlichkeiten oder einer flüchtigen Erkrankung. Wenngleich diese Signale unauffällig erscheinen, sollten sie ernst genommen werden als „Boten der körperlichen Weisheit" oder als Warnsignal.

Somit bricht keine Krankheit aus heiterem Himmel über uns herein. Erkrankungen bahnen sich an, bevor sie Beschwerden verursachen. Obwohl ein Herzinfarkt als akutes Ereignis erscheint, hat er meist eine lange Vorgeschichte.

Die Gründe, weshalb die Doshas aus dem Gleichgewicht geraten und wir krank werden, sind vielfältig. Bitte lesen sie dazu das Kapitel „Wie äußere Faktoren Ihre Energien beeinflussen können".

Die Entwicklungsstufen einer Krankheit

Das Ayurveda beschreibt sechs Stadien, in denen sich eine Krankheit entwickelt:

Ansammlung (Akkumulation):
Die Doshas sammeln sich am Ort ihres Ursprungs an. Vata vermehrt sich im Dickdarm und kann zu Verstopfung und Blähungen führen. Pitta sammelt sich im Dünndarm und verursacht eine leicht erhöhte

Körpertemperatur und ein Gefühl von Wärme um die Nabelgegend; vielleicht sind Haut und Augäpfel leicht gelblich verfärbt. Kapha akkumuliert sich im Magen, wo es ein Gefühl von Lethargie und Schwere sowie Appetitmangel hervorruft.

In diesem Stadium versucht der Körper noch, sich selbst zu regulieren. Vielleicht haben Sie jetzt auf etwas Bestimmtes Appetit, lehnen ein kaltes Getränk ab oder möchten joggen.

Provokation:

Das vermehrte Dosha nimmt weiter zu und entwickelt die Neigung, sich in andere Körperteile auszubreiten. Die Symptome werden bereits deutlicher: Der Überschuss an Vata kann verstärkt Bewegungen im Darm verursachen, möglicherweise auch stechende Rückenschmerzen. Pitta produziert mehr Säure, sodass der Mensch Sodbrennen bekommt und sehr großen Durst hat. Falls Kapha überhandnimmt, füllt es nun den gesamten Magenbereich aus und dehnt sich in die oberen Körperbereiche. Der Mensch entwickelt eine Abneigung gegenüber Nahrung, er bekommt womöglich Husten und die Atemwege verschleimen.

Ausweitung:

Das Dosha verlässt nun den Ort seines Ursprungs und beginnt, im ganzen Körper zu zirkulieren. Vata macht sich jetzt durch gurgelnde Geräusche im Bauch bemerkbar. Zu hohes Pitta zeigt sich durch ein Gefühl von Brennen, das im ganzen Körper auftreten kann. Bei Kapha ist dem Menschen der Appetit nun ganz vergangen, er fühlt sich müde und schwach und muss sich vielleicht erbrechen.

Festsetzung:

Zirkulierte das überschießende Dosha bisher in den Hohlräumen des Magen-Darm-Trakts, setzt es sich nun in einem anderen, bereits geschwächten Organ fest. Dieses Organ wird nun noch mehr gestört, eine manifeste Erkrankung bahnt sich an.

Manifestation:

Die Funktion des Organs ist nun so stark beeinträchtigt, dass die Krankheit offensichtlich wird.

Differenzierung:
In diesem letzten Stadium hat sich die Krankheit vollständig festgesetzt und die Gewebe deutlich geschädigt. An diesem Punkt hängt es davon ab, ob die Krankheit heilbar ist oder die Organe bereits zerstört sind.

Um dem Körper möglichst wenige Schwachstellen zu bieten, kommt einer gesunden Lebensweise und geistiger Ausgeglichenheit eine so außerordentliche Bedeutung zu. Mit einem Gespür für Ihren Körper können Sie Veränderungen rechtzeitig erkennen. Beobachten Sie sich deshalb stets aufmerksam, reflektieren Sie Ihre Gefühle und Stimmungen. Relativ leichte Störungen, also die ersten beiden Entwicklungsstufen, können Sie ausgleichen, indem Sie Ihre Ernährung anpassen und Maßnahmen zur Beruhigung des gestörten Doshas ergreifen.

11.
Welcher Typ sind Sie?

Prakriti – Ihre Konstitution

Prakriti, Ihre Konstitution, legt umfassend Ihre körperlichen, geistigen und emotionalen Strukturen fest. Sie bestimmt Ihre Vorlieben und Abneigungen, gesundheitliche Probleme und ob Sie eher naturwissenschaftlich oder künstlerisch talentiert sind. Kurzum: Prakriti ist das Fundament, auf dem Ihr gesamtes Leben aufbaut.

Indem Sie Ihre Prakriti genau erkennen und verstehen, bekommen Sie wertvolle Hilfestellungen, um Ihr Leben exakt auf Ihre speziellen Qualitäten hin abzustimmen. Das Ziel des gesamten ayurvedischen Heilsystems beruht letztlich darauf, diese in Ihnen angelegte Konstitution in einem Gleichgewicht zu bewahren, als Basis für ein gesundes und glückliches Leben. Zur harmonischen Ergänzung bauen Sie durch gezielte Maßnahmen zugleich jene Energien auf, die in Ihrer Veranlagung eher niedrig sind.

Die Zusammensetzung der Doshas im Menschen entwickelte sich aus Faktoren, die bereits vor der Geburt festgelegt wurden. Dazu gehören die Qualität von Samen und Eizelle der Eltern, die Jahreszeit der Zeugung, der Zustand der Gebärmutter und benachbarter Organe sowie die Ernährung, das Verhalten und die Gefühlslage der Mutter während der Schwangerschaft (daher wird Männern und Frauen mit Babywunsch empfohlen, vor der Zeugung eine reinigende Panchakarma-Kur durchzuführen).

Vikriti – Ihr momentanes Befinden

Verlieren die Doshas jedoch ihr ursprüngliches Gleichgewicht, entstehen Störungen und Krankheiten auf körperlicher oder psychischer Ebene. Schon kleine Störungen können eins oder mehrere Elemente in Unordnung bringen. So schnellt Vata nach einem hektischen Tag, mit zu wenig Mahlzeiten und übermäßiger Kopfarbeit nach oben, wenn Sie dazu eine Veranlagung haben. Eine solche Abweichung, *Vikriti,* ist in der Regel harmlos und leicht regulierbar mit einem warmen, nahrhaften Essen und einem heißen Bad.

Problematischer sind langfristige negative Einflüsse, die zu ernsten und chronische Erkrankungen führen können. Wir dürfen also nicht den Vikriti-Zustand, die Störung, mit unserem eigentlichen „Ich" verwechseln, sondern wir müssen Prakriti und Vikriti immer sorgfältig voneinander trennen. Auch für die Behandlung von Erkrankungen ist diese Unterscheidung wichtig: Vikriti ist die Störung, die wir beheben möchten. Prakriti ist der ursprüngliche Zustand, den wir (wieder) erreichen wollen, um Gesundheit und Harmonie zu finden.

Konstitutionstests für Prakriti und Vikriti

Anhand dieser beiden ausführlichen Konstitutionstests werden Sie Ihren Konstitutionstyp (Prakriti) feststellen sowie Beschwerden erkennen, mit denen Sie derzeit zu tun haben (Vikriti).

Bei dem **Fragebogen zu „Prakriti – meine Konstitution"** finden Sie vorwiegend Aspekte, die während des ganzen Lebens relativ konstant sein sollten. Sie beschreiben Aspekte einer Persönlichkeit in verschiedenen Lebensbereichen. Hierbei sind neben dem körperlichen Erscheinungsbild auch geistige Aspekte und emotionale Faktoren wichtige Kriterien für die Beurteilung. Durch viele einzelne Facetten ist eine Annäherung an das gesamte Persönlichkeitsbild eines Menschen möglich.

Der Fragebogen zu **„Vikriti – mein augenblicklicher Zustand"** zielt mehr auf aktuelle Krankheitssymptome ab. Füllen Sie beide Fragebögen sorgfältig aus und lassen Sie sich genügend Zeit dafür. Zur Klärung ist eine kleine Übung hilfreich, die Sie vorher durchführen können: Werden Sie zu Ihrem eigenen Beobachter. Welche Gedanken haben Sie als Erstes, wenn Sie morgens aufwachen? Rotiert der Kopf schon um tausenderlei Dinge, die Sie zu tun haben? Oder sind Sie in diesen Minuten noch ganz bei sich und können die Ruhe genießen? Auf welche Weise betrachten Sie Objekte, gründlich oder flüchtig? Wie reagieren Sie auf eine unangenehme Situation: gelassen, impulsiv oder eher mit unbewegtem Gemüt?

Werden Sie sich bewusst über Ihre Verhaltensmuster. Wie fühlen Sie sich nach dem Essen, leicht oder schwer? Sind Sie ein guter Zuhörer, lassen Sie andere Menschen ausreden, oder werden Sie schnell ungeduldig?

Besonders bei dem Fragebogen zu „Prakriti" müssen Sie vielleicht bei so manchem Punkt länger überlegen. Lassen Sie sich Zeit, um alle Kreuze einzusetzen. Eine Traumreise kann dabei hilfreich sein, um wieder zu jenem Gefühl zu finden, das Sie früher durchs Leben getragen hat. Gehen Sie in Gedanken schrittweise zurück in die

Vergangenheit. Fühlen Sie sich hinein in die Zeit Ihrer Jugend und Kindheit und gehen Sie, wenn möglich, noch weiter zurück. Wie ist es Ihnen damals ergangen, wie haben Sie sich gefühlt? Welche Träume oder Zukunftsvisionen hatten Sie? In dieser Phase dürften Sie Ihrer Prakriti relativ nahe gewesen sein.

Möglicherweise wurde Ihre ursprüngliche Konstitution im Laufe der Zeit durch äußere Einflüsse, wie Erziehung, Erwartungen von außen, Beruf etc. gewissermaßen überlagert. Damit kann Ihnen eine „zweite Natur" zu eigen geworden sein. In welcher Phase Ihres Lebens verspüren Sie beim Zurückdenken Bruchstellen, die Sie anders handeln und reagieren ließen, als Sie eigentlich wollten? Möglicherweise fragen Sie sich, weshalb Sie Ihre Bedürfnisse heute nicht ausleben. Bei der Rekonstruktion kann die Beschreibung der sieben Wesenstypen helfen: Bei welchem Energietyp stellen Sie die meisten Übereinstimmungen mit Ihrer inneren Stimme fest?

• Füllen Sie Ihren **Prakriti-Fragebogen** aus, indem Sie all jene Aussagen ankreuzen, die für Sie zutreffen. Sind unter einem Punkt zwei oder mehr Aspekte angegeben, kreuzen Sie ihn auch dann an, wenn nur einer davon zutrifft.

• Füllen Sie dann Ihren **Vikriti-Fragebogen** entsprechend Ihres gegenwärtigen Befindens aus.

Prakriti – meine Konstitution

	Vata
Körpergröße	❏ sehr groß oder sehr klein
Körperbau	❏ schlank, feingliedrig
Gewicht	❏ Untergewicht, nimmt leicht ab und schwer zu
Gang	❏ rascher leichter Gang, schnelle tänzelnde Bewegungen
Gliedmaßen	❏ dünn, schwach entwickelt
Gelenke	☑ kalt, knackend, schlecht gepolstert
Haut	☑ dünn, trocken, kalt, rau
Hautfarbe	☑ glanzlos, eher dunkel
Haare	☑ dünn, trocken, leicht lockig, mitteldick
Kopfform	☑ klein, lang
Gesicht	❏ unscheinbar, länglich, zerfurcht, gerunzelte Stirn
Augen	☑ klein, aktiv, unruhig, trocken, tiefliegend
Augenfarbe	☑ schwarz, braun
Nase	☑ dünn, klein, teils schief
Lippen	☑ schmal, trocken, rissig, spröde
Zähne	❏ unregelmäßig, unterschiedlich groß, wenig Zahnfleisch
Nägel	❏ klein, dünn, trocken, rau, brüchig und rissig
Brust	❏ dünn, flach, eingefallen
Hände und Füße	☑ klein, kalt und trocken, unstet
Stimme	☑ schwach, leise, gebrochen, rau
Sprache	❏ sprunghaft, redet viel und schnell

Zwischensumme Prakriti: 11

Pitta	Kapha
☐ mittelgroß	■ klein oder groß
■ mittel, mäßig entwickelt	☐ stämmig, großgliedrig
■ Normalgewicht	■ Neigung zu Übergewicht, nimmt schnell zu und nicht leicht ab
■ dynamisch, forsch, kraftvoll	☐ langsam, bedächtig, zielgerichtet
☐ mittlere Dicke und Länge	■ gut entwickelt, weich, dick, rund
■ mittelgroß, locker	■ groß, gleitfähig, dick
☐ ölig, glatt, warm	☐ ölig, kühl, dick
☐ rötlich, rotwangig	■ weiß, blass
■ hell, gerade, glatzköpfig, seidig, fein, ergraut frühzeitig	☐ dick, weich, dicht, schwarz, gewellt, glänzend
☐ mittelgroß	☐ groß
■ scharfkantige Züge, Stirn in Falten	■ weiche Züge, rund, füllig, ebenmäßig, flächige Stirn
☐ mittelgroß, durchdringender Blick	■ groß, still, ruhig, attraktiv
☐ grau, grün	☐ blau, blasse Farbe
■ mittelgroß, gerade, spitz	☐ groß, stumpf, fleischig
☐ mittelgroß, rötlich, weich	☐ voll, glatt, blass, ölig
■ regelmäßig, von mittlerer Größe, empfindliches Zahnfleisch	☐ regelmäßig, groß, weiß, festes Zahnfleisch
■ mittelgroß, weich, rosig	☐ glatt, dick, ölig, groß, fest
■ mittelbreit	☐ breit, groß, gut oder übermäßig entwickelt
☐ mittelgroß, warm und oft schwitzig	☐ groß, dick, feucht und kalt
☐ kräftig, durchdringend	■ tief, angenehm, klangvoll
■ flüssig, klar, überzeugend	☐ langsam, entschieden, ruhig

10   8

37

Forts.: Prakriti	**Vata**
Appetit	☒ unregelmäßige Eßgewohnheiten, ungleichmäßiger Appetit
Durst	☒ unterschiedlich, eher schwach
bevorzugte Nahrung	☐ mag süßes, saures, salziges Essen, das warm und nahrhaft ist
Verdauung	☒ unterschiedlich, empfindlich
Stuhl	☒ trocken, hart, Tendenz zu Verstopfung, Blähungen
Urin	☐ spärlich, farblos, schwerer Urinabgang
Schweiß	☐ wenig
Energie	☐ plötzliche Energieschübe, inkonstant, überaktiv, spontan
Körperkraft	☐ schwach, gute Kurzkraft, geringe Ausdauer
Schlaf	☒ leicht und störbar, unruhig, schlaflos
Träume	☒ rastlose und Alpträume vom Fliegen, Bergen, Laufen, vergisst Träume leicht
Sexualität	☒ ungleichmäßiges Verlangen, phantasievoll, großes Bedürfnis, aber wenig Energie
Immunsystem	☐ relativ schwaches Abwehrsystem
klimatische Empfindlichkeit	☒ auf kalten Wind und trockene Kälte
Veranlagung zu Krankheiten	☒ Ängste, Unruhe, Funktionsstörungen von Herz und Kreislauf, Gelenkschmerzen
Hobbies	☒ kreative Tätigkeiten, Literatur, Reisen

Zwischensumme Prakriti:　　　10

Pitta	Kapha
☐ guter Appetit, isst viel, braucht regelmäßiges Essen	☒ geringer Appetit, kann Mahlzeiten auslassen
☐ sehr groß	☒ gering
☒ mag süßes, bitteres, zusammenziehendes Essen, das kühl ist	☐ mag scharfes, bitteres, zusammenziehendes Essen, das warm und leicht verdaulich ist
☐ sehr gut	☒ träge, schwach
☒ ungeformt, gelblich, reichlich, Tendenz zu Durchfall	☒ regelmäßig, ölig, eher hell und schleimig
☐ üppig, dunkelgelb, scharfer Geruch	☒ trübe, durchschnittliche Menge
☐ viel, schlechter Geruch	☒ mittel, leichter Duft
☒ mittelgroß, zielorientiert	☐ langsam, gleichmäßig
☐ mittel, bei Überanstrengung große Überhitzung	☒ stark, langsamer Start und langes Durchhaltevermögen
☒ mäßig gut, gestört durch Träume, schläft schnell wieder ein	☐ tief, großes Schlafbedürfnis, Probleme mit dem Aufwachen
☐ leidenschaftlich und farbig von Gold und Feuer, viele Konflikte, gute Erinnerung an die Träume	☐ wenige Träume, emotional, von Wasser, Ozean
☐ starkes Verlangen, leidenschaftlich, dominant; durchschnittlich fruchtbar	☒ mäßiges, aber konstantes sexuelles Bedürfnis, braucht Stimulation, aber ausdauernder Akt; sehr fruchtbar
☐ mittelmäßig, anfällig gegen Infektionskrankheiten	☒ gute und zuverlässige Abwehrkräfte
☐ auf starke Hitze	☒ feuchte Kälte, nebliges Wetter
☐ Infektionen, Entzündungen, Fieber, Leber- und Galleprobleme, Pickel	☒ Schleimbildung, Erkältungen, Entzündung der Nebenhöhlen und Bronchien, Diabetes, Ödeme, geschwollene Glieder
☒ Diskussionen, Leistungssport, Jagd	☒ Faulenzen, Lesen, ruhige Beschäftigungen

—5   —12

39

Forts.: Prakriti	Vata
Glaube	☑ veränderlich, verschiedene Ideen
Intellekt	☐ überschnelle und häufig falsche Reaktionen
geistige Aktivität	☑ unruhig, immer rege, unentschlossen, übersprudelnd vor Ideen
Reaktion auf Veränderungen	☐ spontane Neugierde, liebt Neues
Freundschaften	☐ schließt schnell Freundschaften, die häufig kurzlebig sind
Willenskraft	☐ geringe Ausdauer; impulsiver Beginn ohne Abschluss
Gedächtnis	☐ gutes Kurzzeitgedächtnis, schlechtes Langzeitgedächtnis
Selbstbewusstsein	☑ wenig selbstbewusst, wird schnell unsicher, lässt sich leicht irritieren
Umgang mit Konflikten	☐ durch Diskussion oder Flucht in Belanglosigkeiten
Verhältnis zu Geld	☑ wenig Besitz, gibt Geld schnell und impulsiv aus
geistige Eigenschaften	☑ instabil, einfühlsam, tolerant, ängstlich, besorgt, nervös, chaotisch, liebt das Spiel, Gedanken sind in der Phantasie/Zukunft

Gesamtsumme Prakriti: — 6

27

Pitta	Kapha
❑ entschlossen, verteidigt Ideologie, fanatisch	❑ konservativ, beständig, tief, loyal
❑ überlegte präzise Reaktionen	❑ langsame zielgerichtete Reaktionen
❑ intelligent, scharf, durchdringend	❑ ruhig, dumpf
❑ wägt kritisch ab	❑ widerstrebend, traditionsbewusst
❑ schließt schnell Freundschaften, umgibt sich mit Freunden, die zugleich nützlich sind	❑ schließt nicht leicht Freundschaften; die wenigen Beziehungen sind langlebig und werden zuverlässig gepflegt
❑ starker Wille, kann sich durchsetzen, stur, wetteifernd	❑ konstant und entschlossen, bringt Dinge langsam zu Ende
❑ scharf, klar	❑ fasst Dinge langsam auf, vergisst sie aber nie
❑ mittel, erscheint nach außen selbstbewusster, als er wirklich ist	❑ gutes Selbstbewusstsein, bestens geerdet, selbstzufrieden
❑ fordert Klärung, verteidigt eigene Position	❑ vermeidet Konflikte und igelt sich ein
❑ gibt Geld methodisch und mäßig aus, gerne für Luxus	❑ viel Besitz, spart, wirtschaftet gut
❑ aufbrausend, ungeduldig, leidenschaftlich, schnell gereizt, intolerant, mutig, forsch, effizient, liebt die Herausforderung, Gedanken sind in der Realität/Gegenwart	❑ sanftmütig, verliert selten die Fassung, warmherzig, vergibt gerne, nachgiebig, gelassen, stabil, diszipliniert, liebt die Gemächlichkeit, Gedanken sind in der Vergangenheit

_ 6

2 1

_ 6

26

Vikriti – mein augenblicklicher Zustand

Vata:

- ❑ Ich bin ziemlich vergesslich
- ❑ Ich fühle mich schwach
- ❑ Ich leide unter Verstopfung/aufgeblähtem Bauch
- ❑ Ich fühle mich zurzeit besonders ängstlich, auch grundlos, und bin sehr unsicher in meinen Entscheidungen
- ❑ Ich leide unter Schlaflosigkeit, mein Schlaf ist leicht und unterbrochen
- ❑ Mein Appetit ist unregelmäßig, eher schlecht
- ❑ Ich bin innerlich unruhig und nervös, manchmal panisch
- ❑ Ich bin unkonzentriert und verliere ständig Sachen
- ❑ Ich habe Tinnitus, Hörsturz
- ❑ Ich habe Rückenprobleme, Hexenschuss
- ❑ Ich bin immer am Grübeln
- ❑ Ich habe häufig Spannungskopfschmerzen
- ❑ Meine Stimmung schwankt ständig
- ❑ Ich habe Rheuma
- ❑ Ich bin sehr lärmempfindlich
- ❑ Ich bin schnell beleidigt
- ❑ Ich bin überdreht und kann mich nicht entspannen
- ❑ Mir ist häufig schwindelig
- ❑ Ich habe an Gewicht verloren
- ❑ Ich habe nervöse Herzprobleme, Herzrhythmusstörungen

Vata

Pitta:

- ❑ Ich schwitze viel
- ❑ Ich habe sehr großen Hunger und Durst
- ❑ Ich habe ein brennendes Gefühl im Körper: im Magen, auf der Zunge oder brennende Hände und Füße
- ❑ Ich habe entzündliche Krankheiten, wie Magengeschwüre, einen entzündeten Dünndarm, Mandel- oder Blinddarmentzündung
- ❑ Ich habe Fieber
- ❑ Ich habe zu hohen Blutdruck

❑ Ich bin oft wütend oder aggressiv

❑ Ich bin übermäßig perfektionistisch, überpünktlich

❑ Ich bin schnell gereizt und verärgert

❑ Ich bevorzuge kaltes Essen und kalte Getränke

❑ Ich verspüre einen bitteren oder sauren Geschmack im Mund

❑ Ich habe relativ dünnen Stuhl oder Durchfall

❑ Ich bekomme schnell Infektionskrankheiten

❑ Ich habe Probleme mit der Leber, habe Hepatitis

❑ Ich habe Gallensteine

❑ Ich habe einen schlechten Körpergeruch

❑ Ich vertrage heißes Klima nicht

❑ Ich bin manchmal rechthaberisch

❑ Ich habe rötliche Flecken am Körper

❑ Ich habe Migräne

___ Pitta

Kapha:

❑ Ich fühle mich antriebslos und inaktiv

❑ Ich werde schnell müde, auch nach kleinen Anstrengungen, und schlafe zu viel

❑ Ich habe wenig Appetit

❑ Ich habe an Gewicht zugenommen

❑ Mein Körper wirkt aufgedunsen, Hände und Füße sind -geschwollen

❑ Meine Zunge ist belegt

❑ Ich habe Schnupfen oder chronische Nebenhöhlenentzündungen

❑ Ich bin verschleimt, habe schleimigen Husten

❑ Ich habe Nierenprobleme, Nierensteine

❑ Ich habe verstärkten Speichelfluss

❑ Ich habe Harnwegsinfekte

❑ Ich habe ständig schwere Glieder

❑ Ich habe Probleme mit der Lunge, Bronchitis

❑ Ich bin schweratmig

❑ Meine Geschmacksnerven sind schlechter geworden

❑ Ich habe Diabetes

❑ Mir ist alles gleichgültig

❑ Ich bin übermäßig anhänglich

◨ Ich fühle mich häufig benommen

◧ Ich habe einen süßlichen oder salzigen Geschmack im Mund

◲ Kapha

Gesamt Vata/Pitta/Kapha: _7/4/7_

Auswertung

Ermitteln Sie die Ergebnisse beider Fragebögen unabhängig voneinander.

Zu „**Prakriti**": Zählen Sie die Zahlen in den einzelnen Spalten zusammen.

Prakriti: ❑ Vata ❑ Pitta ❑ Kapha

Das Verhältnis der Zahlen zueinander zeigt Ihnen Ihre konstitutionelle Energieverteilung. Je mehr Punkte Sie bei einer Konstitution erreichen, umso mehr tendieren Sie zu diesem Wesenstyp.

Haben Sie in einer Spalte mehr Punkte gezählt als in den beiden anderen zusammen, dominiert diese Energie in Ihrem Wesen. Wenn Sie deutlich mehr Punkte bei Vata haben, sind Sie Ihrer Natur nach luftig wie der „Schmetterling". Bei der größten Punktzahl unter Pitta entsprechen Sie dem feurigen Energietyp eines „Vulkans". Dominiert Kapha sehr klar bei Ihnen, gleicht Ihre Konstitution eher dem ruhigen ausgeglichenen „See".

Monotypen sind eher als Symbole zu verstehen, denn kein Mensch verkörpert die eindeutige Dominanz von nur einer Energie. Die meisten Menschen gehören einem Mischtyp an, das heißt, zwei Energien sind in etwa gleich stark vertreten beziehungsweise deutlich dominanter als eine dritte Energie. Damit hätten Sie in zwei Spalten etwa gleich viele Punkte, in der dritten Spalte nur wenig Zutreffendes angekreuzt. Angenommen, Sie haben die meisten Punkte bei Pitta und Kapha und nur wenige bei Vata, dann haben Sie eine Konstitution vom Typ Pitta-Kapha. Jetzt kommt es noch darauf an, ob Sie mehr Kreuze bei Pitta oder Kapha gemacht haben. Weil die Energien von Pitta und Kapha in ihren Merkmalen sehr unterschiedlich sind, sind auch die Menschen des Pitta-Kapha-Typs sehr verschieden. Beim einen dominiert mehr das feurige Pitta-Dosha, ein anderer bringt vorwiegend schwere Kapha-Eigenschaften ein. Haben Sie die überwiegende Punktzahl bei Vata und Kapha, gehören Sie zur Wesensnatur von Vata-Kapha. Wenn Vata und Pitta mit Abstand überwiegen, dann sind Sie eine Vata-Pitta-Natur.

Da immer in jedem Menschen alle drei Doshas vorhanden sind, hat er auch Merkmale aller Energietypen. Wenn wir also vom Vata-Typ sprechen, heißt das lediglich, dass sich bei diesem Menschen besonders viele Merkmale von Luft und Äther in seinem Aussehen und seinem Charakter manifestieren. Natürlich hat er auch Anteile von Pitta und Kapha. Bitte lesen Sie die Kapitel von Vata, Pitta und Kapha aufmerksam durch. Sie werden in allen Konstitutionen jene Anteile erkennen, welche auf Sie zutreffen.

Sind alle drei Energien bei Ihnen annähernd gleichmäßig vertreten, gehören Sie zu der kleinen Gruppe der Glückspilze, denen die ausgewogene Tridosha-Natur mitgegeben ist.

Zählen Sie nun die Punkte des „**Vikriti**"-Fragebogens zusammen, und betrachten Sie, in welchem Verhältnis die Doshas hierbei zueinander stehen.

Vikriti: ❑ Vata ❑ Pitta ❑ Kapha

Dieses Ergebnis stellt eine Momentaufnahme dar, in die viele äußere und emotionale Faktoren hineinspielen: Jahreszeit, Tageszeit, Ernährung, geistige Einstellungen und emotionaler Zustand. Krisen und Krankheiten können die Prakriti tief greifend und über Jahre hinweg überdecken. Es bringt deshalb nicht viel, an den exakten Zahlenverhältnissen dieses Ergebnisses festzuhalten, sondern es geht vielmehr darum, eine Vorstellung für Ihre augenblickliche Situation zu gewinnen.

Was Ihre Konstitution
für Ihr Leben bedeutet

Die Kenntnis Ihrer Konstitution gibt Ihnen viele wichtige Auskünfte darüber, wie Sie Ihr Leben genau auf Ihre natürlichen Bedürfnisse abstimmen. Mit dem Wissen, welche Qualitäten genährt und gelebt werden möchten, fühlen Sie sich stimmig. Als Vata-Konstitution brauchen Sie viel Abwechslung, Inspiration und kreative Ausdrucksmöglichkeiten, um sich wohlzufühlen. Wenn Sie ein Pitta-Typ sind, suchen Sie große Aufgaben und möchten Ihr Können herausfordern. Sind Sie eine Kapha-Natur, suchen Sie eher ein strukturiertes Leben und Ihr gutes Quantum an Ruhe.

Menschen, die diese ihnen angeborenen Qualitäten nicht anerkennen, können unglücklich und sogar krank werden. Sperrt ein Mensch seine Lebendigkeit von Vata in ein allzu geregeltes Leben, kann das zu Depressionen führen. Lebt der hitzige Pitta-Typ seine Dynamik nicht oder aber übermäßig stark aus, drückt diese sich vielleicht als Aggression gegen sich selbst und andere aus oder er entwickelt eine entsprechende Krankheit. Ein Mensch von Kapha-Natur, der durch einen allzu hektischen Alltag nicht sein inneres Bedürfnis nach Ruhe findet, kompensiert dies, indem sein Stoffwechsel verlangsamt und die ganze Person träge und lethargisch wird.

Viele Menschen leben nur ein Dosha im Übermaß aus, während sie andere Qualitäten vernachlässigen. Es gibt jedoch immer drei Bioenergien, die ihren Ausdruck suchen! Mit dem Wissen um Ihre Konstitution können Sie das rechte Augenmaß für alle Doshas finden. Ein Pitta-Kapha-Typ etwa neigt naturgemäß zu einem übermäßigen Arbeitspensum. Womöglich gönnt er sich kaum Entspannung und nimmt sich keine Zeit, um Neues zu entdecken. Da er die Stimme von Vata in seiner Natur nicht hören kann, fehlt ihm das Gespür für feine Impulse und die Leichtigkeit.

Ihre Wesensnatur zeigt auch auf, zu welchen Beschwerden Sie besonders neigen. Sie entwickeln immer solche Krankheiten am schnellsten, die Ihrer Konstitution entsprechen. Pitta-Typen tendieren daher zu „hitzigen" Störungen wie Entzündungen, Infektionskrankheiten oder auch Wutausbrüchen, vor allem im Sommer, wenn Pitta ohnehin erhöht ist.

Wenn Sie wissen, zu welchen Erkrankungen Sie neigen, wissen Sie auch, worauf Sie zu deren Vorbeugung achten können. Wenn Sie ein Kapha-Typ sind und gerade Schnupfen haben, sollten Sie, obwohl die Sonne scheint, auf das Eis beim Italiener besser verzichten. Für eine Person mit Pitta-Konstitution ist dieses Eis dagegen genau das Richtige. So wird auch verständlich, weshalb Ratschläge für Ernährung und das richtige Verhalten niemals für *alle* Menschen gelten können. Auch die verbreitete Empfehlung, frisches Obst und Gemüse diene immer der Gesundheit, stimmt so verallgemeinert nicht. Ein Mensch mit Kapha-Konstitution bekommt vielleicht Blähungen und kann mit seinem schwachen Agni ohnehin nicht alle Vitamine verwerten, während dieselbe Speise einen Menschen mit hohem Pitta harmonisiert. Lösen Sie sich also von den Strömungen des Zeitgeistes, der bestimmte Normen aufstellt. Wir brauchen nicht die Meinung anderer Menschen als Maßstab für unsere eigenen Bedürfnisse anzulegen.

Womöglich ist die Verbindung zu unseren Wurzeln abgerissen und das Wissen um unsere Einzigartigkeit ging an irgendeinem Punkt verloren. Wir alle hatten einmal einen Traum, ein besonderes Talent, das vielleicht allmählich verblasste und schließlich in Vergessenheit geraten ist. Durch das Wissen unserer Qualitäten können wir diesen Faden wieder aufnehmen. Sobald Sie bewusst die Verantwortung für die Gestaltung Ihres Lebens übernehmen, können Sie immense Energien freisetzen und jeder Augenblick kann zu einem kreativen Akt werden.

Die richtige Behandlung von Erkrankungen

Immer mit dem Augenmerk auf unsere ursprüngliche Wesensnatur, betrachten wir nun den zweiten Teil des Fragebogens, Ihre Vikriti. Falls Sie bei Vikriti überhaupt keine Kreuze gemacht haben, umso besser, dann sind Sie vollkommen im Gleichgewicht. Beachten Sie einfach die unter Ihrer Konstitution beschriebenen Richtlinien. So können Sie Ihr Gleichgewicht erhalten und Krankheiten, zu denen Sie neigen, vorbeugen. Möglicherweise leiden Sie aber gerade unter Beschwerden oder sind emotional nicht auf der Höhe.

Das gesamte ayurvedische Behandlungssystem basiert auf zwei Prinzipien:

Gleiches stärkt Gleiches

Gegensätze gleichen einander aus

Ein überhöhtes Dosha können Sie ausgleichen, indem Sie entgegengesetzte Eigenschaften anwenden. Es steigt aber weiter an, wenn Sie dessen Eigenschaften verstärken. Beispiel: Sie haben schlecht geschlafen und fühlen sich unruhig und nervös. Das sind alles Vata-Eigenschaften. Da Vata naturgemäß leicht, trocken, kühl und beweglich ist, wird es Ihnen noch schlechter gehen, wenn Sie jetzt einen Spaziergang bei kaltem windigem Wetter unternehmen. Mit einer kräftigen warmen Suppe und einem heißen Bad dagegen fühlen Sie sich schnell wieder wohl. Hat sich die Krankheit bereits handfest manifestiert, sollten Sie freilich einen Arzt aufsuchen. Auch wenn Sie nach westlicher Medizin behandelt werden, können Sie durch eine Lebensführung auf der Grundlage ayurvedischer Maßnahmen viel zur Ihrer Genesung beitragen.

Bei der Selbstbehandlung befolgen Sie die regulierenden Ratschläge für jenes Dosha, das die Beschwerden ausgelöst hat. Falls Sie ein Vata-Typ sind und ein Vata-typisches Problem haben, befolgen Sie nun besonders achtsam die für Sie ohnehin geltenden Vata- regulierenden Maßnahmen, denn sie wirken jetzt als Heilmittel. Sie sind ein Vata-Typ, haben aber Ausschläge oder Sodbrennen, also eine „heiße" Pitta-Erkrankung, so halten Sie jetzt Pitta-beruhigende Ratschläge ein, bis es Ihnen besser geht. Dann kehren Sie zu Ihrem allgemeinen Lebensstil zurück. Falls zwei überhöhte Doshas Ihnen zugleich Probleme machen (was häufig vorkommt), dann behandeln Sie zuerst das Vata-Dosha, da Vata relativ schnell regulierbar ist. Wenn Sie sich wieder gesund und fit fühlen, kehren Sie zu Ihrem allgemein harmonisierenden Lebensstil zurück.

Wie äußere Faktoren Ihre Energien beeinflussen können

Auch wenn Ihre angeborene Konstitution sich nie verändert, können eine Reihe von Faktoren tief greifende Einflüsse auf Ihre Energien ausüben. Es ist hilfreich, ein achtsames Auge auf mögliche Veränderungen zu haben, damit Sie die Kontrolle über Ihr Wohlbefinden behalten.

Zum einen wirkt der kosmische Biorhythmus auf die aktuelle Zusammensetzung der Doshas ein: Das Lebensalter hat eine direkte Wirkung auf die Konstitution: Kinder sind, unabhängig von ihrer Konstitution, weitgehend durch Kapha geprägt. Kapha mit seinem nährenden Aspekt entspricht der Phase von Aufbau und Wachstum. Deshalb haben Babys im Winter so häufig Schnupfen, der eng mit dem Kapha-Dosha zusammenhängt. Das mittlere, aktive Lebensalter ist stark von kraftvollem feurigen Pitta bestimmt. Im fortgeschrittenen Alter baut sich vermehrt Vata auf. Menschen der älteren Generation leiden deshalb oft unter Schlafstörungen, nervösen Beschwerden und trockener Haut.

Auch die Jahreszeit übt einen starken Einfluss auf uns aus. Der Sommer ist vorwiegend vom heißen Prinzip Pitta geprägt. Im späten Herbst, wenn das Klima trocken und kalt wird, meldet sich Vata, und das Frühjahr verstärkt entsprechend Kapha in uns.

Viel subtiler sind die Kräfte, die durch das soziale Umfeld auf uns einwirken. Umso wichtiger ist es, einen kritischen Blick darauf zu haben. Meist sind wir so sehr an unseren Alltag gewohnt, dass wir dessen Einflüsse kaum bewusst wahrnehmen.

Der Austausch mit anderen Menschen, ob im Beruf, in Partnerschaft und Familie sowie mit Freunden übt eine große Wirkung auf unser Befinden, unsere Meinung und unsere Stimmung aus. Von Hektik und schlechter Stimmung lassen wir uns entweder anstecken oder aber wir verschließen uns und reagieren genervt. Umgekehrt inspiriert ein ruhiges harmonisches Umfeld uns zu Ruhe und Frieden. Aufgrund dieser engen Wechselwirkung sollten wir daher möglichst viel Kontakt mit Menschen pflegen, die einen positiven Einfluss auf uns ausüben.

So wie jedes Lebewesen seine Wellenlänge ausstrahlt, schwingt auch jedes Land durch seine Geschichte und ethischen Werte in einem bestimmten Energiefeld. Unsere westliche Kultur ist stark durch die Energien von Pitta geprägt, also von Leistung, Dynamik aber auch Ängsten, Sorgen und Geschwindigkeit. Vielleicht widerstrebt dieser äußere Druck Ihrem eigentlichen Wesen. Dennoch werden Sie mitgezogen von Erwartungen, die man an Sie stellt, und übernehmen womöglich solche Qualitäten mehr, als Ihnen gut tut. Entsprechend sind Kapha-Qualitäten von Ruhe und Gelassenheit hierzulande nicht sonderlich hoch geschätzt. Im alten Indien hingegen galt Kapha als besonders erstrebenswerte Kraft, da diese dem Menschen Wohlbefinden und eine stabile Gesundheit schenkt.

Zur „Dosha-Falle" kann auch der Beruf werden, wenn Sie an einer falschen Stelle sitzen, die nicht Ihren Neigungen und Interessen entspricht. Deshalb zählt im Ayurveda der Beruf zu den vier grundlegenden Lebenszielen neben der Freude, dem Wohlstand und der geistigen Befreiung. Im richtigen Beruf entfalten Sie alle Qualitäten, die in Ihrem Energietyp stecken, zugleich finden Sie Selbstachtung und Anerkennung durch andere. Im Idealfall ist der Beruf Ihre Berufung. Sie verbringen tagtäglich viele Stunden am Arbeitsplatz und entsprechend wohl sollten Sie sich dort fühlen. Wenn Sie mit Ihrem Beruf unzufrieden sind, brauchen Sie nun nicht gleich den Job zu wechseln. Lassen Sie jetzt Fantasie und Kreativität walten, übernehmen Sie neue Aufgaben oder beantragen Sie eine Fortbildung. Nähern Sie sich bestmöglich an Ihre Bedürfnisse an.

Ein sehr heikles Thema sind die Geschlechterrollen. Die öffentliche Meinung prägt stark die Vorstellung von dem, was für Männer wie Frauen gesellschaftlich akzeptabel ist. Ein Hausmann, der morgens mit seinem Baby in der Krabbelgruppe erscheint, wird von weiten Kreisen ebenso argwöhnisch begutachtet wie eine Frau, die als Alleinverdienerin die Familie ernährt.

Gerade für Frauen ist es oft schwierig, ihre wirklichen Bedürfnisse zu erkennen. „Nur-Mutter-Sein" wird besonders in intellektuellen Kreisen oft negativ beurteilt. Eine „Powerfrau" dagegen, die ihre Karriere nicht unterbricht und die Kinder in die Tagesstätte bringt, gilt häufig als schlechte Mutter. Kraftvolle Frauen machen vielen Männern Angst und werden gerne kritisiert, wenn sie allzu viel Temperament und Feuer offenbaren. Eine sehr impulsive Frau, die schon einmal ihrer Wut lautstark Ausdruck verleiht, wird schief angesehen; ein Mann darf eher einmal kräftig auf den Tisch schlagen. Oft haben Frauen selbst Hemmungen, ihren Feueranteil positiv und selbstbewusst zu entfalten.

Die ursprüngliche Wesensnatur eines Menschen wird oft in der Kindheit nicht erkannt. Ein langsames, besonnenes Kind mit hohem Kapha, das mit Terminen von musikalischer Früherziehung bis zum Malunterricht verplant wird, kann nicht die nötige Muße finden, die es naturgemäß braucht. Vielleicht wird es umso verschlossener, je mehr seine Eltern versuchen, es zu motivieren. Umgekehrt verlieren temperamentvolle Kinder, die immer gezügelt und zur Mäßigung ermahnt werden, irgendwann ihren Mut und ihre Leidenschaft.

Über Generationen ist in Mädchen das Vata-Naturell des Schmetterlings gefördert worden. Nett, brav und angepasst sollte eine Tochter sein. Kein Wunder, wenn dieses Kind ängstlich und verunsichert wird und ihre Unbeschwertheit verliert. Umgekehrt dürfte ein Mann, dem als Kind erklärt wurde, dass ein Junge nicht weint, als Erwachsener Probleme haben, seinen Vata-Anteil an Sensibilität und Verletzbarkeit offen auszuleben. Viele Erwachsene sind noch immer stark beeinflusst von diesem Gedankengut, welches sie von Eltern und anderen Menschen aus ihrer Kindheit übernommen haben.

Trotzdem gibt es, unabhängig von ihrer Konstitution, noch immer den „gewissen Unterschied" zwischen Frauen und Männern. Durch seine Geschlechtshormone, aber auch als subtile Information durch die Evolution des Menschen drückt sich im Mann allgemein etwas mehr Kampfgeist durch erhöhtes Pitta aus, welche Prakriti er auch hat. In einer Frau steckt durch mehr Kapha ein Hang zu materieller Sicherheit und Fürsorge, sozusagen als Prinzip des Weiblichen.

Mit einem feinen Gespür für unsere Wesensnatur öffnen sich die Türen zu diesem ganz einzigartigen Menschen, der wir tatsächlich sind. Wir werden nur dann selbstbewusst unseren Lebensweg gehen, wenn er in Harmonie mit unseren angelegten Energien steht. Das

Ayurveda nennt daher als einen zentralen Aspekt für ein glückliches Leben die Selbstachtung, jenes schlichte Gefühl des „Ich bin", mit dem wir uns so annehmen, wie wir sind.

III.
Die sieben Energietypen
des Ayurveda

Vata

Luftig und beschwingt wie der Schmetterling
Elemente: Luft und Äther

Geprägt von den Elementen Luft und Äther, bewegt sich die Vata-Natur unbeschwert wie ein Schmetterling und stets auf der Suche nach Neuem durch die Welt. Ihr geistiges Zuhause sind die Welten der Fantasie und der Träume. Die Vata-Natur ist ausgesprochen kreativ und flexibel, doch fehlen die Ruhe der Erde und die Dynamik des Feuers zum Ausgleich. Daher wird sie schnell nervös und ängstlich und es fällt schwer, ihre wunderbaren Ideen zu verwirklichen.

Die Aufgaben der Vata-Natur bestehen darin, Ausgeglichenheit und Gelassenheit in ihr Leben zu bringen.

Körperliche Merkmale

Im Allgemeinen zeigt sich die Vata-Konstitution durch einen schlanken Körperbau, der von klein und zierlich bis zu hochgewachsen und schlaksig reichen kann. Diese Menschen haben wenig Körpermasse, deshalb sind ihre Muskeln, Adern und Knochen deutlich zu erkennen. Besonders auf dem Handrücken sind die Venen auffällig sichtbar, bei Männern tritt der Adamsapfel deutlich hervor. Ihre ganze Wesensnatur sind von Leichtigkeit geprägt, daher auch der zarte Knochenbau und die schwach ausgebildeten Muskeln. So kann der Körper sehr zart, fast schon ätherisch erscheinen. Weil die natürliche „Schmierung" fehlt, knacken und knirschen Gelenke und bilden keine wirkungsvollen Stoßdämpfer. Auch fehlt den Gelenken Stabilität, sodass sie häufig überdehnt sind.

Wie Vata naturgemäß im ständigen Wandel begriffen ist, schwankt auch das Gewicht einer Person mit dieser Konstitution häufig. Vata kann sich selbst unter einer beachtlichen Leibesfülle verbergen, da so manche Vata-Natur durch zu viel Essen unbewusst Erdung sucht. Doch dann verraten die langen schmalen Hände ihre wahre Konstitution. Das Wort *Vata* hat seinen Ursprung in „sich bewegen", und tatsächlich erkennt man Menschen mit dieser Natur an ihrer ständigen Unruhe: Ihr Gang ist unentschlossen, die Bewegungen sprunghaft und unkoordiniert, ihre Hände sind immer beschäftigt und die flinken, kleinen Augen stets „unterwegs".

Die Haut des harmonischen Vata-Typs hat einen hellen, zarten, fast transparenten Teint. Seine Gesichtszüge wirken fein bis asketisch, doch eher asymmetrisch. Unregelmäßig sind auch seine Augenbrauen und Zähne, die Lippen sind eher schmal. Da das Element Wind, Trockenheit im ganzen Körper verursacht, neigen auch die Haut und Nägel zur Trockenheit und Rauheit. Trocken, dünn und glanzlos sind Haare, häufig mit Spliss und Kopfschuppen. Die Stimme ist dünn und leise. Aufgrund seiner schlechten Durchblutung hat er Probleme mit kalten Händen und Füßen.

Menschen mit Vata-Konstitution haben von allen Energietypen die unregelmäßigste und schwächste Verdauung. Weil sie oft unregelmäßig essen, arbeitet ihr ohnehin schwaches Verdauungsfeuer ungleichmäßig und das Essen wird nicht optimal verwertet.

Bei Vata ist vorwiegend der Sympathikus aktiv, jener Teil des Nervensystems der den Organismus in Stresssituationen mit den entsprechenden Mechanismen reagieren lässt. Er regt die Nebennieren an, produziert Stresshormone, beschleunigt den Herzschlag sowie den Stoffwechsel. Ständige körperliche und seelische Anspannung lässt den Sympathikus dauernd aktiv sein, und langfristig beschleunigt er dadurch den Abbau von Geweben, wie dies bei Vata der Fall ist.

Persönlichkeit und Ausstrahlung

Luftikus oder Traumtänzerin nennen wir wohlgesonnen eine Person, deren Motto die Lebenslust ist und die nach der Devise „Don't worry, be happy" die Dinge nicht allzu genau nimmt. So genießt auch die Vata-Natur lieber heute das Leben als auf morgen zu warten. Eher den Kopf im Himmel als die Füße auf der Erde, tanzt sie durch das Leben – wenn möglich, auf mehreren Hochzeiten gleichzeitig. Gern hält sie sich ein paar Hintertürchen offen, denn sie ist spontan und fühlt sich schnell in ihrem Freiheitsbedürfnis eingeschränkt.

Gleich dem Schmetterling fliegt ein Mensch mit hohem Vata fasziniert von einer Blume zur nächsten; überall entdeckt er verlockende Farben, Formen und Gerüche. So ist er in ständiger Bewegung, sucht die Abwechslung, ohne irgendwo lange zu bleiben. Entsprechend reiselustig ist er und ergreift jede Gelegenheit, um seine Nase in die Welt zu halten. Still sitzen ist eine Qual, deshalb findet er immer gute Gründe, um den Wohnort, den Beruf oder die Partnerschaft zu wechseln.

Sein stets bewegter Geist trägt diesen Menschen in Sphären von Fantasie und Vision, aus denen er mit immer neuen faszinierenden Ideen zurückkehrt. Für deren Verwirklichung hat er aber kaum Zeit und Geduld – stößt doch jede Idee zehn weitere Gedanken an, die er sofort anschauen muss. Damit verkörpert der Vata-Typ bestimmte Klischees: der geniale Erfinder, der zerstreute Professor, ein hochbegabter Musiker, Maler, Schriftsteller, Fotograf, der Denker und Philosoph – Vata ist überall da, wo Kreativität, Inspiration und Fantasie im Spiel sind, wo Weltbilder weit und vielschichtig sind.

Diese Affinität zum Nicht-Materiellen macht die Vata-Natur zu einem Feingeist, die mühelos Grenzen überschreitet, ob gegenständlicher oder geistiger Natur. Menschen mit hellseherischen und medialen Fähigkeiten und Aura-Leser haben hohes Vata. Am Telefon zeigt sich diese Konstitution durch den typischen Begrüßungssatz: „Störe ich gerade?"

Ihre Empfindsamkeit ermöglicht der Vata-Konstitution ihre menschliche Qualität von Mitgefühl. Wenngleich ihre Flatterhaftigkeit oberflächlich erscheinen mag, so verbirgt sich darunter eine tiefsinnige Person mit einem sensiblen Gespür für andere. Selbst in Extremen zu Hause, kann sie sich in ziemlich alle Denkstrukturen einfühlen und hat ein aufmerksames und verständnisvolles Ohr für die Sorgen anderer, wie ungewöhnlich diese auch sein mögen.

Im Übertreten von Grenzen liegt ihr großartiger Beitrag zur gesellschaftlichen Entwicklung. Immer sind es Einzelne, die Schranken niederreißen, ihren Blick über Begrenzungen hinaus schweifen lassen und so Veränderungen des Bestehenden überhaupt erst möglich machen. Die Vata-Natur ist eine solche Visionärin: Mit unverdrossenem Optimismus entwirft sie Zukunftsprojekte, ohne die vernünftige Frage nach Machbarkeit zu stellen. Jene Visionen von einer besseren Welt machen sie zur sympathischen Utopistin, die immer auf der horizontalen Ebene von Gleichheit, Brüderlichkeit und Gerechtigkeit denkt. Ungerechtigkeit lehnt sie ebenso ab wie hierarchische Strukturen, Autoritäten und Vorgesetzte. Eine Vata-Konstitution findet sich als ehrenamtliche Helferin bei Organisationen für Umwelt und Menschenrechte, sie engagiert sich für die Integration von Ausländern oder den Schutz aussterbender Tierarten. Dabei stört es sie nicht weiter, wenn ihre Arbeit unbezahlt ist. Ohnehin legt Vata wenig Wert auf materiellen Besitz, schließlich haben auch Luft und Äther kaum Substanz. Das Anhäufen von Besitz, Versicherungen und Sparbücher oder gar ein Job auf Lebenszeit lösen bei ihr eher Unbehagen aus. Ebenso wenig braucht sie für ihr Glück Ehre und Prestige.

Falls doch einmal Geld ins Haus kommt, wird sie es mit vollen Händen wieder ausgeben. Vielleicht ersteht sie Nippes auf dem Flohmarkt oder sie feiert mit ihren vielen Freunden ein Fest, zu dem selbstverständlich auch Fremde eingeladen sind. Oder aber sie überweist eine (viel zu hohe) Summe an eine Hilfsorganisation. So ist sie oft schon zur Monatsmitte pleite, wobei ihre ewige Geldnot weniger sie selbst stört als die Menschen, mit denen sie zusammenlebt.

Der Vata-Energietyp liebt Kontakte zu vielen Menschen – je ungewöhnlicher und farbiger, umso lieber tauscht er seine Gedanken aus und schmiedet Projekte. Zugleich ist er ein kurzweiliger Unterhalter, der seine Zuhörer mit geballtem Charme, Witz und vielseitigem Allgemeinwissen fasziniert.

Körperliche Beschwerden

Vata als das leichteste Dosha gerät immer zuerst aus der Balance. Auch wenn Sie keine Vata-Natur sind, ist es gut möglich, dass Sie durch überhöhtes Vata verursachte Beschwerden haben.

Die konstitutionellen Schwachstellen der Vata-Natur entsprechen ihren flüchtigen, leichten Energien. Sprunghaft und unstet wie ihre Energie generell ist, entstehen auch ihre typischen Krankheiten scheinbar aus heiterem Himmel und klingen ebenso schnell wieder ab.

Darm und Beckenbereich: Der empfindlichste Bereich liegt im Becken, besonders im Dickdarm, wo Vata seinen Hauptsitz hat. Entsprechend hat ein Mensch mit hohem Vata viele Probleme mit unregelmäßiger und sprunghafter Verdauung. Die Folge ist ein schmerzhaft geblähter Bauch. Die schlecht verarbeitete Nahrung in Verbindung mit Trockenheit verursacht Schmerzen beim Stuhlgang, eine häufige Folge davon ist chronische Verstopfung. Die nicht entleerten Abfälle wandern durch die Schleimhaut des Darmes und lagern sich als Schlacken *(Ama)* in allen Körpergeweben ab, was wiederum andere Erkrankungen verursacht.

Zugleich entwickelt der Mensch körperliche Mangelerscheinungen, da sein Dickdarm Nährstoffe, Mineralien und Vitamine schwer aufnehmen kann. Der ohnehin zarte Körper zehrt dadurch noch mehr aus.

Ein spezielles Problem der weiblichen Vata-Konstitution liegt ebenfalls im Beckenbereich: das prämenstruelle Syndrom. Ein irritiertes Vata-Dosha ist die Hauptursache dafür, wenn eine Frau vor ihrer Periode unter typischen Unterleibskrämpfen und Schmerzen im unteren Rücken und Bauch leidet. In dieser Phase ist sie besonders ängstlich, nervös oder ungeduldig, ohne einen konkreten Grund dafür nennen zu können. Die ayurvedische Hausapotheke kennt ein wirksames Mittel mit Sesamsamen, das sie bei diesen Beschwerden ausprobieren kann (Rezept siehe unter „Vata-Körperpflege Seite 70). Auch für Unfruchtbarkeit und Fehlgeburten ist oft überhöhtes Vata verantwortlich.

Ebenfalls im unteren Rückenbereich manifestiert sich häufig ein Hexenschuss und ein verklemmter oder entzündeter Ischiasnerv.

Empfindlich und entsprechend anfällig sind alle Gelenke, besonders im fortgeschrittenen Alter: Aufgrund der schlechten Durchblutung werden die Nährstoffe nicht bis zu den Gelenken befördert. Dazu kommt die schlechte Schmierung, weshalb die Gelenke schmerzen und versteifen: Arthritis, Arthrose, Gicht und Rheuma können sich entwickeln. Auch ihre Ängste und Sorgen lagert die Vata-Natur im gesamten Rückenbereich ab. Daher hat sie häufig Probleme mit Verspannungen in der Nackenregion, Schultern und im unteren Rücken.

Anfällig für Entzündungen sind die Nieren, sie sind überlastet, da sie ständig das Stresshormon Adrenalin produzieren.

Nervensystem: Der zweite Hauptsitz von Vata liegt im hochempfindlichen Nervensystem. Schon eine kleine Störung bringt das Nervenkostüm dieses Menschen aus dem Gleichgewicht. Als Folge fühlt er sich sofort gestresst und ausgesprochen unruhig. Ängstlichkeit und ständige Nervosität können sich auf das Herz legen: Herzflattern, Herzrasen und ein hoher Blutdruck sind gefährliche Folgen.

Ein ständiges Problem ist seine Schlaflosigkeit, besonders wenn der Stress und die Anforderungen überhandnehmen.

Störungen von Vata können sich auch zu depressiven Verstimmungen entwickeln, die zu einem Gefühl von geistiger Leere und einer extremen Erschöpfung führen. Je mehr und länger Vata irritiert ist, desto tiefer wird der Nervenbereich angegriffen.

Alle Krankheiten im neurologischen Bereich gehen auf ein irritiertes Vata zurück: gestörte Sinneswahrnehmungen, Überempfindlichkeit oder Empfindungslosigkeit einzelner Körperstellen, Hörsturz (Tinnitus) und im Extremfall die geistige Verwirrung. Aber auch das Fehlen der Lebensfreude gehören dazu sowie Störungen im Bereich der Motorik: Schwindelanfälle, unkoordinierte Bewegungen, Lähmungen, Zittern, Zuckungen und Spasmen, Multiple Sklerose und Morbus Parkinson.

Von Natur aus hat Vata mit Kälte, Rauheit und Trockenheit im ganzen Körper zu tun. Besonders auffällig erscheint die Trockenheit auf der Haut, die bei diesem Menschen ohnehin sehr empfindlich ist. Seine Haut erscheint faltig, und überall entstehen schuppige und juckende Ekzeme, die er mit verschiedenen Cremes zu regulieren versucht. Im Extremen trocknet der Körper regelrecht aus, sodass der Mensch ausgemergelt und übermäßig geschwächt wirkt.

Geistig-emotionale Herausforderungen

Erhöhen sich durch Vata die luftigen Anteile, verliert der Mensch vollends seine Stabilität. Energisch reißt der Wind die Türe auf und fegt die Lebenslust dieser ursprünglichen Frohnatur fort. Schattengeister der Fantasien dringen ungebeten ein und übernehmen die Herrschaft ihres ohnehin sensiblen Gemütes. Gerade weil sie nicht greifbar sind, zermürben solche Phantombilder sie. Unsicherheit, Nervosität und Ängste breiten sich aus. Daher fehlt es ihr am rechten Mut, ihre Ideen in die Tat umzusetzen. Die leidigen „Was-wäre-wenn"-Fragen zehren an dieser Person, bis auch der letzte Funken Courage sie verlässt und sie in unverbindliche Traumwelten entflieht.

So mancher Mensch dieses Typs sucht rastlos immer neue Beziehungen, Unternehmungen, Unterhaltung. Bei tausenderlei Aktivitäten nimmt er ungefiltert Informationen und Erlebnisse auf, kann diese aber nicht verarbeiten, weil sein Interesse nur oberflächlich bleibt.

So klammert er sich auch an Menschen, bei denen er Verständnis und Geborgenheit sucht. Doch wird eine Beziehung diese Sehnsucht nie langfristig erfüllen können, sondern ihn höchstens in vorübergehende Hochstimmung versetzen. Aber der Katzenjammer und die Einsamkeit kehren bald zurück. In immer neue Freundschaften und Affären wird er sein Sehnen legen, nie aber letzte Erfüllung darin finden. In dieser Suche nach Halt liegt eine große Suchtgefahr: sei es die emotionale Abhängigkeit zu einer anderen Person oder zu Drogen. Aus ayurvedischer Sicht ist auch das Bild des hochbegabten Künstlers, der bei zu viel Kaffee, Zigaretten, Alkohol und anderen Rauschmitteln die Nacht durcharbeitet, eine typische Figur von entgleistem Vata. Vertrackt nur, dass er diese Suchtgifte außerordentlich schlecht verträgt.

Solche extremen Kraftakte hinterlassen natürlich Spuren: Dieser überforderte Mensch fühlt sich permanent gestresst, erschöpft und ausgelaugt. Seine empfindlichen Sinnesorgane registrieren alle Geräusche und Gerüche, und jede Kleinigkeit geht ihm sprichwörtlich auf den Geist. Dabei wächst die Maus schnell zum Elefanten, und er macht Dinge zu seinem persönlichen Thema, mit denen er tatsächlich nichts zu tun hat. In schlaflosen Nächten grübelt er dann darüber nach, was andere gesagt oder getan haben. Was eine Pitta-Natur mit einem schnippischen Satz oder ein Kapha-Typ mit stoischer Gelassenheit wegsteckt, verletzt die zartbesaitete Vata-Natur übermäßig. Entsprechend schnell ist sie beleidigt. Obwohl sie schwer Kritik annimmt, teilt sie (meist gedankenlos) Kritik an andere aus und kann verletzend werden. Ihre Sehnsucht nach Verständnis und Akzeptanz ist so stark, dass sie sehr viel reden muss; manch eine Vata-Person gilt als echte Quasselstrippe, die lange Schachtelsätze bildet, aber nicht zu Ende bringt.

Je mehr Vata „durch den Wind" ist, umso mehr wird sie oberflächlich, vergesslich, unzuverlässig und zerstreut. Permanent sucht sie Schlüssel, Geldbeutel, ihr Handy. Denken und Tun sind nicht mehr koordiniert. Sie fängt neue Dinge an, bringt sie aber nicht zu Ende. Was gestern noch Begeisterung auslöste, ist heute uninteressant. Ihr Stimmungsbarometer reicht von himmelhoch jauchzend bis zu Tode betrübt. Damit bleiben ihre Entscheidungen unverbindlich und werden, einmal getroffen, sofort wieder infrage gestellt. So verspricht sie viel und hält letzten Endes doch nur wenig.

Das erhöht die Vata-Energie

Vatatypische Probleme vermehren sich immer, wenn die Vata-Energie ansteigt. Zu bestimmten Zeiten erhöhen sich diese durch naturgegebene Einflüsse:

- nachts zwischen 2 und 6 Uhr
- nachmittags zwischen 14 und 18 Uhr
- im Winter zwischen Oktober und Februar
- im Lebenszyklus des höheren Alters

Auch andere Faktoren erhöhen die Vata-Energie und damit entsprechende Probleme:

- kaltes, trockenes Klima
- starke Belastung durch übermäßige körperliche Anstrengung oder geistig durch zu viel Denken und Grübeln
- überraschende Ereignisse und unberechenbare Situationen (ein anderer Konstitutionstyp würde sie als Kleinigkeit beschreiben)
- extreme Gefühle, wie Kummer, Sorgen, Ängste, Traurigkeit. So wird die ganze Palette an nervösen Beschwerden in Gang gesetzt
- jede Krankheit welchen Ursprungs auch immer zieht automatisch Vata nach sich; daher treten Vata bedingte Symptome zusammen mit anderen Krankheiten auf, besonders wenn diese chronisch sind
- nach einer Operation, die immer ein massiver Eingriff in den Körper ist; die nach Operationen typische Vergesslichkeit geht auf das Konto von überhöhtem Vata
- starke Sinneseindrücke, Lärm und laute Musik; alle Reize verursachen Unruhe und irritieren das dünne Nervenkostüm dieser Person
- zu viel Ablenkung, etwa langes Fernsehen, besonders das ziellose Umschalten zwischen den Kanälen
- langer Aufenthalt vor dem Computer und eine künstliche Atmosphäre ohne Fenster, etwa im Kaufhaus

- Kälte und Wind, auch Ventilatoren und Klimaanlagen
- jede schnelle Fortbewegung, besonders Fliegen
- Einsamkeit und mangelnder Körperkontakt. Eine Vata-Natur hat gerne Menschen um sich. Ohne Familienanschluss und körperliche Kontakte aber steigt das im Alter ohnehin erhöhte Vata weiter. Viele alte, alleinstehende Menschen werden oft aus Einsamkeit krank

Vata ist bei den meisten Menschen aus dem Gleichgewicht geraten, da es als leichtestes Dosha am schnellsten das Gleichgewicht verliert. Es braucht daher spezielle Beachtung und Pflege.

Wege zu Harmonie und Vitalität

Wenn Sie sich als Vatatyp erkannt haben oder als anderer Energietyp gerade vatatypische Symptome haben, werden Ihnen die folgenden Hinweise helfen.

Zur Ausgewogenheit benötigen Sie die beiden anderen universellen Energien: Feuer (Pitta), das Ihnen Ehrgeiz und die Dynamik des Vulkans verleiht, sowie die stabilen Kräfte des Sees (Kapha), die Ihnen Ruhe, Vertrauen und Gelassenheit schenken. In dieser Verbindung werden Sie Ihr vielseitiges Potenzial ausschöpfen und verwirklichen können. Zugleich finden Sie mehr Kraft und Vitalität.

Ihr abwechslungsreiches und emotional intensives Leben ist ziemlich aufreibend. Deshalb brauchen Sie als Ausgleich zu Ihrem naturgemäß dünnen Nervenkostüm besonders viel Ruhe und Struktur: einen möglichst regelmäßigen Tagesablauf und geregelte warme Mahlzeiten. Gerade weil Sie viel individuellen Freiraum zur Entfaltung brauchen, sollte ein gewisser Rahmen Ihr Leben „zusammenhalten".

Gönnen sie sich genügend Schlaf, damit Körper und Geist grundlegend regenerieren können. Um morgens frisch und ausgeruht zu sein, gehen Sie abends rechtzeitig zu Bett. Machen Sie tagsüber Pausen und legen Sie sich nach dem Mittagessen kurz hin.

Ziehen Sie eine klare Trennung zwischen Arbeit und Entspannung. Ein Spaziergang, beruhigende Musik oder ein Bad helfen umzuschalten. Allgemein sollten Sie sich Eindrücken und Tätigkeiten widmen, die Sie nähren, kräftigen und stabilisieren.

Gute Freundschaften sind Balsam für Ihre Seele. Sie brauchen Menschen, die Sie wirklich verstehen und denen Sie vertrauen können, gleichgültig ob Sie Ihr Herz ausschütten möchten oder aber einen philosophischen Diskurs suchen. Anstatt oberflächlicher Kontakte mit vielen Leuten, pflegen Sie lieber wenige tiefgehende Freundschaften.

Legen Sie „geistige Fastenzeiten" ein, um Ihre rastlosen Gedankenströme zu besänftigen. Ziehen Sie sich zurück und schweigen Sie ganz bewusst – einige Stunden oder vielleicht ganze Tage. Um Stille zu finden, ist ein einsamer Platz in der Natur ideal.

Halten Sie sich möglichst viel draußen auf, spüren Sie den Boden unter den Füßen, um Erdung und Vertrauen zu entwickeln.

Vata wird durch jede Denktätigkeit erhöht. Daher achten Sie bitte immer darauf, dass unkontrolliertes Denken nicht die Herrschaft über Ihre ganze Person gewinnt. Gedanken sollten wie „Diener" nur dann erscheinen, wenn sie zu einem Klärungsprozess erwünscht sind.

Als „Kopfmensch" vernachlässigen Sie vermutlich die sinnlichen Seiten des Lebens. Parfums von schwerer erdiger Qualität bauen das Kapha-Element auf; ideal sind schwere süße Nuancen wie Sandelholz, Basilikum, Weihrauch oder Zimt.

So schlafen Sie gut ein

Bei überhöhtem Vata haben Sie gewiss Probleme mit dem Einschlafen oder Sie wachen nachts häufig auf. Besonders wenn Sie schwer „abschalten" können und spätabends noch arbeiten, übergehen Sie damit jene natürliche Ruhephase, die gegen 20 Uhr beginnt. Wenn sich also jener „müder Punkt" meldet, geben Sie dieser Schwere nach und lassen Sie den Tag gemütlich ausklingen.

Bei Schwierigkeiten mit dem Einschlafen geben ayurvedische Ärzte die folgende Empfehlung:

Eine kurze Meditation hilft, den tagsüber aufgebauten Stress loszulassen und innere Ruhe zu finden. Vermeiden Sie im Schlafzimmer störende Geräusche, auch ein Fernseher ist hier fehl am Platz. Vor dem Schlafengehen noch einmal lüften!

Eine Massage an Kopf und Füßen mit etwas warmem Sesamöl beruhigt die Nerven und unterstützt einen guten Schlaf. Als Schlaftrunk empfiehlt sich ein Glas warme Milch mit einen Esslöffel Mandelpulver, etwas Kardamom und Jaggery (Ursüße). *Brahmi-Ghee* ist ein Tonikum, das bei Schlaflosigkeit gegeben wird. Zwei Esslöffel in warme Milch auflösen und abends einnehmen.

Ein ayurvedisches Hausmittel ist ein kleiner Einlauf mit Sesamöl. Erwärmen Sie 20 – 25 ml Sesamöl und führen es mit einer Einlaufspritze in den Anus ein. Das Öl wird weitgehend vom Körper aufgenommen, der Rest geht mit dem Morgenstuhl ab. Der Einlauf beruhigt das Nervensystem und den Darm.

Die richtige Ernährung

Auch wenn Sie das Essen manchmal ganz vergessen – mit einem leeren Magen fallen Sie schnell in ein Energietief und bekommen schlechte Laune. Achten Sie daher unbedingt auf drei regelmäßige Mahlzeiten – zur Stabilisierung Ihres Körpers und Geistes hat Essen für Sie einen besonders wichtigen Stellenwert. Ideal sind Suppen mit dicker Einlage wie Nudeln, Reis und Wurzelgemüse. Auch Vollmilch oder Getreidebrei mit gedünsteten süßen Früchten und wärmenden Gewürzen ist für Ihren Typ geeignet.

Sie dürften keine Probleme mit Ihrem Gewicht haben, solange Ihre Verdauung gut funktioniert. Essen Sie also, bis Sie sich gesättigt und zufrieden fühlen und achten Sie darauf, dass der Kühlschrank immer gefüllt ist. Zwischen den Mahlzeiten sind Kleinigkeiten erlaubt. Ideale Snacks sind süße, reife Früchte, eine pürierte Gemüsesuppe oder ein Vollwert-Kuchen.

Allen Menschen tut eine ruhige freundliche Umgebung beim Essen gut, für Sie ist die richtige Atmosphäre besonders wichtig. Finden Sie einen bequemen Platz, essen Sie in aller Ruhe (nicht zu schnell!) und kauen Sie bewusst und gründlich. Der Imbiss aus der Hand beim Schaufensterbummel ist nichts für Sie!

Das tut Ihnen gut, wenn Sie ein Vata-Typ sind oder durch überhöhtes Vata bedingte Beschwerden haben:
- warme, nahrhafte und saftige Speisen
- vorwiegend gekochte oder gedünstete Lebensmittel
- sättigende mittelschwere Speisen
- die Geschmacksrichtungen süß, sauer und salzig
- viel Butter, Fette und Öl; am besten Sesamöl, Ghee und Sonnenblumenöl
- ein kleines Stück Ingwer vor den Mahlzeiten

Das sollten Sie vermeiden:
- kaltes, trockenes und zu leichtes Essen ohne ausreichenden Nährwert
- schwer verdauliche Speisen, Fast Food und Essen mit Nahrungsmittelzusätzen und Konservierungsstoffen
- große Schüsseln Salat: Rohkost und Kälte erhöhen Vata
- bittere und herbe Lebensmittel und Kräuter fördern Blähungen
- zu viele scharfe Gewürze
- viel Fleisch (bei schwachem Feuer bereitet die Verdauung von Fleisch Schwierigkeiten); kleine Mengen Fisch oder Geflügel können Sie als Suppe oder mit viel Soße genießen
- Bohnen, Kohl, Rohkost und zu viel Brot (verursachen Blähungen)

Während der Vata-Zeit im Winter sind diese Essensregeln besonders wertvoll.

Getränke für den Vata-Typ

Um die Kälte und Trockenheit Ihres Doshas zu regulieren, brauchen Sie viel Flüssigkeit. Optimal sind Kräutertees und warmes abgekochtes Wasser. Auch im Sommer sollten die Getränke nicht direkt aus dem Kühlschrank kommen.

Ihr Krux ist, dass Sie wahrscheinlich wenig Durst verspüren und damit keinen zuverlässigen Anzeiger für Ihre wirklichen Körperbedürfnisse haben. Achten Sie deshalb bitte bewusst darauf, immer ausreichend zu trinken. Für unterwegs sollten Sie eine Thermosflasche dabei haben.

Besonders ältere Menschen trinken oft zu wenig – und dann vorwiegend Kaffee, der zusätzlich austrocknend wirkt. Viele alterstypische organische Störungen lassen sich allein durch mehr Flüssigkeitsaufnahme beheben.

Spezielle Teemischung zur Regulierung von Vata: Ajowan-Kümmel 20 g; Basilikum (Samen oder Blätter) 30 g; Kardamom 30 g; Zimt 30 g; Kreuzkümmel 40 g; Ingwer 30 g; Süßholz 20 g. Die Wirkung wird noch besser, wenn ein Teelöffel Ghee hinzugefügt wird. Dies ist für alle Konstitutionen ein gutes Getränk im Spätherbst.

Verzichten Sie auf:
- stimulierende Getränke, wie Coca Cola, Kaffee oder schwarzen Tee, die das Nervensystem aufputschen
- kalte Getränke (besonders kalte Milch), Eiswürfel
- Getränke mit Kohlensäure

Lebensmittel für den Vata-Typ

Getreide und Hülsenfrüchte:
- ideal: Basmati-Reis, Weizen (Nudeln), Dinkel
- in Maßen: Mais, Hirse, Gerste, Buchweizen, Amaranth, Roggen, Vollkornbrot; Mung-Dhal, Urid-Dhal; Sojaprodukte: Sojamilch, Sojawürstchen, Tofu
- vermeiden: Vollreis, Bohnen, Müsli, Linsen

Gemüse:
- allgemein: Das Gemüse soll viel Wasser enthalten und gekocht oder in Öl gedünstet werden
- ideal: Süßkartoffeln, Karotten, Zucchini, Wurzelgemüse, Fenchel, Artischocken, Rote Bete, Petersilie, gekochte Zwiebeln und gekochter Knoblauch, Blattgemüse, grüne Bohnen
- in Maßen: Paprika, Rettich, Gurken, Tomaten, Peperoni, Lauch, Meerrettich, Auberginen, Kopfsalat, Kürbis, Spargel, Spinat (gekocht)
- vermeiden: Blumenkohl, Rosenkohl (ist in kleinen Mengen mit blähungswidrigen Gewürzen gekocht erlaubt), Kartoffeln, Kohlrabi, Pilze, Sellerie, Mais, Oliven

Früchte:
- allgemein empfiehlt es sich, das Obst leicht zu dünsten
- ideal: alle süßen und reifen Früchte, wie Weintrauben, süße Orangen, Honigmelonen, Pflaumen, Datteln, Feigen, Kokosnüsse, Himbeeren; saure Früchte mit Vitamin C: Orangen, Zitronen, Grapefruit, Ananas
- in Maßen: Pfirsiche, Kirschen und Erdbeeren, Wassermelonen, süße Äpfel, Bananen, Birnen
- vermeiden: rohe Äpfel, Trockenfrüchte (gut eingeweicht in Maßen empfehlenswert)

Kräuter und Gewürze:
- ideal: die meisten Gewürze, besonders blähungswidrige und appetitanregende; Salz, Kümmel, Bohnenkraut, Liebstöckel, Rosmarin, Thymian, Majoran, Basilikum, Zimt, Muskatnuss, Nelken, Süßholz, Zitronengras, Kardamom, Koriander, Asafoetida, Safran, Kurkuma
- vermeiden: trockene, scharfe und bittere Gewürze wie Pfeffer, Cayennepfeffer, Chili

Milchprodukte:
- allgemein: Die meisten Milchprodukte sind empfehlenswert, sie gehören zur Kategorie „süß"
- ideal: Sahne, Vollmilch, Buttermilch, Frischkäse, Butter, Ghee, Kefir, saure Sahne, Quark
- in Maßen: Joghurt, Hartkäse, Speiseeis

Nüsse:
- alle Nüsse (Erdnüsse nur in Maßen)

Ein Vorschlag für Ihren Speiseplan:

Frühstück:

Ein warmer Brei aus geschrotetem Weizen. Den Weizen mit Milch aufkochen und süße Früchte oder gemahlene Haselnüsse einrühren.

Mittagessen:

Nudeln in Gemüse-Sahne-Soße mit Käse überbacken, dazu ein kleiner Gurkensalat mit Sauerrahm.

Nachmittags:
Fruchtsalat

Abendessen:
Karotten in Sahnesoße mit Basmatireis; eine Gemüsesuppe mit Tofu.

Vata-Fasten

Grundsätzlich sollten Sie auf Fastenkuren verzichten. Da Ihre Konstitution eher instabil ist, werden Sie beim Fasten wahrscheinlich schnell Kopfschmerzen bekommen oder Ihnen wird übel. Im Ausnahmefall, wenn die Verdauung sehr schlecht ist, empfiehlt sich eine regulierende Diät. Diese fünftägige Reduktions-Kur besteht aus einer leichten warmen Kost, wie sie auch nach der Panchakarma-Kur gegeben wird. Nach den alten Texte entfacht diese Diät das innere Feuer „gleich einem Funken, der mit Gras gefüttert allmählich größer wird und schließlich alles verbrennen kann."

1. Tag, mittags und abends: dünne Reissuppe
2. Tag, mittags und abends: dicke Reissuppe
3. Tag, mittags und abends: Gemüsesuppe
4. Tag, mittags und abends: Gemüsesuppe mit Ghee
5. Tag, mittags und abends: schwere Suppe, wie Eintopf oder Fleischsuppe

ab dem 6. Tag: wieder reguläres Essen.

Nehmen Sie während der Kur ausschließlich flüssiges und warmes Essen zu sich, verwenden Sie Gewürze und Salz sparsam und kochen Sie anstelle von Fett mit Ghee. Als Getränke eignen sich Tees mit Kreuzkümmel oder Ingwer.

Körperpflege – sinnlich und sanft

Bestens geeignet sind für Sie sanfte und ganzheitliche Methoden. Da Sie schnell und empfindsam reagieren, sind naturheilkundliche Methoden, die auf feinstofflicher Ebene wirken, wie Homöopathie, Bachblüten, Aromatherapie, die Therapien der Wahl.

Die Trockenheit in Ihnen verlangt nach viel Öl. Eine sanfte ayurvedische Ölmassage mit warmem Öl, von freundlichen Händen ausgeübt, ist wahrer Balsam. Wohltuend ist eine ausgiebige Selbstmassage. In einer solchen ruhigen Stunde werden Sie ganz bei sich sein (zur Methode der Selbstmassage siehe Kapitel „Anleitungen zur Selbstbehandlung", Seite 252). Da die Haut Ihr sensibelstes Sinnesorgan ist, können Sie über solche Massagen viel positive Energie tanken. Verwenden Sie Sesamöl, das schwer und beruhigend wirkt und damit Ihr empfindliches Nerven- und Muskelgewebe kräftigt. Ideal zu jeder Jahreszeit, besonders aber im Winter, sind regulierende Darmeinläufe mit Öl, (siehe „Anleitungen zur Selbstbehandlung", Seite 258).

Sorgen Sie für ausreichend Feuchtigkeit und Wärme. Besonders im Winter, wenn Vata ohnehin erhöht ist, empfehlen sich mäßig temperierte Dampfbäder. Gönnen Sie sich einen Wellness-Tag in einer Therme oder einem Kurbad. Auch zu Hause können Sie eine milde Schwitzkur unter dem Handtuch mit dampfendem Wasser durchführen. Allgemein tut Ihnen die feuchte Wärme des Dampfbades besser als trockene Wärme der Sauna.

Kleidung zum Wohlfühlen

Sie können fast alles tragen, Hauptsache die Kleidung ist warm und weich. Wie immer streben Sie auch bei Kleiderfragen nach Harmonie durch weiche Farbabstufungen in erdenden beruhigenden Tönen: Ideal sind die Töne Gelb, Hellbraun, Gold, sanftes Rot und Orange. Die Farbe Weiß, die den Geist klären soll, lässt sich damit gut kombinieren. Vermeiden Sie die kalten Farben Blau und Grün sowie grelle Farben oder allzu starke Kontraste.

Das Material ihrer Kleidung sollte immer wärmen: Im Sommer ist Baumwolle ideal, im Winter empfiehlt sich Wolle oder eine Wollmischung. Gehen Sie im Winter nie ohne Kopfbedeckung und Schal aus dem Haus, auch warme Socken sind in der kalten Jahreszeit ein Muss. Wärmen Sie Ihre empfindlichen Nieren im Winter mit einem Nierengurt aus Angora.

Tipps aus der ayurvedischen Hausapotheke

· *Verstopfung:* Probleme mit Verstopfung sind ein Symptom von übermäßiger Trockenheit. Regulierend auf den ganzen Verdauungsbereich wirken süße Kräuter, wie Kümmel, Rosmarin, Fenchel, Anis und das Immunsystem stärkende Basilikum. – *Asafoetida* (Stinkasant) reinigt den Darm und wird dem Essen beim Kochen beigegeben. Verwenden Sie ihn wegen des intensiven Geschmacks nur in kleinen Mengen.

Sanft und wirkungsvoll ist folgende Mischung: 2 Teelöffel Ghee in eine Tasse heiße Milch einrühren und vor dem Schlafengehen trinken.

Bei akuter Verstopfung ist Leinsamen ideal, der den Darm befeuchtet und ihn geschmeidig macht. Kochen Sie einen Esslöffel Leinsamen zusammen mit einer Tasse Wasser und trinken Sie das gesamte Gebräu. – Essen Sie viele Ballaststoffe, frisches Obst (besonders Äpfel) und Vollkorngetreide; – Vorsicht ist bei vielen pflanzlichen Abführmitteln angeraten, da sie Bitterstoffe enthalten, die Vata erhöhend wirken.

· *Unruhe:* Allgemein sollte man bei Unruhe viel Ingwertee trinken und sich eine Fußmassage mit Öl gönnen. Empfehlenswert ist auch die regelmäßige Einnahme von *Ashvagandha (Withania somnifera),* einer im Ayurveda besonders für Vata-Erkrankungen häufig gebrauchten Pflanze. Ashvagandha hat einen ähnlichen Stellenwert wie die Ginsengwurzel: Es regeneriert ausgezehrte Gewebe, stärkt die Abwehr, kräftigt Nerven und Blut und wirkt bei Nervosität und Herzstörungen.

· *Prämenstruelles Syndrom:* Ein ayurvedisches Rezept bei Beschwerden vor und während der Periode:: 200 g schwarze Sesamsamen in einer Pfanne trocken anrösten, 100 g Jaggery (Ursüße) hinzufügen und alles mahlen; etwas heißes Wasser dazugeben, damit es klebrig wird. Nun die Masse zu ca. 3 cm großen Kügelchen rollen und zur Schlafenszeit einnehmen, allerdings nicht während der Menstruation selbst.

Allgemein bei hohem Vata:

· *Zur Kräftigung* ist *Chyavan Prash* ein hervorragendes Mittel.
Diese klassische Ayurveda-Mixtur stärkt den Organismus und
hilft bei Erschöpfung und Auszehrung. Diese Kräutermixtur
auf der Basis der Amla-Frucht enthält viel Vitamin C sowie
wertvolle Mineralien.

· *Einläufe mit Sesamöl* eignen sich für alle Beschwerden, die durch
irritiertes Vata entstehen. Eine Selbstbehandlung mit dem Klistier
kann leicht zu Hause durchgeführt werden. Dazu verwendet
man 50 ml Sesamöl und 25 ml Ghee.

· Die Wurzel der *Bala*-Pflanze *(Sida cordifolia)* ist ein wirksames
Stärkungsmittel bei Auszehrung. Bala tötet Bakterien, Viren und
Pilze ab, außerdem wird es bei Rheuma und nervlichen Erkran-
kungen erfolgreich angewendet.

Meditation

Die folgende Atemmeditation ist einfach und wirkungsvoll, um tur-
bulente Gedanken zu beruhigen. Eine tiefe und bewusste Atmung
kann viel zu Ihrer Erdung beitragen. Führen Sie diese morgens und
abends durch.

Atempraxis

Sie können diese Übung im Schneidersitz auf der Erde ausüben oder
sitzend auf einem Stuhl. Achten Sie auf eine gerade Wirbelsäule,
damit die Energie fließen kann.

Schließen Sie die Augen und genießen Sie die Entspannung. Atmen Sie ruhig und tief.

Beobachten Sie während der Atmung ausschließlich Ihre Bauch-
decke. Sie hebt und senkt sich wie eine Welle, die entsteht, aber schon
im nächsten Augenblick wieder verebbt. Auftretende Gedanken oder
Emotionen senden Sie mit der nächsten Ausatmung freundlich und
sanft nach draußen. Realisieren Sie, dass es letztlich nichts zum Festhalten gibt, und alle körperlichen und geistigen Vorgänge in ständiger

Veränderung begriffen sind. Nehmen Sie diese Erfahrung mit zurück in den Alltag.

Tipp: Eine tiefe Bauchatmung mag anfangs ungewohnt sein, da Sie naturgemäß eher schnell und flach im oberen Lungenteil atmen. Lassen Sie einfach Ihren Atem sehr entspannt und natürlich fließen, ohne zu zählen oder zu kontrollieren. Eine Atemtherapie kann Sie unterstützen.

Übung zur Harmonisierung der Muskeln

Die Übung wird Ihre Energien ausgleichen und kann besonders nachmittags, wenn Sie müde sind, neue Power bringen.

Liegen Sie auf dem Rücken, die Arme locker an den Seiten. Nehmen Sie ein paar ruhige gleichmäßige Atemzüge und kommen Sie im Augenblick an.

Führen Sie nun Ihre Aufmerksamkeit zu Ihren Muskeln. Mit jedem Atemzug berühren Sie gedanklich einen Körperteil und lassen bewusst die Anspannung darin los. Sie beginnen an den Zehen und wandern durch den ganzen Körper bis zum Kopf hinauf. Atmen Sie während der Übung normal und natürlich.

Einatmung: Spannen Sie beim Einatmen die Muskelgruppe langsam und konstant an. Lassen Sie dabei die Muskeln von Ihrem Atem berühren. Verbinden Sie all die Spannungen, die darin liegen, mit dem Atem. Halten Sie die Spannung für eine kurze Weile.

Ausatmung: Beim Ausatmen entspannen Sie die Muskeln langsam und gleichmäßig. Dabei atmen Sie all die Spannungen, die darin liegen, sanft und bewusst aus.

Abfolge: Zehen einziehen – Zehen spreizen – Waden – Kniemuskulatur – Oberschenkel – Unterbauch – Magen – Brustkorb – Gesäß – mittlerer Rücken – Schulterblätter – Finger – Hände spreizen – Unterarme – Oberarme – Halsmuskulatur – Gesicht – Kopfhaut.

Legen Sie besondere Aufmerksamkeit auf das Gesicht: Mund öffnen – Nase rümpfen – mit den Augen zwinkern – Stirn runzeln – Kopfhaut anspannen.

Wenn Sie keine Zeit für den ganzen Körper haben, führen Sie nur die Entspannung des Gesichts durch. Möglicherweise nicken Sie während der Übung kurz ein – geben Sie diesem Impuls ruhig nach. Anschließend lenken Sie Ihre Gedanken wieder zu Ihren Muskeln zurück und fahren mit der Übung fort.

Ihre Marma-Punkte

Klarer Geist und umfassende Liebe

Hridaya, Adipathi und Stapani sind die drei Marma-Punkte, mit denen Sie in besonderer Verbindung stehen (siehe Seite 242).

Hridaya der Herzenspunkt; Mitgefühl und Liebe.

Adipathi der „Götterkönig" am Scheitelpunkt des Kopfes; Klarheit und einen stabilen Geist.

Stapani das Dritte Auge" auf der Stirn; geistige Stärke und Entscheidungskraft.

Die beste Zeit für die Praxis ist der frühe Morgen. Wann immer eine Entscheidung ansteht, die Klarheit und Entschlusskraft erfordert, kann sie auch Untertags durchgeführt werden. Sitzen Sie bequem auf einem Stuhl oder legen Sie sich auf den Boden.

Legen Sie beide Hände nebeneinander auf Hridaya, die Stelle Ihrer Herzensenergie. Lassen Sie die Hände fünf ruhige tiefe Atemzüge hier ruhen und nehmen Sie zu Ihrer Herzensenergie Kontakt auf. Die eine Hand bleibt auf Hridaya liegen, während die andere Hand zu Adipathi, dem Scheitelpunkt, wandert. Verbinden Sie Ihre Wahrnehmung fünf Atemzüge lang mit der Vorstellung von grenzenloser Klarheit. Anschließend legen Sie die Hand zwischen die Augenbrauen auf Stapani, wo sie wieder fünf Atemzüge lang verweilt. Schließlich führen Sie sie zurück zum Herzen in die Ausgangsposition neben die andere Hand.

Verweilen Sie noch kurz und lassen Sie den freien Energiefluss zu.

Der ideale Beruf

Im Grunde wäre ein Beruf mit regelmäßigem Tagesablauf das Richtige für Sie. Allerdings würde Sie dieselbe tägliche Arbeit bald unzufrieden machen, da Sie die Abwechslung einfach brauchen. Deshalb sollten Sie einen Mittelweg finden.

Ideal ist ein Beruf, in dem Sie Ihre feinfühligen und kreativen Qualitäten einbringen können, etwa im künstlerischen oder musischen Bereich.

Ihre starke heilende Energie und Feinfühligkeit legen auch einen Heilberuf nahe. Als Therapeut, Heilpraktiker, Sozialarbeiter, Arzt oder Lehrer werden Sie Ihre Fähigkeiten ausleben. Aber Vorsicht: Setzen Sie im sozialen Bereich ihr Mitgefühl mit Bedacht und Weisheit ein, ohne sich selbst zu erschöpfen und auszuzehren. Auch Berufe in der Medienbranche kommen Ihrer Vielseitigkeit, schnellen Auffassungsgabe und Ihrem Interesse an der Welt entgegen, wie zum Beispiel der Journalismus und PR-Bereich. Der „Tempokick" in diesen Berufsfeldern könnte Sie allerdings noch rastloser machen.

Vermeiden sollten Sie körperlich anstrengende Tätigkeiten sowie Berufe, die viel Feuer und Biss verlangen wie als Jurist oder im Management.

So ungern Sie selbst Befehle erhalten und sich in feste Schemata einfügen, möchten Sie auch keine Führungsrolle übernehmen. Nach Ihrer Vorstellung sollten alle Mitarbeiter gleichberechtigt sein und jeder nach Lust, Laune und seinen individuellen Fähigkeiten arbeiten. Mit Ihrem Bedürfnis nach Harmonie sollten Sie ein Arbeitsklima von zu großem Konkurrenzdruck vermeiden. Auch wenn Ihr Freigeist nach Selbstständigkeit strebt: Haben Sie wirklich genug Durchsetzungskraft und Stabilität für eine berufliche Existenz auf dem freien Markt? Im Team mit festen Strukturen können Sie sich womöglich besser entfalten. Versuchen Sie eine Position zu finden, in der Sie Ihre Kreativität einbringen können.

Partnerschaft und Familie

Mit Ihrer Feinfühligkeit brauchen Sie ein Gegenüber, bei dem Sie Geborgenheit, Sicherheit und viel Verständnis finden, der Sie liebevoll in die Arme nimmt, wenn Sie traurig oder deprimiert sind. Eine harmonische Partnerschaft ist für Sie Medizin. Deshalb sollte Ihr Partner viel Vata mitbringen und Ihre sensible Seite mit Ihnen teilen können. Außerdem wird es mit einer Vata-Natur in Ihrer Beziehung garantiert nie langweilig. Sie ist ebenso kreativ und inspirierend wie Sie und miteinander werden Sie viele interessante Gespräche über Kunst, die Philosophie und Spiritualität führen. Sie ist tolerant und räumt Ihnen alle Freiheiten ein, die Sie zu Ihrer Entfaltung brauchen. Allerdings dürfte es im Alltag bei den praktischen Dingen des Lebens hapern. Wer von Ihnen fühlt sich zuständig, fällige Rechnungen zu bezahlen und den Kühlschrank zu füllen?

Deshalb sollte Ihr Partner neben kreativem Schöngeist unbedingt noch eine zweite führende Energie mitbringen. Mit einem hohen Kapha-Anteil kann er Ihnen die Ruhe, Geborgenheit und Stabilität geben, die Sie brauchen. Er erledigt die Einkäufe und bietet Ihnen die starke Schulter zum Anlehnen, wenn Sie erschöpft sind. Er kocht etwas Leckeres, wenn Sie bei aller Aktivität einmal wieder das Mittagessen vergessen. Mit gutem Grund haben viele vatabetonte Menschen einen geduldigen Kapha-Partner. Aber bitte nicht zu viel Erde: Schließlich wird Ihnen mit einem unflexiblen Menschen bald langweilig. Eine gute Portion Lebenslust sollte er also schon haben.

Eine gute Wahl ist daher ein Pitta-Kapha-Partner, der zusätzlich genügend Vata hat. Bei ihm finden Sie Stabilität und Sicherheit ebenso wie Inspiration und Unternehmungsgeist. An seiner Seite können Sie Ihre Lebendigkeit voll ausleben.

Nehmen Sie aber Abstand von reinen Feuertypen: Dieser Partner kann Sie zwar durch sein souveränes Auftreten beeindrucken und er wird Sie nach Strich und Faden verwöhnen, seine Dominanz und Ungeduld tut Ihnen jedoch nicht gut. Entweder Sie suchen verletzt das Weite oder geraten in eine emotionale Abhängigkeit zu dieser Person und geben Ihre Individualität auf.

Zwei Lernaufgaben hält Ihre Vata-Natur in Partnerschaften für Sie bereit:

Mit Ihrer Sehnsucht nach Harmonie gehen Sie Schwierigkeiten intuitiv aus dem Weg, Spannungen überbrücken Sie durch unverbindliches Geplauder. Eine aufrichtige Auseinandersetzung, in Ruhe geführt, gibt Ihnen beiden die Möglichkeit zur persönlichen Entwicklung.

Welchen Partner Sie auch haben, wie gut die Beziehung auch sein mag – ihre Sehnsucht nach Freiheit und der Impuls auszubrechen tauchen immer wieder auf. Indem Sie diese Sehnsüchte als einen Aspekt Ihrer naturgegebenen Konstitution anerkennen, kann es Ihnen leichter fallen sie anzunehmen, ohne den Menschen an Ihrer Seite immer wieder infrage zu stellen.

Wenn Sie ohne Partner sind, suchen Sie eine Lebensgemeinschaft mit Gleichgesinnten. Leben Sie mit anderen Menschen zusammen, aber mit dem richtigen Abstand zueinander.

Sexualität

Eine erfüllte Sexualität hat für Sie viel mit romantischen Gefühlen und Streicheleinheiten zu tun. Sie genießen die richtige Atmosphäre im Raum, Kerzen und entspannende Musik. Eine sanfte und liebevolle Massage von Ihrem Partner ist für Sie die schönste Einstimmung.

Ihr Kind

Sie geben Ihr Bestes, damit Ihrem Kind Flügel wachsen können. Da Sie sich der Einzigartigkeit seiner Seele bewusst sind, begegnen Sie Ihrem Kind voller Achtung und Respekt. Eine tiefe emotionale Verbundenheit ist Ihnen ganz wichtig. Möglicherweise melden Sie Ihr Kind auf einer Privatschule an, um wirklich alle seine individuellen Anlagen zu fördern. Doch bedenken Sie: Jedes Kind braucht für seine emotionale Sicherheit ein gewisses Gleichmaß, Rituale sowie jeden Tag drei Mahlzeiten. Kinder mit Vata-Natur sind fröhlich, aufgeschlossen und sehr lebhaft. Zugleich suchen sie intuitiv viel emotionale Sicherheit in ihrem Elternhaus. Ein Vata-Kind, das Zuhause viel Liebe und Aufmerksamkeit erfährt, wird sich frühzeitig zu einem selbstständigen Menschen entwickeln.

Freizeit und Fitness

Mit Rücksicht auf Ihre sensible Konstitution sollten Sie alle Übungen sanft und ohne jeden Leistungsdruck ausüben. Übernehmen Sie sich bitte nicht. Es ist völlig ausreichend, wenn Sie sich bis zur Hälfte Ihrer eigentlichen Leistungsfähigkeit fordern. Vermeiden Sie es deshalb, Sport mit Menschen von hohem Pitta zu treiben, die viel mehr powern müssen als Sie.

In der Natur finden Sie am besten zur Ruhe. Verbringen sie daher möglichst viel Freizeit im Grünen. Ein zügiger Spaziergang im Wald oder leichtes Jogging hält Sie fit. Haben Sie einen Garten? Gärtnern ist für Sie die optimale Beschäftigung, der Kontakt zum Boden und die Beschäftigung mit Pflanzen erdet Sie.

Durch Ihre natürliche Abneigung gegen Kälte ist Außensport nur bei halbwegs angenehmen Temperaturen sinnvoll. Bei schlechtem Wetter und im Winter empfiehlt sich ein Sportprogramm für drinnen. Mit Ihrer Gelenkigkeit passt Gymnastik gut zu Ihnen, auch Tanz kommt Ihrem Rhythmusgefühl entgegen. Mit Yoga beziehen Sie einen spirituellen Aspekt in Ihr Bewegungsprogramm ein.

Leben Sie Ihre Kreativität aus. Mit einer künstlerischen Tätigkeit verleihen Sie Ihren Gefühlen und Fantasie einen sichtbaren Ausdruck. Das können handwerkliche Tätigkeiten sein wie Filzen oder Holzarbeiten. Viele Menschen mit Vata-Natur malen gern und spielen ein Instrument. Das Schreiben eines Tagebuchs unterstützt Sie in Ihren mentalen Klärungsprozessen.

Ihr optimaler Urlaub hält die richtige Mischung von Entspannung und Inspiration für Sie bereit. Was auch immer Ihnen Freude, Kraft und emotionalen Ausgleich gibt ist das Richtige. Das kann eine Reise ans Meer sein – Vollpension inbegriffen – aber auch der Wanderurlaub mit leichten Tagesetappen in einer hügeligen Landschaft. Mit Ihrer natürlichen Neugier lassen Sie sich im Urlaub inspirieren und bringen jede Menge Ideen nach Hause zurück. Eine Ayurveda-Kur mit Schwerpunkt auf Wellness ist genau das Richtige. Auch bei einem Kurzurlaub im Wellness-Hotel mit wohltuenden Ölmassagen, warmen Stirngüssen und einem Kräuter-Dampfbad tanken Sie auf. Das Klima Ihres Urlaubslandes sollte warm und feucht sein.

Ihr Zuhause

Ein freundliches und liebevoll eingerichtetes Zuhause ist das Nest, in dem Sie Ruhe finden können. Suchen Sie Ihre Wohnung möglichst abseits vom Lärm und Hektik der Stadt. Eine gute Gegend ist der Stadtrand, wo Sie schnell die Natur erreichen, oder auf dem Land, vielleicht mit einem Bach oder Weiher vor der Haustür. Als Ersatz für das freie Gewässer kann ein Springbrunnen oder Wasserspiel im Wohnzimmer dienen.

Achten Sie darauf, dass Ihre Wohnung warm und gut isoliert ist. Das betrifft sowohl die Qualität der Heizungsanlage als auch die Baumaterialien. Ideal ist Holz, vielleicht errichten Sie Ihr eigenes Haus ganz aus Holz. Ziehen Sie in den Zimmern runde weiche Formen den harten Linien vor. In puncto Licht und Luft müssen Sie in einer Stadtwohnung sehr wahrscheinlich eine Kompromisslösung finden: Sie brauchen viel Helligkeit, zur Erdung hingegen eignet sich eher eine Wohnung im Erdgeschoss. Die Lösung liegt in einer Wohnung im Mittelgeschoss. Wenn Sie mit Familie leben, brauchen Sie im Haus ein Zimmer für sich alleine. Hier können Sie sich zurückziehen und Ihren ganz eigenen Raum schaffen.

Zum inneren Frieden finden

Ängste sind eines Ihrer ständigen Themen. Besonders wenn Ihr Vata stark ansteigt, entwickeln Sie Ängstlichkeiten, die Ihnen das Selbstwertgefühl und jede Lebensfreude rauben. Mutlos und deprimiert flüchten Sie dann in Ihre Welt der Träumerei.

Gewiss haben Sie schon festgestellt, dass solche subtilen Ängste krankmachen, da die Anspannung über eine lange Zeitspanne in jeder einzelnen Zelle steckt. Andererseits gibt es natürlich gefahrvolle Situationen, in denen ein Angstimpuls das Leben retten kann.

Überprüfen Sie deshalb genau die Ursache Ihrer Ängstlichkeit. Das Hormonsystem kann nicht wissen, ob Ihr Angststress durch eine reale Gefahr verursacht wurde oder das Ergebnis eines überspannten Geistes ist.

Ängste wirken lähmend und verhindern, dass Sie Ihre Ziele verwirklichen. Sobald nämlich ein zaghafter Schritt getan ist, kommen Ihnen alle möglichen Risiken und theoretische Gefahren in den Sinn. Weil auch andere Wege verlockend sind, wechseln Sie zudem ständig die Richtung. Benutzen Sie also Ihre subtilen Ängste bitte nicht als Vorwand für Ihre Unverbindlichkeit. Durch ewiges Hadern bleibt Ihnen jene grundlegende Erfahrung von Zufriedenheit vorenthalten, die nur durch Beständigkeit erfahrbar ist. Machen Sie sich also auf! Durchwandern Sie alle Höhen und Tiefen, schrecken Sie auch nicht vor schwierigen Wegen zurück – natürlich ohne sich selbst zu überfordern und mit Anerkennung Ihrer persönlichen Grenzen. Auf einem moderaten Weg erfahren Sie Ihre reale Kraft und Sie begegnen der Wirklichkeit.

Sie dürfen ebenso Ihre Rastlosigkeit ablegen. Im Grund Ihres Herzens wissen Sie bereits, dass Unruhe niemals Frieden, sondern nur Verwirrung bringt. Denn das Glück liegt immer in der Erfüllung des Augenblicks. Befreien Sie sich deshalb von allem unnötigen seelischen Ballast und gehen Sie Ihre Aufgaben besonnen und systematisch an. Ihr naturgegebener Frohsinn und Ihre Kreativität werden Sie dabei bestens unterstützen. Mit dieser gelösten Einstellung ist das Leben übersichtlicher und die Nerven können entspannen.

Viele übersensible Menschen mit Vata-Naturell reagieren besonders empfindlich auf Kritik und wagen es deshalb nicht, ihre Ideen auszuleben. Nach außen zeigen sie eine freundliche Miene und erfüllen die Erwartungen, die man an sie stellt. Derart eingesperrt geht es mit dem Selbstbewusstsein freilich bergab. Folgen Sie besser der Stimme Ihrer aufrichtigen Gefühle und lassen Sie sich von Ihrer Lebenslust tragen – so wird die Schmetterlingsnatur Ihnen Flügel wachsen lassen.

Pitta

Impulsiv und kraftvoll wie der Vulkan
Element: Feuer

Eine Pitta-Natur verkörpert die geballte Kraft eines Vulkans. Dieses Feuer ist pure Energie, es zerstört und zugleich ermöglicht es das Entstehen von Neuem. Deshalb ist ein Mensch von Pitta-Natur mit seiner wachen Intelligenz, feurigem Temperament und ungezügelter Leidenschaft der geborene „Macher". Doch braucht er die Gelassenheit der Erde und die Feinfühligkeit von Luft, um das rechte Maß zu halten.

Die Lernaufgaben der Pitta-Natur: Die Goldene Mitte zwischen Ruhe und Aktivität finden und einen kühlen Kopf bewahren.

～

Körperliche Merkmale

Ein Mensch mit Pitta-Konstitution hat eine mittlere Statur. Er ist weder zart wie Vata noch kräftig wie Kapha, sondern verkörpert ein gutes Mittelmaß an Größe und Kraft. Auch seine Bindegewebe und Muskeln sind von mittlerer Festigkeit. Pitta sorgt dafür, dass er eine beeindruckende körperliche Präsenz und Vitalität ausstrahlt.

Obgleich die Gesichtszüge dieser Person harmonisch und ebenmäßig geformt sind, haben sie eine Neigung zum Kantigen: das kann eine spitze Nase, scharfe Eckzähne oder ein energisches Kinn sein. Ihre Leidenschaft strahlt aus ihren klaren leuchtenden Augen. Mit scharfem Blick registriert sie genau die Geschehnisse. Manche Menschen fühlen sich unter diesen musternden Augen unbehaglich.

Entsprechend seinem Feuer hat dieser Mensch auch im optischen Erscheinungsbild einen direkten Bezug zur Farbe Rot: Seine Haut neigt zu einem rötlichen Teint, das gesunde Wangenrot steht für harmonisches Pitta. Typisch sind Sommersprossen und die vielen Muttermale oder Pigmentflecken. Im Zorn und bei körperlicher Anstrengung läuft sein Gesicht schnell rot an. Die Haut ist allgemein warm, feucht, weich und etwas ölig. Fein und glatt ist das Haar, vielleicht in einem braunen oder rötlichen Ton. Allerdings werden die Haare schon in jungen Jahren grau oder fallen vorzeitig aus, was so mancher Pitta-Natur die typische hohe „Denkerstirn" verleiht.

Bei soviel innerer Hitze kommt ein Mensch mit diesem Naturell schnell ins Schwitzen. Im Zimmer ist er der Erste, der das Fenster öffnet und frische Luft hereinlässt. Wenn es kalt ist und andere längst dicke Pullover tragen, ist er noch im kurzärmeligen T-Shirt und in Sandalen unterwegs. Im Allgemeinen sorgt das hohe Pitta für eine gute Verdauung und entsprechend gut ist auch sein Appetit. Da der Stoffwechsel sehr aktiv ist, dürfte er keine Gewichtsprobleme haben und kaum zunehmen, auch wenn er nach Herzenslust isst.

Allgemein sind Menschen mit Pitta-Konstitution sehr regenerationsfähig. Auch wenn sie sich einmal übernehmen, finden sie bei vernünftiger Lebensführung bald wieder ihr Gleichgewicht.

Persönlichkeit und Ausstrahlung

Eine Person mit Pitta-Natur ist eine eindrucksvolle Erscheinung. Selbstbewusst und mit einem charismatischen Auftreten geht sie durchs Leben.

Sie ist mitreißend und mit ihrem umwerfend warmherzigen Charme und ihrem Humor kann sie auch ein großes Publikum in ihren Bann ziehen. Geistreich, schlagfertig und überzeugend in der Sprache, kommt sie ohne Umschweife auf den Punkt. Scharfer Verstand, schnelles Denken und eine brillante Intelligenz liegen in ihrem Wesen. Umgekehrt lässt sie sich nur durch wasserdichte und intelligente Argumente überzeugen.

Mit solchen Qualitäten ausgestattet, ist die Pitta-Natur eine geborene Führungspersönlichkeit. In der Politik und in der Wirtschaft ist Pitta die Voraussetzung für Erfolg. Dabei können die Lebenswege dieser Person natürlich in sehr unterschiedliche Richtungen führen. Ob sie an einer Expedition zum Mount Everest teilnimmt oder im Chefsessel Platz nimmt – jede Herausforderung ist ihr recht. Mutig und leidenschaftlich verwandelt sie mit ihrem Feuer scheinbare Hindernisse in kreative Herausforderungen. Wo andere Menschen aufgeben, bringt Pitta noch einmal geballten Ehrgeiz ins Spiel. Als Perfektionistin strebt sie Höchstleistungen an und erwartet diese auch von anderen Menschen.

Reißen trotzdem einmal alle Stricke, hat sie bestimmt schon einen „Plan B" in der Schublade liegen. Wahrscheinlich jongliert eine solche Person ohnehin mit mehreren Projekten gleichzeitig, was im Gegensatz zum Vata-Typ nicht ins Chaos führt, sondern reibungslos klappt. Eine Pitta-Frau bringt Familie und Beruf tadellos unter einen Hut gemäß dem Motto: Unmögliches wird sofort erledigt, und Wunder gibt es ohnehin nicht.

Als Kämpfertyp liebt es dieser Mensch, seine Kräfte und Intelligenz mit andern zu messen. Wer Lust hat auf ein Tennismatch nach Punkten oder einen Wettlauf, wendet sich am besten an ihn.

Pünktlichkeit ist seine große Tugend, nach ihm kann man die Uhr stellen. Umgekehrt hasst er es, auch nur fünf Minuten warten zu müssen. Gerade diese Liebe zum Detail macht auch seine Projekte zu etwas Besonderem – er ist erst dann zufrieden, wenn auch die letzte Unebenheit geglättet ist.

Dass er mit seinem Hitzkopf bisweilen aneckt, stört ihn ebenso wenig wie als „Querulant" zu gelten. Selbstbewusst steht er zu seinem Handeln und würde nie Dinge gegen seine Überzeugung tun (und falls doch, wird er es nicht zugeben).

Die Pitta-Natur nimmt kein Blatt vor den Mund. Andere wissen also genau, woran sie bei ihr sind. So viel Direktheit verschafft ihr zwar nicht immer Freunde, aber auf die legt sie ohnehin keinen Wert, wenn sie nicht ihrer Wellenlänge entsprechen oder ihr keine Vorteile bringen. Dafür lieben Menschen mit dieser Konstitution den großen gesellschaftlichen Auftritt. Glamour, Geld und Macht sind die wichtigen Eckwerte in ihrem Leben, für die es sich zu arbeiten lohnt. Menschen, die sich edle Kleidung, teuren Schmuck und schnelle Autos zulegen, zeigen damit ihren Pitta-Anteil.

Bei soviel Temperament wird oft die Sensibilität von Pitta übersehen. Im Grunde sind sie nämlich gutherzige Menschen, die Wärme und Wohlwollen ausstrahlen können – schließlich liegt die Hitze in ihrer Natur.

Körperliche Beschwerden

Ein begrenzter Waldbrand ist ein natürlicher kreativer Vorgang, bei dem Holz zu Asche verbrennt und fruchtbaren Boden bereitet. Verheerende Zerstörungen richtet allerdings ein ausgedehnter Flächenbrand an. Übermäßiges Feuer ist auch die Ursache von körperlichen und emotionalen Schwierigkeiten, die Menschen mit sehr hohem oder irritiertem Pitta entwickeln. Eine Pitta-Natur, die ihr Feuerpotenzial unterdrückt, also nicht konstruktiv auslebt, richtet diese geballte Energie oft gegen sich selbst.

Entzündungen, die im ganzen Körper auftreten können, sind ein häufiges Problem von überhöhtem Pitta. Besonders die Haut rötet sich schnell. Durch den Kontakt mit Chemikalien, etwa aggressiven Haushaltsreinigern, entwickeln sich Ausschläge und Ekzeme, die sich in Windeseile großflächig auf der Haut ausbreiten. Schlagartig können Fieberanfälle auftreten, die zu bedrohlichen Temperaturen ansteigen. Allerdings ist eine solche Fieberattacke nicht unbedingt Zeichen für eine Infektion (obwohl diese trotzdem bestehen kann), sondern sie unterstützt den Abbau von überschüssiger innerer Hitze und die Ausscheidung von Giftstoffen. Ist das geschehen, sinkt das Fieber wieder.

Zu hohes Pitta kann das Blut und das gesamte Verdauungssystem übersäuern. Dementsprechend entwickeln sich *Sodbrennen* und Gastritis (häufig verbunden mit Übelkeit und Erbrechen) als Ausdruck eines übersäuerten Magens.

Die westliche Medizin behandelt solche scheinbar harmlosen Beschwerden mit Säure bindenden Medikamenten. Das ist reine

Augenwischerei: Säurebinder dämpfen zwar das überschießende Verdauungsfeuer, beheben aber nicht seine Ursache. Folglich entwickelt der Kranke immer extremere Symptome, solange er in diesem Zustand bleibt: Massive Geschwüre entstehen im Verdauungstrakt, die Säure frisst sich durch alle Schichten, bis der Magen oder Darm irgendwann durchbricht – ein lebensgefährlicher Zustand!

Speziell im Darmbereich verursacht die Hitze tückische Entzündungen: Morbus Crohn ist eine chronische Entzündung, die überall im Verdauungstrakt vom Schlund bis zum After entstehen kann. Unter Colitis ulcerosa, ebenfalls einer entzündlichen Erkrankung, leiden besonders häufig Frauen. Colitis ulcerosa setzt sich hauptsächlich im Dickdarm fest und löst besonders in Stressphasen immer neue Schübe aus.

Ein Mensch mit überhöhtem Pitta beschreibt seine Beschwerden allgemein als „brennend und stechend": Brennende Augen, ein Brennen auf der Haut, auch seinen Durst empfindet er als brennend.

Leber und Galle sind die empfindlichsten Organe von Menschen mit Pitta-Konstitution. Die Leber, als Kraftwerk im Körper für den Stoffwechsel zuständig, produziert naturgemäß immer viel Wärme. Kommen noch zusätzliche, Hitze verursachende Belastungen hinzu, etwa fettes Essen, impulsive Gefühle oder Sommerhitze, ist die Leber komplett überfordert. Als Folge wird der Mensch anfällig für Infektionskrankheiten, die akut und lebensbedrohlich verlaufen können. Auch Entzündungen der Leber wie Hepatitis liegen jetzt nahe. Zugleich produziert eine belastete Leber mehr Gallenflüssigkeit (ein wütender Mensch spuckt „Gift und Galle") und es entwickeln sich Gallensteine. Gelbliche Verfärbungen der Haut und der Augäpfel, ständige Müdigkeit und Gereiztheit deuten auf eine überlastete Leber hin. Empfehlungen zur Leberpflege unter „Ernährung", Seite 93.

Frauen mit hohem Pitta klagen in den ersten Tagen ihrer Periode über krampfartige Schmerzen mit starken Blutungen. Bei Männern kann überschüssige Hitze zu vorzeitigem Samenerguss und Unfruchtbarkeit führen.

Insgesamt neigen Menschen mit dieser Konstitution zu starken Ausscheidungen. Sie schwitzen sehr, wobei der Schweiß (in Verbindung mit Hitze und Säure) einen schlechten, scharfen oder sauren Geruch entwickelt. Der Urin ist relativ dunkel, der Stuhlgang weich und hell.

Bei den meisten unserer *Zivilisationskrankheiten,* wie Bluthochdruck, Herzinfarkt und Schlaganfall, spielt Pitta zwar nicht die Einzige, aber eine maßgebliche Rolle. Ebenfalls durch einen langfristig falschen Lebensstil entsteht der so genannte „Burn-out": Ein Mensch, der lange Zeit körperlich und emotional überfordert ist, und dazu übermäßig viel Kaffee, Alkohol und Zigaretten konsumiert, bricht irgendwann zusammen, weil alle seine Reserven restlos verbraucht sind. Solche schweren Erkrankungen zeigen ihre Signale immer lange, bevor es wirklich ernst wird. Mit etwas Aufmerksamkeit könnte dieser Mensch durchaus solche Warnzeichen erkennen und entsprechend kürzertreten. Jedoch liegt es in seiner Natur, dass er seinen aktiven Lebensstil beibehält, auch wenn er sich schlecht fühlt. Mehr noch: Gerade jetzt greift er gern zu Aufputschmitteln, um länger durchzuhalten. Ein von übermäßigem Pitta geprägter Lebensstil birgt also ein erhebliches Gesundheitsrisiko!

Geistig-emotionale Herausforderungen

An seiner Ungeduld und Impulsivität ist ein Mensch mit hohem Pitta leicht zu erkennen. Schon auf Kleinigkeiten, die ihm nicht behagen, kann er gereizt reagieren. Manchmal veranlasst ihn das berühmte Haar in der Suppe zu einem Wutausbruch. Da Hitze sich naturgemäß im Raum ausbreitet, zieht er auch seine Umgebung in diese schlechte Stimmung hinein – seine starke Ausstrahlung wirkt eben im positiven wie im negativen Sinn.

Typisch ist auch unbedingte Perfektion, die der Pitta-Typ von sich selbst und auch von anderen erwartet. Wo in Harmonie gesunder Ehrgeiz steht, steigert er sich im Stress in eine Leistungssucht, die ihm selbst und anderen das Leben schwer machen. Menschen, die seine hohen Erwartungen nicht erfüllen können oder Einspruch gegen seine Vorstellungen erheben, fallen dann schnell in Ungnade.

Er selbst puscht sich mit zusammengebissenen Zähnen und ohne Verschnaufpause vorwärts. Aber auch am Ziel kann er seinen Erfolg nicht wirklich genießen, die Anspannung treibt ihn bereits zur nächsten Etappe. Keine Frage, dass auch die knappe Freizeit mit Aktivitäten verplant ist.

Das natürliche Machtbedürfnis dieser Person kann sich im Übermaß zu einer Kontrollsucht steigern, die ein harmonisches Zusammensein mit ihr schwer machen. Rechthaberisch erhebt sie ihre Meinung zum Nonplusultra, Widerreden werden nicht geduldet und das Gefühl für Zwischentöne geht verloren. Im Extremfall lebt die Pitta-Natur eine „Kreuzzugmentalität": Heldenhaft und unbeugsam geht sie lieber mit wehenden Fahnen unter, als nur einen Schritt von ihrer Meinung abzuweichen.

So spontan ihr hitziges Temperament ausbricht, so schnell verfliegt der Zorn auch wieder. Sie mag dann ihr unfreundliches Verhalten bedauern, dennoch schafft ihre Leidenschaft viel Leiden. Mit ihrem Heißblut hinterlässt sie überall Brandstellen, die andere Menschen verletzen.

Auch gegen sich selbst richtet die Pitta-Natur ihr Feuer, wenn sie ihren eigenen Ansprüchen nicht genügt. Niederlagen sind für sie bitter und stürzen sie, wenn sie sich nur durch Leistung und ihren Erfolg definiert, in eine Sinnkrise. Kritik an ihrer eigenen Person mag sie ohnehin nicht hören. Wenn Pitta allzu hoch ansteigt, kann eine erschreckende Aggression aus einem Menschen hervorbrechen. Gewalt, Zerstörung und Aggressionen entstehen immer durch ein überhöhtes fehlgesteuertes Pitta-Dosha.

Das erhöht die Pitta-Energie

Pitta steigt unter natürlichen Umständen im Zyklus der Tages- und Jahreszeiten:
· mittags zwischen 10 und 14 Uhr
· nachts zwischen 22 und 2 Uhr
· im Sommer zwischen Juni und September

· in den mittleren Lebensjahren, dieser durch Familie und Beruf geprägten Aktivphase

Weitere Pitta-erhöhende Faktoren sind:
· alle Arten von Hitze: heiße Bäder, Schwitzkuren (Sauna, Dampfbäder), grelles Licht, die Nähe zu Feuer; besonders schlimm kann sich die feuchte Hitze an schwülen Hochsommertagen auswirken
· aggressive und gewalttätige Situationen, auch Actionfilme
· hitzig geführte Diskussionen
· jede Situation, die Ehrgeiz und Konkurrenzdenken steigert: ein verbissenes Squashmatch, Streitereien um Kompetenzen in der Firma etc.
· direkter Kontakt mit grellen leuchtenden Farben
· Aufputschmittel, Zigaretten, Alkohol

Wege zu Harmonie und Vitalität

Haben Sie sich als Pitta-Typ klassifiziert oder haben Sie momentan – auch wenn Sie ein anderer Energietyp sind – mit einem überhöhten Pitta und entsprechenden Problemen zu tun? Dann werden Ihnen folgende Tipps nützlich sein.

Zu Ihrer Ergänzung verhelfen die Leichtigkeit von Vata und die erdige Gelassenheit von Kapha. Daher lauten Ihre drei Eckpfeiler zur Harmonisierung: Ruhe – Entspannung – Kühle.

Ihr Tag verläuft besser, wenn Sie ihn in aller Ruhe beginnen. Nehmen Sie sich, egal welches Pensum auf Sie wartet, morgens Zeit. Nach dem Aufstehen meditieren Sie kurz, um Ihren Geist zu sammeln. Mit ein paar Atemübungen sammeln Sie die frische Lebenskraft des neuen Tages.

Legen Sie tagsüber mehrmals kurze Pausen ein. Eine Runde um den Block, ein kurzer Aufenthalt im Stadtpark oder eine Abkühlung bringen Sie wieder in die Ruhe zurück.

Kühle und Feuchtigkeit in jeder Form, besonders aber in hitzigen Situationen, tun Ihnen gut: Eine kalte Dusche, kalte Getränke, besonders Mineralwasser oder ein erfrischender Kopfwickel, wenn der Kopf einmal „glüht", sorgen für eine nötige Abkühlung.

Bevorzugen Sie im Sommer kühle schattige Plätze, abends übt ein Spaziergang im Mondschein seine wohltuende Wirkung auf Sie aus.

Pflegen Sie das Motto des *Dolce vita,* die süße Kunst des Nichtstuns: Genießen Sie das Leben von seiner heiteren Seite, seien Sie beschwingt und lassen Sie einfach mal alle Fünf gerade sein.

Sie machen gern halbe Nächte durch und springen morgens in letzter Sekunde aus dem Bett. Ihre optimale Schlafenszeit liegt aber gegen 22.30 Uhr, denn danach beginnt die biorhythmische Pitta-Zeit, die Sie in einen erneuten Aktivitätsschub bringt. Vor dem Einschlafen helfen wiederum Atemübungen, um „herunterzufahren". Mit einem ruhigen Atem können Sie Stress und die Konflikte des Tages loslassen und einen guten Schlaf finden (so vermeiden Sie auch die für Pitta-Naturen typische Träume von Kämpfen, Feuer und grellen Blitzen).

Übertreiben Sie Ihren Perfektionismus nicht – er ist ein wahrer Zeitfresser. Bleiben Sie also locker, das schafft Freiräume. Sie müssen nicht, wenn Sie ohnehin im Spagat von Familie, Haushalt und Arbeit leben, auch noch Bettwäsche und die Handtücher bügeln. Überlegen Sie ein paar „Pflichtthemen", die Sie ruhig weglassen können.

Entlüften Sie Ihren Freizeit-Terminkalender. Nicht jede freie Minute muss mit Aktivitäten verplant werden. Stattdessen einmal wieder Dolce vita leben!

Akzeptieren Sie Situationen, die Sie nicht ändern können, und nehmen Sie Dinge an, wie sie sind. Auch wenn Sie es hassen, dass der Bus unpünktlich ankommt, auch wenn Sie durch einen Verkehrsstau zu spät kommen. Jetzt kann folgender Gedanke die Emotionen kühlen: „Was passiert, wenn ich zehn Minuten oder eine halbe Stunde später ankomme?" Sprechen Sie diese Frage laut und klar aus und geben Sie sich selbst die Antwort. Vermutlich stellen Sie fest, dass die möglichen Folgen in keinem Verhältnis stehen zu Ihrem hausgemachtem Stress.

Bleiben Sie wachsam für Ihr körperliches und seelisches Befinden und achten Sie auf kritische Symptome. Um nicht „auszubrennen", sollten Sie immer wieder Ihr Tempo herunterfahren.

Ihr Hang zu Luxus erinnert weniger an echte Sinnlichkeit, sondern eher an Status. Gönnen Sie sich, zur wahren Genießer-Natur zu werden. Sobald Sie innerlich offen und weich sind und sich mit allen Sinnen öffnen, werden Sie wirkliche Sinnlichkeit erleben. Nun haben Sie sich vielleicht das „Projekt Ayurveda" vorgenommen und sind bestens motiviert, die ayurvedischen Empfehlungen baldmöglichst anzuwenden. Wunderbar! Aber bitte tun Sie dies mit einem entspannten Geist – ohne Druck und dem Anspruch auf Perfektionismus. Gewohnheitsmuster sitzen nun einmal tief und Sie werden trotz allem Eifer manchmal in alte Strukturen fallen. Indem Sie sich „Rückfälle" in alte Fehler verzeihen, üben Sie bereits Geduld und Selbstliebe.

Das hilft Ihnen bei Konflikten

Mit hohem Pitta geraten Sie schnell in Situationen, in denen Ungeduld und Wut Sie überrollen. Es fällt Ihnen dann schwer, genügend Abstand und Kontrolle über Ihre Gefühle zu behalten. Setzen Sie sich jetzt an einen ruhigen Ort, atmen Sie tief und entspannt. Sagen Sie zu sich selbst: „Diese Wut, diese Eifersucht, diese Aggression kommen nur aus meinem Geist. In Wirklichkeit gibt es diese Gefühle nicht. Sie tun mir und den anderen schlecht. Deshalb lasse ich sie jetzt los." Kehren Sie erst wieder in die tatsächliche Situation zurück, wenn die Hitze halbwegs verpufft ist.

In manchen Situationen ist ein räumlicher Rückzug nicht möglich. Finden Sie deshalb einen imaginären Ort in Ihrem Geist, an dem sie ruhig sitzen und tief durchatmen können. Stellen Sie sich dabei vor, dass Sie neben einem kühlen See am Waldrand oder auf einem Berg sitzen – je nachdem, welches Bild Ihnen angenehm ist. Mit der Zeit werden Sie sich an diesem Ort heimisch fühlen, und es wird Ihnen leicht fallen, ihn in Ihrer Vorstellung aufzusuchen.

Wenn der Zorn auf einen anderen Menschen nachgelassen hat, stellen Sie sich vor, dass diese Person gute Eigenschaften hat (die Sie womöglich nicht kennen). Senden Sie ihr im Stillen einen freundlichen Gruß. Verzeihen Sie und finden Sie damit selbst Frieden.

So kühlen Sie Ihr Gemüt

· Reiben Sie sich mit Kokosöl ein, und nehmen Sie anschließend eine kühle Dusche. Trocknen Sie sich vorsichtig ab, damit ein dünner Ölfilm auf der Haut bleibt.

· Verwenden Sie kühlende wohlriechende Düfte in der Duftlampe, wie Rose, Orange, Zitronengras, Sandelholz, Lavendel, Iris. Der Duft sendet über den Geruchssinn entsprechende Impulse an das Gehirn weiter. Beruhigend ist auch, etwas Ghee oder Kokosöl durch die Nasenlöcher hochzuziehen.

· Tupfen Sie einen Tropfen ätherisches Rosenöl oder Sandelholzöl auf das Dritte Auge (auf der Stirn zwischen den Augenbrauen) sowie auf das Brustbein, den Nabel und auf die Schläfen; eventuell auch ans Handgelenk oder hinter die Ohren, wo Sie den Duft gut riechen können.

Die richtige Ernährung

Mit Ihrer guten Verdauung brauchen Sie regelmäßig genug zu Essen und zu Trinken. Hunger bringt Sie schnell in eine Unterzuckerung, die Sie nervös und gereizt macht.

Ihr Hunger ist zur aktivsten Pitta-Zeit zwischen 10 und 14 Uhr besonders groß. Das Mittagessen sollte deshalb Ihre Hauptmahlzeit sein.

Das tut Ihnen gut, wenn Sie ein Pitta-Typ sind oder durch zu hohes Pitta bedingte Schwierigkeiten haben:

· bittere, süße und herbe Nahrung (sie haben die Eigenschaften leicht, kühlend und trocken)
· kalte oder warme Speisen und Getränke. Lassen Sie das Essen vor dem Genuss abkühlen
· Speisen von mittelschwerer Konsistenz, die gut sättigen

- frisches Obst und Gemüse, Rohkost, Salate (beruhigt und kühlt Agni)
- Hülsenfrüchte (pflanzliche Proteinquelle)
- Vollkorngerichte

Eine wesentliche Rolle für gute Verdauung spielt eine harmonische Atmosphäre bei Tisch. Legen Sie eine kurze Pause ein, bevor Sie sich setzen. Während des Essens vermeiden Sie Ärger, lesen Sie keine Zeitung und verzichten Sie auf Fernseher und Radio. Sprechen Sie möglichst wenig und führen Sie keine erregten Diskussionen oder berufliche Gespräche; so genannte „Geschäftsessen" sind tatsächlich schwer verdaulich.

Ein zu hohes Verdauungsfeuer macht sich bemerkbar durch ständigen Heißhunger, brennenden Durst und ein brennendes Gefühl im Bauch. Dann brennt Agni zu stark und muss reguliert werden. Lesen Sie Agni regulierende Maßnahmen nach unter dem Kapitel Allgemeiner Teil Ernährung Seite 230

Das sollten Sie vermeiden:
- scharfe, saure, salzige Speisen (Ausnahme: Zitronen)
- zu stark gewürztes Essen
- fette, frittierte und ölige Nahrung (sie belastet die Leber)
- Zucker, Alkohol, Weißmehl und Fleisch sowie Joghurt, saure Sahne, Käse und andere fermentierte Nahrung (ist Säure bildend)

Während der Pitta-Zeit im Sommer sind diese Essensregeln besonders hilfreich.

Getränke für den Pitta-Typ

Kühle Getränke tun gut, sollten aber nicht direkt aus dem Kühlschrank genommen werden. Im Sommer haben Sie am besten immer eine Flasche stilles Mineralwasser griffbereit, in kühleren Jahreszeiten empfehlen sich abgekühltes Wasser und Tee.

Für Ihre Konstitution eignet sich Minztee, aber auch Tees mit Fenchel, Kamille, Lavendel, Salbei, Melisse, Zitronengras, Hibiskusblüten. Genießen Sie frisch gepresste Säfte aus süßem Obst.

Lassi ist ein köstliches und sehr gesundes Joghurtgetränk aus der Ayurvedaküche. Es reduziert Pitta und ist deshalb besonders im Sommer und für Pitta-Naturen geeignet. Verdünnen Sie Joghurt mit ausreichend Wasser und verquirlen Sie die Flüssigkeit. Je nach Geschmack genießen Sie Lassi salzig oder süß.

Spezielle Teemischung für die Pitta-Konstitution bzw. als Sommergetränk für alle Konstitutionen: Kardamom 20 g; Koriander 30 g; Kreuzkümmel 30 g: Fenchel 30 g: Süßholz 30 g; Rosenblütenblätter 20 g: rotes Sandelholz 40 g. Diese Teemischung reguliert Pitta und seine typischen Beschwerden. Die Wirkung wird noch verbessert durch Zugabe von Milch oder Vollrohrzucker.

Verzichten Sie auf:
- alle Aufputschmittel, wie Kaffee, schwarzen Tee und Alkohol, besonders die hochprozentigen Getränke
- heiße Getränke

Lebensmittel für den Pitta-Typ

Getreide und Hülsenfrüchte:
- ideal: weißer Reis, Gerste, Weizen (Pasta), Dinkel, Amaranth, alle Arten Bohnen, Mung-Dhal, Soja
- in Maßen: Hirse, brauner Reis, Buchweizen
- vermeiden: Mais, Roggen und Linsen

Gemüse:
- ideal sind bittere und süße Sorten: Artischocke, Kürbis, Süßkartoffeln, Rot- und Weißkohl, Blumenkohl, Rosenkohl, Blattsalate, Sellerie, Zucchini, grüne Bohnen, Petersilie, Spargel, Brokkoli, Gurken, gedünstete Zwiebeln
- in Maßen: Paprika, Auberginen, Erbsen, Kartoffeln
- vermeiden: scharfes Gemüse, wie Peperoni, Chilis, rohe Zwiebeln, Knoblauch; Pilze, Tomaten, Rote Bete, Karotten, Lauch, Spinat, Rettich, Meerrettich, Radieschen

Früchte:

- ideal: alle süßen und reifen Früchte, Mangos, Birnen, Weintrauben, Pfirsiche, Bananen, Feigen, Honigmelone, Datteln, Avocados, Süßkirschen, süße Äpfel
- in Maßen: Orangen, Oliven, Granatapfel, Himbeeren, Pflaumen, Erdbeeren
- vermeiden: saure Früchte wie Grapefruit, Ananas, Zitronen, Aprikosen, Rhabarber, saure Äpfel

Kräuter und Gewürze:

- ideal: Dill, Koriander, Fenchel, Kardamom, Kurkuma, Melisse, Basilikum, Petersilie, Minze
- in Maßen: schwarzer Pfeffer, Kümmel, Kreuzkümmel, Pfefferminze, Safran, Fenchel, Bohnenkraut, Rosmarin, Kräutersalz, Zimt, Anis
- vermeiden: frischer Ingwer, Muskatnuss, Salz, Chili, Cayennepfeffer, Paprika

Milchprodukte:

- ideal: Ghee, Milch, Kokosmilch, Buttermilch, Ziegenmilch, Magerkäse, Hüttenkäse
- in Maßen: Sahne, Butter, Speiseeis
- vermeiden: fette, salzige, harte, reife Käsearten, saure Sahne, Joghurt

Öle und Fette:

- Öle und Fette nur in kleinen Mengen verwenden, da sie eine erhitzende Wirkung haben
- ideal: Olivenöl, Kokosöl
- in Maßen: Sonnenblumenöl, Walnussöl
- vermeiden: alle anderen

Ein Vorschlag für Ihren Speiseplan:

Morgens:

Ein leicht bekömmliches Frühstück aus Dinkelflockenbrei: Die Dinkelflocken in Wasser köcheln lassen; Rosinen, Kardamom, etwas Vanille und Ahornsirup dazugeben.

Mittags:

Gemüsepfanne mit Fenchel und Zucchini, dazu in Ghee angebratener Räuchertofu und Basmati-Reis. Als Beilage gemischter Salat.

Abends:

Sie vertragen jetzt noch relativ kräftige, aber keine schweren Speisen. Genießen Sie zum Beispiel geröstete Auberginescheiben mit Kichererbsen und dazu Fladenbrot.

Fasten mit Säften

Zur Regulierung von übermäßig starkem Verdauungsfeuer empfiehlt sich eine Fastenkur mit frischen süßen Fruchtsäften. Gefastet wird drei bis vier Tage, doch kann dieser Zeitraum je nach dem Zustand von Agni variieren. Trinken Sie während des Fastens genügend Säfte, am besten frisch gepresst aus ökologischem Anbau. Geeignete Früchte sind Birne, Apfel, Granatapfel, weißer Traubensaft und Pflaumensaft. Zusätzlich kochen Sie Tee aus kühlenden Kräutern wie Minze, Rose und Lavendel. Am letzten Diättag genießen Sie frische reife Pflaumen, soviel Sie möchten. Die Pflaumen wirken leicht abführend und reinigen sanft den Verdauungstrakt.

Gehen Sie an Ihren Fastentagen besonders freundlich mit sich um, vermeiden Sie Ärger und Stress und reduzieren Sie Ihr Arbeitspensum. Die traditionellen Schriften empfehlen jetzt den Aufenthalt im Schatten, umgeben von duftenden Blumen und in der Nähe eines kühlen Gewässers.

Körperpflege – frisch und kühl

Ihre Körperpflege besteht in erster Linie darin, für genügend Abkühlung und Frische zu sorgen. Im Sommer steigen Sie möglichst mehrmals am Tag unter die Dusche. Nutzen Sie jede Gelegenheit für eine Erfrischung im Schwimmbad. Wenn eine Ganzkörper-Abkühlung nicht machbar ist, besprühen Sie einfach Gesicht und die Füße mit kaltem Wasser. Auch ein Fußbad mit ein paar Tropfen ätherischem Sandelholzöl tut gut. Mit Ihrem aktiven Stoffwechsel verbrauchen Sie vermutlich von allen Energietypen am meisten Lotion und Deodorants.

Gönnen Sie sich während des ganzen Jahres regelmäßig leichte Ölmassagen. Eine Massage mit kühlendem Kokosöl beruhigt Pitta – allerdings nur, wenn Sie sich fallen lassen, ohne alle Handgriffe des Masseurs auf ihre „Richtigkeit" hin zu kontrollieren!

Die besondere Aufmerksamkeit der Massage gilt dem Kopfbereich, denn hier sitzen die meisten Ihrer Verspannungen. Selbstmassagen am Kopf können Sie zusätzlich regelmäßig Zuhause durchführen (siehe dazu das Kapitel „Anleitungen zur Selbstbehandlung", Seite 255).

Für einen ruhigen Schlaf sorgt eine Massage mit Kokosöl an Kopf und Füßen unmittelbar vor dem Zubettgehen. Reiben Sie zunächst Kopfhaut und Gesicht mit etwas Öl ein, anschließend kommen die Fußsohlen dran. Um das Bettzeug zu schonen, legen Sie ein Handtuch auf das Kopfkissen und ziehen Socken an.

Kleidung zum Wohlfühlen

Ihre Kleidung dürfte aus relativ leichten Stücken bestehen. Selbst im Winter, wenn andere schon dicke Pullover tragen, kommen Sie noch gut mit einem dünnen Oberteil zurecht. Optimal sind Naturmaterialien wie Seide, Leinen und Baumwolle, aber auch Sympatex-Materialien, die Körperfeuchtigkeit nach außen leiten. Vermutlich bevorzugen Sie schlichte Kleidung und Klassisches in neutralen kühlenden Farben wie Blau, Grün und Pastell. Maßvoll eingesetzt bringen blumige und liebliche Akzente den rechten Schwung in Ihr Outfit. Vermeiden Sie aber stimulierende Töne wie Gelb, Orange und Rot.

Tipps aus der ayurvedischen Hausapotheke

· *Zuviel Magensäure und Sodbrennen:* Aloe-Vera-Gel: 1 – 2 Esslöffel Aloe-Vera-Gel mit etwas Natriumbikarbonat beruhigt den nervösen Magen und neutralisiert überschüssige Magensäure.

Ein ayurvedisches Hausmittel: Zu 12 Tropfen Zitronensaft ½ Teelöffel Jaggery und ¼ Teelöffel Natriumbikarbonat hinzufügen, umrühren und einnehmen.

Essen Sie bei Sodbrennen frische Granatäpfel, Korianderblätter, Rosinen und Kardamom. – *Amrita (Tinospora cordifolia),* der „Nektar der Unsterblichkeit", ist eine Kletterpflanze, die angewendet wird bei Übersäuerung und entzündlichen Erkrankungen, wie Gastritis und Hautausschlägen. Sie fördert die Verdauung, reinigt das Blut und wirkt – nomen est omen – verjüngend.

Bei *Sodbrennen* saugt Heilerde die überschüssige Magensäure regelrecht auf.

Bei *angegriffener Magenschleimhaut* empfehlen sich Süßholztee, Eibischwurzel, Haferschleim und Malvenblätter.

· Bei allen Symptomen, die auf *Übersäuerung* hinweisen, harmonisieren süße und kühlende Kräuter, wie Safran, Koriander, Kreuzkümmel, Kardamom, Fenchel und Gelbwurz (Kurkuma). Besonders Gelbwurz, ein geschmacksneutrales Gewürz, ist auch für die überlastete Leber ein hervorragendes Tonikum. Es verfügt über starke Lichtkräfte und wirkt zugleich als Immunschutz. Kurkuma färbt Lebensmittel gelb ein und wird daher in Indien das „Safran der armen Leute" genannt.

· Ideal bei überhöhtem Pitta ist *Triphala,* eines der wichtigsten ayurvedischen Pflanzenpräparate. *Triphala* ist ein Kombinationsmittel aus drei Früchten und gilt in erster Linie als Verjüngungstonikum; außerdem wird es zur Entsäuerung gegeben. Triphala hat eine leicht abführende Wirkung und wirkt entgiftend auf den ganzen Organismus. Morgens gleich nach dem Aufstehen oder eine Stunde nach dem Abendessen ½ Teelöffel 10 Minuten lang in einer Tasse heißem Wasser ziehen lassen und trinken.

· *Schwäche der Leber und Gallenblase, Gelbsucht:* Ein sehr wirksames Medikament ist das ayurvedische Präparat *Liv 52.* Es wird in Indien speziell zur Entlastung bei Leberproblemen gegeben; auch bei Hepatitis wird Liv 52 mit großem Erfolg eingesetzt. Liv 52 ist über internationale Apotheken zu beziehen. Heilend bei einer strapazierten Leber wirken Mariendistel und Aloe-Vera-Gel; diese Pflanzenextrakte sind im Reformhaus erhältlich.

· *Zur allgemeinen Ergänzung:* Vitamin B bei Erschöpfung und Vitamin A für Leber und Augen. Magnesium fördert die Entspannung, und Kalzium dient der Erdung.

Meditation

Regelmäßige Meditation ist eine große Unterstützung, um Frieden und Gelassenheit im Alltag zu finden und die Persönlichkeit zu harmonisieren. Durch Meditation werden Sie Ihre Emotionen besser in den Griff bekommen.

Vielleicht lehnen Sie diese Methode zunächst ab, doch geben Sie der Meditation einen Vorschuss an Vertrauen! Zahllose Menschen haben auf diese Weise positive Veränderung erfahren – weshalb nicht auch Sie? Schon nach kurzer Zeit des Meditierens können Sie, zunächst für kurze Zeit, aus Ihrer Anspannung heraustreten, sodass Ihr Geist und Körper neue Kraft schöpfen.

Geeignet sind für Sie Meditationen, die eine Haltung von Frische und Offenheit verschaffen.

„Das Reine Licht"

Mit einer feinen Wahrnehmung können Sie die „Wut im Bauch" förmlich spüren. Diese Energie konzentriert sich hinter dem Nabel im Feuer-Chakra, das eng mit unseren Gefühlen verbunden ist. Mit dieser Übung lässt sich diese Stauungszone kühlen. „Das reine Licht" sollte mehrmals täglich, besonders in emotionalen Situationen durchgeführt werden.

Sitzen Sie entspannt auf einem Stuhl und schließen Sie die Augen. Nehmen Sie einige ruhige Atemzüge, mit denen Sie die Umgebung vergessen und bei sich ankommen. Stellen Sie sich in der Ferne einen Punkt vor, der genau auf Sie zukommt. Dieser Punkt ist weiß und klar, kühl und schwerelos.

Nun spüren Sie diesen Punkt durch die Stirn in Ihren Kopfbereich einströmen. Beobachten Sie, wie das klare Licht mühelos entlang der Wirbelsäule abwärtsfließt und Ihr Feuer-Chakra erreicht. Eine angenehme Kühle breitet sich im Bauchraum aus. Dehnen Sie das

Licht auf Ihren ganzen Körper aus. Lassen Sie es bis in die Zellen hinein fließen, die nun ganz von Klarheit und Leichtigkeit durchdrungen sind.

Atem, der kühlt und reinigt

Diese Atemübung erfrischt, wenn Sie eine „hitzige" Situation erwarten oder gerade erlebt haben. Auch im Sommer ist sie hilfreich oder wenn Sie ein unangenehm brennendes Gefühl in den Augen oder im Mund verspüren.

Stellen Sie sich mit geradem Rücken und gegrätschten Beinen hin. Beugen Sie Ihren Oberkörper vor und legen Sie Ihre Hände bei ausgestreckten Armen auf die Oberschenkel. Der Kopf zeigt leicht nach oben.

Schließen Sie den Mund zu einer kleinen runden Öffnung und formen Sie Ihre Zunge zu einer Röhre. Die Zungenspitze liegt auf der Unterlippe.

Einatmen: Atmen Sie langsam ein, wie durch ein Rohr. Spüren Sie die kühlende Wirkung der Luft auf der Zunge und im gesamten Mundraum. Saugen Sie die Luft bis in den Bauchraum hinunter, wo sie sich ausbreiten kann.

Ausatmen: Strecken Sie bei offenem Mund Ihre Zunge weit heraus, und atmen Sie mit einem kräftigen Stoß die verbrauchte warme Luft nach draußen. Pumpen Sie mit dem Zwerchfell nach, bis wirklich alle Luft und Hitze aus dem Körper entfernt sind.

Atmen Sie mehrmals normal ein und aus, und beginnen Sie dann von vorne.

Ihre Marma-Punkte

Energie in Mitgefühl verwandeln

Die Marma-Punkte, mit denen Sie besonders verbunden sind:

Hridaya am Herzen; birgt das Große Geheimnis von Liebe und Mitgefühl.

Nabhi am Nabel; hier finden alle transformierenden Prozesse statt.

Diese Übung unterstützt die Entwicklung von Herzensenergie, sodass in Ihre Aktivitäten eine Haltung von Liebe und Mitgefühl einfließen kann. Eine optimale Wirkung erreichen Sie vor dem Mittagessen, da Pitta vorwiegend um den Nabelbereich aktiv ist.

Legen Sie beide Hände nebeneinander auf Hridaya. Atmen Sie ruhig und tief fünfmal ein und aus und nehmen Sie dabei Kontakt zu Ihrer Herzensebene auf. Lassen Sie eine Hand auf dem Herzen liegen, während die andere Hand zu Nabhi hinabwandert und dort fünf Atemzüge ruhen bleibt. Nun führen Sie die wandernde Hand zu Hridaya zurück. Lassen Sie beide Hände noch einen Moment dort verweilen und nehmen Sie den freien Energiefluss zwischen Ihrer Tatkraft und der Herzenswärme in Ihren Alltag mit.

Eine ausführliche Beschreibung der Marma-Punkte finden Sie auf Seite 242.

Der ideale Beruf

Für Sie bedeutet Beruf zugleich Berufung und Lebensaufgabe. Mit Ihrem leidenschaftlichen Ehrgeiz und Ihrer großen Fähigkeit zur Perfektion können Sie es weit bringen. Ihr scharfer Verstand legt einen Beruf nahe, der Logik, mathematisches Denken und System fordern. Vielleicht sind Sie in wissenschaftlichen Berufen, in der Technik oder Entwicklung tätig. Da Sie gut den Überblick bewahren und zielorientiert sind, liegen auch Jobs in der Organisation und Koordination nahe. Mit Ihren rhetorischen Fähigkeiten und charismatischer Überzeugungskraft können Sie ebenso im Verkauf erfolgreich sein, aber auch als Seminarleiter und Schauspieler. Auf welchem Platz Sie auch sind – Ihre Wesensnatur legt Ihnen weniger körperliche Tätigkeiten, als eher Kopfarbeit nahe.

Zugleich lieben Sie das Risiko und suchen Abenteuer. Aufgrund Ihrer naturgegebenen Autorität steigen Sie vermutlich in die Führungsetage auf oder haben sich bereits selbstständig gemacht. Als Chef können Sie mit Herzenswärme und Energie Ihr Mitarbeiter-Team gut führen – vorausgesetzt Sie zügeln Ihre Ungeduld und entwickeln genug Toleranz, um auch schwächere Mitarbeiter zu akzeptieren.

Menschen in Branchen, die gesellschaftliche Anerkennung und ein gutes Einkommen bringen, haben hohes Pitta in ihrer Natur: Anwälte, Architekten, Ärzte, aber auch Politiker.

Partnerschaft und Familie

Durch Ihren aktiven Lebensstil kommen Sie mit vielen Menschen zusammen. Vielleicht haben Sie überhaupt kein Bedürfnis nach einer tiefen Beziehung, weil der lockere Austausch mit Kollegen und eine Affäre für zwischendurch Ihnen genügen. Dabei kann Ihnen eine aufrichtige Partnerschaft mit einem Menschen, der Sie nicht nach Ihrer Leistung beurteilt und bei dem Sie endlich weich werden dürfen, nur gut tun. Leben Sie in einer Beziehung, tragen Sie Ihre „bessere Hälfte" bestimmt auf Händen. An Ihrer Seite kann sie aufblühen und brillieren, und um die praktischen Angelegenheiten kümmern Sie sich.

Große Sensibilität bringt Ihnen ein Partner mit hohem Vata entgegen. Er lockt Sie aus der gefühlsmäßigen Reserve und interessiert sich aufrichtig für Sie. Bei ihm dürfen Sie lernen, Gefühle zu zeigen. Allerdings werden Sie bei diesem „Schmetterling" nicht die nötige Reibung finden, die Sie brauchen. Eine gute Portion Pitta sollte Ihr Lebensgefährte daher schon mitbringen. Ein Vata-Pitta-Typ ist sensibel genug, um Ihre empfindsamen Seiten zum Schwingen zu bringen. Zugleich besitzt er selbst ausreichend Power, um Ihnen das Wasser zu reichen. Insgesamt eine gute Mischung.

Eine ebenso sinnvolle Ergänzung ist auch eine Pitta-Kapha-Natur. Diese Person hat genug Feuer, sich mit Ihnen zu messen, aber auch die Kraft, Sie zu festigen, wenn einmal das Temperament mit Ihnen durchgeht. Mit ihr können Sie ein Geschäft aufbauen, es zu Wohlstand bringen und eine Familie gründen. Allerdings sind die sensiblen Anteile bei Ihnen beiden nicht stark ausgeprägt. Sie müssten sich beide darum bemühen, in Achtsamkeit miteinander umzugehen und Ihre feinfühlige Ebene gemeinsam zu entwickeln.

Schwieriger ist der Umgang mit einem Partner, bei dem ein Dosha stark dominiert. Zwar könnte ein Kapha-Typ Ihnen durch seine Gelassenheit Ausgleich verschaffen, denn er bleibt auch dann ruhig, wenn Ihnen die Zornesröte ins Gesicht steigt. Da er aber nicht Ihre schnelle Gangart und Ihren scharfen Geist hat, braucht es für ein harmonisches Leben große Toleranz.

Mit einem Partner von Pitta-Natur werden Sie eine intensive und leidenschaftliche Beziehung erleben. Feuer zu Feuer, das ergibt eine explosive Mischung – im Positiven wie im Negativen. Da Sie beide dominieren wollen, kommt es schnell zu Machtkämpfen. Auf lange Sicht reiben Sie einander stark auf.

Eine Lernaufgabe, die Ihre Pitta-Natur in Partnerschaften für Sie bereithält:

Bringen Sie Ihrem Lebensgefährten Vertrauen und Offenheit entgegen. Lassen Sie sich fallen und haben Sie den Mut, Ihre tiefen Gefühle und Sehnsüchte zu zeigen. Es macht Sie umso glaubwürdiger, wenn Sie auch Ihre schwache und verletzliche Seite offenbaren.

Sexualität

Sexualität ist ein wichtiger Aspekt in Ihrem Leben. Sie sind ein leidenschaftlicher Liebhaber und lieben das Spiel der Erotik und Sinnlichkeit. Das Ayurveda empfiehlt Ihnen ein mittleres Maß an sexueller Aktivität. Zuviel Sex überhitzt den Organismus und schwächt langfristig das Immunsystem.

Ihr Kind

Sie bringen Ihrem Kind ganz viel Herzenswärme entgegen und erfüllen mit Ihrer Perfektion gewissenhaft all seine Bedürfnisse. Doch kann es passieren, dass Sie mit Ihrem Temperament zu stark über Ihr Kind dominieren. Indem Sie das rechte Feingefühl aufbringen, kann es seine eigene Wesensnatur entwickeln.

Kinder mit Pitta-Natur sind ausgesprochen aktiv. Sie fordern viel Aufmerksamkeit und Möglichkeiten zur Beschäftigung. Ihren Bedürfnissen geben sie lautstark und nachdrücklich Ausdruck.

Freizeit und Fitness

Ihre brodelnden Energien und angestauten Emotionen brauchen Ventile! Daher dürfen Sie sich beim Sport ordentlich auspowern. Mit Ihrem starken Willen, Kampfgeist, Risikobereitschaft und Ihrem athletischen Körper liegt sogar Leistungssport nahe. Sie suchen die Herausforderungen und messen sich in einem Match mit anderen und nehmen es gegen die Kräfte der Natur auf. Trotzdem sollten Sie nicht übertreiben. Sport soll vorrangig körperlich und geistig entspannen. Zuviel Ehrgeiz und Kampfgeist lässt Ihr Pitta zu sehr ansteigen.

In Ihrem Naturell liegen Sportarten wie Wildwasser fahren, Fallschirm springen oder Karate. Harmonisierender sind allerdings „weichere" Sportarten wie Schwimmen, Joggen, Radfahren, Trekking und Wintersport.

Treiben Sie nicht in überwärmten Räumen oder in der prallen Sommerhitze Sport. Ihre idealen Zeiten sind der kühle Morgen und der Abend.

Ein Sommerurlaub im Süden dürfte eine Qual für Sie sein. Die pralle Hitze, schlimmer noch feuchte Hitze, kann Sie so belasten, dass Sie nur erschöpft und schlecht gelaunt im Schatten sitzen. Gute Erholung versprechen kühlere Gegenden, wie Skandinavien, Irland, Kanada und die Berge. Überhaupt tut Ihnen der Aufenthalt in der frischen Natur gut: Eine leichte Trekkingtour in den Bergen macht den Kopf frei, die kühle Brise am Fluss oder an einem See erdet Sie. Bei Stadtbesichtigungen suchen Sie zwischendurch Entspannung in den Parkanlagen.

Ihr Zuhause

Die Kriterien von Kühle und Entspannung sind auch in puncto Wohnort ein Leitfaden zur Regulierung von Pitta. Keinesfalls sollte Ihre Wohnung ausgedehnte Fensterfronten nach Süden haben, auch in einer Wohnung unter dem Dach staut sich im Sommer die Hitze. Die Einrichtung darf schlicht und nüchtern sein, doch ohne scharfe

Kanten und spitze Winkel. Ein Ambiente mit viel Glas, Aluminium, Stein kommt Ihrem Stil entgegen. Lockern Sie diese wohnliche Strenge mit weichen runden Formen auf, vielleicht gestehen Sie sich sogar ein Kuschelsofa mit vielen Kissen zu. Das fällt zwar aus dem Rahmen, unterstützt aber Ihr „dolce vita". Gewiss ist Ihre Wohnung sehr gepflegt und perfekt aufgeräumt, alle Schallplatten und Bücher sind systematisch sortiert. Ein witziges Bild oder originelle Accessoires können den rechten Pep bringen. Für Erdung sorgen ein paar üppige Pflanzen, ein Zimmerbrunnen oder ein Aquarium.

Farben sollten insgesamt nur sparsam verwendet werden. Wände in naturweiß oder in sanften Pastelltönen sind optimal.

Zum inneren Frieden finden

Mit der Energie eines Vulkans ausgestattet, lieben Sie es, die Welt zu bewegen. Obwohl Sie gewiss Gutes im Sinn haben mit Ihren Aktivitäten, nehmen Sie oft nicht genügend Rücksicht auf die Bedürfnisse und das Wohlergehen anderer. Nun halten Sie mit diesem ungeheuren Feuerpotenzial jedoch eine Münze mit zwei Seiten in Ihren Händen: Feuer spendet Licht und verursacht zugleich Zerstörung. Feuer ist das Schwert der Weisheit, aber auch der (Ver)blendung. Für welche Ziele möchten Sie Ihr Feuer einsetzen – im positiven oder destruktiven Sinne?

Entsprechend sind die geistigen Schattenseiten von Pitta diese machtvollen Impulse von Wut und Aggression. Die Ursache solcher Emotionen liegt in der egozentrischen Vorstellung, man selbst sei das Maß aller Dinge. Halten Sie Ihr Feuer bestmöglich unter Kontrolle, andernfalls zerstören Sie nicht nur sich selbst, sondern ebenso Ihr Umfeld. Zur Ergänzung Ihrer Qualitäten brauchen Sie deshalb Toleranz, Respekt und Rücksicht gegenüber solchen Menschen, die anders sind als Sie selbst. Spirituelle Lehrer aller Religionen nennen eine Haltung von Liebe und Mitgefühl als die wichtigste Grundlage für ein wahrhaftiges und glückliches Leben.

Auf dem Weg dahin dürfen Sie zugleich Ihre kämpferische Grundstimmung lockern. Entspannen Sie und nehmen Sie kühlende und weiche Eigenschaften an. Konkret bedeutet das, hin und wieder freiwillig die Führung abzugeben. Mit etwas Übung gelingt es, jenes tief sitzende Misstrauen, das Sie in steter Abwehrbereitschaft hält, durch eine gesunde Offenheit zu ersetzen.

Nun verwirklicht nicht jede Pitta-Natur ihre Anlagen zur Abenteurerin, Heldin und Siegerin. Viele Menschen mit hohem Pitta unterdrücken ihr Feuer, andere wissen überhaupt nicht, dass sie eine Feuer-Natur sind. Die Gründe dafür können in der Erziehung liegen oder in der aktuellen Situation in der Familie oder im Beruf. Feuer jedoch sucht immer ein Ventil und eine Ausdrucksform. Wird es nun, ob bewusst oder unbewusst, nicht ausgelebt, richtet sich diese Energie zerstörerisch gegen die eigene Person oder gegen andere. Besonders für Frauen ist hohes Pitta oft eine Mutprobe, selbstbewusst zu soviel naturgegebener Power zu stehen.

Nehmen Sie dieses kostbare Geschenk des Feuers an und setzen Sie seine Kraft kreativ und sinnerfüllt ein.

Kapha

Friedvoll und ruhig wie der See
Elemente: Erde und Wasser

Gleich einem See, verkörpert die Kapha-Natur Beständigkeit und friedvolle Ruhe. Die Elemente Wasser und Erde verleihen dieser Person ihre körperliche Kraft sowie die Gelassenheit und Stabilität ihrer Psyche. Um ihren Hang zur Trägheit auszugleichen, braucht Kapha die Leichtigkeit des Schmetterlings (Vata), aber auch die Hitze von Feuer (Pitta).

Herausforderung der Kapha-Konstitution ist es, Abwechslung, Inspiration und Lebendigkeit in ihr Leben zu bringen.

⌣

Körperliche Merkmale

Mit seinem stattlichen und wohlproportionierten Körper strahlt ein Mensch mit Kapha-Natur eine natürliche Gesundheit und Stärke aus. Er ist untersetzt und hat runde Körperformen mit einem kräftigen Brustkorb und breiten Schultern. Auch seine Muskeln und Gelenke sind kräftig gebaut. Auffallend groß sind die Hände.

Das rundliche Gesicht dieses Menschen wirkt durch seine Fülle und Ebenmäßigkeit anziehend. Mit seinen freundlichen sanften Augen, den langen Wimpern und fülligen Lippen kann er etwas exotisch erscheinen.

Die Haare und Nägel sind dicht und fest und von öliger Konsistenz. Die Zähne sind groß, regelmäßig und strahlend weiß. Dieser körperlichen Harmonie entsprechen auch die tiefe weiche Stimme und die langsame, melodiöse Sprechweise.

Schon optisch drückt eine Kapha-Natur Sinnlichkeit aus. Mit ihren langsamen und ruhigen entspannten Bewegungen und ihrer Anmut ist sie eine attraktive Erscheinung.

Wie bei Kapha alle Vorgänge durch Schwere und Trägheit bestimmt sind, arbeitet auch der Stoffwechsel langsam, aber gründlich. Die Nahrung wird dadurch optimal vom Körper verwertet.

Kapha-Typen schlafen liebend gerne und mit über acht Stunden auch zu lange. Trotzdem sind sie Morgenmuffel und sollten nach dem Aufstehen besser nicht angesprochen werden. Sie kommen zwar langsam in die Gänge, aber dann können sie über eine lange Zeit ihren Energiepegel gleichmäßig aufrechterhalten. Wie bei einem Schwungrad funktionieren alle Abläufe. Es dauert lange, bis es seine Geschwindigkeit erreicht hat, doch dann läuft es ausdauernd und gleichmäßig. Deshalb haben diese Menschen mit ihrer Ruhe und den sparsamen Bewegungen letztlich die größte Kraft und Ausdauer von allen Konstitutionen.

Bei Kapha ist hauptsächlich der Parasympathikus aktiv, jener Teil des Nervensystems, der für ein robustes Nervenkostüm, gleichmäßigen Herzschlag und langsamen Stoffwechsel sorgt. In diesem entspannten Zustand sind alle Organe voller Energie und können optimal arbeiten.

Persönlichkeit und Ausstrahlung

„In der Ruhe liegt die Kraft" könnte das Motto einer harmonischen Kapha-Person lauten. Sie ist – wie der See – stabil, sodass die Stürme des Lebens vielleicht oberflächlich kleine Wellen auslösen. Wirklich anhaben kann ihr nur wenig.

Ganz in Harmonie mit ihrem Leben, ist ihr äußerer Trubel ziemlich egal. Schließlich weiß sie, dass Zufriedenheit und Glück in ihr selbst liegen und dass es nichts zu erreichen gibt, da alles schon vorhanden ist. Was also sollte sie da aus der Ruhe bringen?

Das Geheimnis ihrer ruhigen, etwas dickfelligen Art liegt in ihrem von Natur aus starken Nervenkostüm. Daher kann sie effektiv mit ihren Energien haushalten. Ganz entspannt ruht diese Person in ihrer Mitte und tut nicht mehr als unbedingt nötig – schließlich will gut Ding Weile haben. Also legt sie die Füße hoch, blinzelt entspannt in die Sonne und lässt den Ereignissen ihren Lauf. Das Leben gibt ihr Recht: Viele Dinge erledigen sich so von selbst.

Durch seine Gelassenheit ist dieser Mensch weder angreifbar wie Vata oder spannungsgeladen wie Pitta, sondern lebt völlige Gelassenheit im Hier und Jetzt. Allerdings wird er kaum aus eigenem Antrieb etwas auf die Beine stellen. Mit seiner konservativen Einstellung möchte er ohnehin alles belassen, wie es ist. Er braucht einfach Zeit und Muse, um Entscheidungen zu treffen. Hat er aber seinen Weg einmal eingeschlagen, geht er diesen unbeirrt, mit einem langen Atem und großen Energiereserven bis zum Ziel.

Risiken und Spekulationen mag diese praktisch veranlagte Person überhaupt nicht. Sie bevorzugt den sicheren Weg und klopft gewissenhaft alle Dinge auf ihre Machbarkeit ab. Kein Wunder, dass auch Spontaneität und Leidenschaft nicht in ihrer Natur liegen. Damit sind Menschen mit hohem Kapha zwar nicht besonders kreativ, aber ihr Schaffen ist solide, ohne Schnörkel und zeitlos; ihre Projekte haben Hand und Fuß.

Auf die Kapha-Natur ist absolut Verlass. Im Verein hält sie den Posten des Kassenwartes, und ihre Bilanzen stimmen auf den Cent. Beim Kindergartenfest organisiert sie vorab den Ablauf und steht anschließend am Bratwürstchen-Grill. Das Salz des Lebens ist für sie ein Nachmittag Zuhause mit ihrer Familie und Freunden. Große Auftritte liegen ihr ebenso wenig wie große Worte. Doch übt sie, gleich einem See, auch ohne aktives Zutun eine wohltuende Anziehung auf andere aus. Sie ist so gelassen und locker, dass man sich bei ihr einfach gut aufgehoben fühlt. Schon mit ihren weichen Formen drückt diese Person Friedfertigkeit, Sanftmut und Güte aus. Wie Wasser nur selten über sein Ufer tritt, verliert auch sie nicht leicht ihre Fassung. Alle impulsiven Gefühle, im Positiven wie im negativen, liegen ihr fern.

Rundum zufrieden mit diesem Leben, erwecken Veränderungen ihr Misstrauen, alles Fremde und Neue wird zunächst argwöhnisch abgelehnt.

Wie Erde aus fester Materie besteht, ist auch der Kapha-Typ eng mit dem Materiellen verbunden. Er ist ein exzellenter Sparer und hält penibel seinen Besitz zusammen. Mit seiner gesicherten beruflichen Position hat er einen beachtlichen Wohlstand aufgebaut und ist bestimmt schuldenfrei. Allerdings müssen seine Güter von guter Qualität sein (Ramsch ist nicht sein Ding). Entsprechend schätzt er alles Schwere wie opulenten Schmuck, dicke Autos, Möbel aus Massivholz – aber nicht, wie Pitta, zum Vorzeigen, sondern einfach weil es solide sein soll.

Gute Freundschaften spielen im Leben einer Kapha-Natur eine wichtige Rolle. Ihre Freunde kennt sie wahrscheinlich seit Kindesbeinen und geht nun loyal mit ihnen durch dick und dünn. Sie darf man nachts um elf Uhr vom Straßenrand aus anrufen, wenn der Tank leer ist (falls sie vom Telefonklingeln erwacht), und mit ihrer praktischen Begabung ist sie hilfreich beim Aufbauen der neuen Kommode. Aber auch in seelischen Krisen ist diese geduldige Person ein Fels in der Brandung. Zwar weniger mit emotionalen tiefgründigen Gesprächen, sondern auf ihre warme Art mit einem leckeren Essen, einer herzlichen Umarmung oder einem freundschaftlichen Schulterklopfen. Weil sie die Dinge nicht besonders genau nimmt oder unnötig verkompliziert, erschafft sie eine gelöste, freundliche Atmosphäre.

Wie stille Wasser tief gründen, hat auch ein Mensch mit dieser Natur ein exzellentes Gedächtnis. Sorgfältig verarbeitet er Eindrücke und speichert diese gewissenhaft ab.

Körperliche Beschwerden

Wenn das Kapha-Dosha überhandnimmt, entwickelt der Mensch all jene Probleme, die durch Schwere und das Trägheitsprinzip verursacht werden. Er fühlt sich schwer und träge, auch seine Sinne verlieren an Schärfe, sodass der Geist abstumpft.

Auf körperlicher Ebene liegen die vorrangigen Beschwerden durch irritiertes Kapha in der oberen Körperhälfte, dem Hauptsitz von Kapha: im Bereich von Magen, Lunge, den Atemwegen, dem Brustraum und dem Kopf mit den Nebenhöhlen. Da Kapha Wasser im Körper ansammelt, wird auch das Gewebe feucht und schwer.

Erkältung und Schnupfen sind die typischen Störungen eines Menschen mit Kapha-Problemen. In den nasskalten Wintermonaten und zu Frühlingsbeginn plagt ihn die typische Frühjahrserkältung. Allerdings entwickelt er, da Kapha „kalt" ist, kaum Fieber, höchstens eine erhöhte Temperatur.

Überhaupt leiden diese Personen häufig an Erkrankungen der Atemwege. Husten mit viel schleimigem Auswurf, Probleme mit den Nebenhöhlen sowie Bronchitis und Asthma. Heuschnupfen trifft sie im Frühling und Frühsommer.

Die *Verdauung* und der ganze Stoffwechsel sind träge und langsam. Da Agni nur auf Sparflamme brennt, kommen Leber und Galle nicht ordentlich in Schwung. Selbst kleine Portionen werden nicht richtig verdaut, die Reste lagern sich als Schlacken im Gewebe ab. Menschen mit hohem Kapha haben deshalb ständig Probleme mit Übergewicht, obwohl sie vielleicht wenig essen. Entsprechend schwierig ist das Abnehmen. Sie leiden oft unter Verstopfung und neigen zu Stoffwechselerkrankungen wie Diabetes, Gicht und an einem zu hohen Cholesterinspiegel. Steine in Nieren, Blase und Galle sowie eine Unterfunktion der Schilddrüse sind weitere Folgen.

Eine klassische Kapha-Störung ist die berühmte Frühjahrsmüdigkeit, wenn Kapha biorhythmisch ohnehin hoch ist. Dieser Mensch ist ständig müde, er fröstelt und fühlt sich lethargisch. Mit bleischweren Gliedern würde er am liebsten den ganzen Tag im Bett verbringen.

Allgemein haben Naturen dieses Typs ständig mit Kälte zu tun: Ihre schlechte Durchblutung und der niedrige Blutdruck sind verantwortlich für ihre immer kalten Hände und Füße. Einlagerungen von Wasser im Bindegewebe schwemmen den Körper auf. Es entwickeln sich *Ödeme*, besonders schwer fühlen sich die Beine an.

Die Heilung von Kapha-bedingten Beschwerden erfordert einige Geduld. Wie Kapha durch das Prinzip der Trägheit funktioniert, ist auch seine Regulierung langwierig. Außerdem reagieren solche Menschen spät auf Beschwerden, sie stecken ihre Schmerzen noch stoisch weg, wenn andere schon lautstark leiden.

Geistig-emotionale Herausforderungen

Um es vorwegzunehmen: Ein Mensch mit Kapha-Konstitution ist von allen Energietypen am wenigsten anfällig für psychische Probleme. Mit seiner Devise „Aussitzen, bis das Gewitter vorüberzieht" kann er auch unangenehme Lagen relativ unbeschadet überstehen. Die andere Seite derselben Münze sind seine Unbeweglichkeit und Sturheit. Wie der angestaute See, ist auch ein Mensch mit erhöhtem Kapha blockiert. Er ist ein Tagträumer, und es fällt ihm schwer, Impulse von außen aufzunehmen und angemessene Reaktionen zu zeigen. Seine Wahrnehmung und alle Äußerungen sind langsam, und da ihm obendrein Feuer fehlt, ist auch seine Fähigkeit zu logischen Denkprozessen reduziert. In einem eingetrübten Zustand entwickelt er eine ganz eigene Wahrnehmung der Welt.

In dieser Verfassung nimmt er eine Vogel-Strauß-Haltung ein. Trotzig verschießt er seine Sinne und will überhaupt nichts hören, sehen, spüren. Argumente von anderen schiebt er stur beiseite und kontert höchstens mit einem platten Klischeesatz. Er steht allem Neuen mit einer störrischen Abwehrhaltung gegenüber und pocht verbohrt auf seinem Standpunkt.

Immun gegen gute Ratschläge und selbstzufrieden, ist der Kontakt mit anderen Menschen ebenso blockiert. Ebenso wenig wie er eigene Gefühle noch spürt, interessiert er sich für die von anderen. Konflikte würde er niemals heraufbeschwören, allerdings nicht aus Ängstlichkeit vor Disharmonie wie der Vata-Typ, sondern aus Bequemlichkeit oder (noch häufiger) weil er sie überhaupt nicht erkennt. Wenn jemand mit ihm kommunizieren will, erklärt er mit verstockter Miene: „Interessiert mich nicht" oder „Lass mich in Ruhe". Es gibt kaum eine Möglichkeit, diese dicke Mauer zu durchdringen. Am wenigsten, indem ein anderer Mensch beharrlichen Druck auf ihn ausübt und womöglich Erwartungen stellt.

Das Phlegma der Kapha-Natur kann sich soweit verschlechtern, dass sie in eine handfeste Depression schlittert. Geistig und emotional gelähmt, ist sie in ihrem Schneckenhaus verkrochen, nimmt nicht mehr am Leben teil und zeigt für nichts Interesse. Selbst die

Waschmaschine zu füllen überfordert sie. Ein weiterer Ausdruck von übersteigertem Kapha ist die Neigung, an materiellen Dingen ebenso wie an sentimentalen Gefühlen festzuhalten. Personen mit Kapha-Konstitution sind naturgemäß Sammler. Jetzt aber beginnen sie, mit Verbissenheit die Dinge an sich zu ziehen. Diese Tendenz zur Gier und Anhaftung zeigt sich, wenn sich die Gedanken vorrangig um materielle Dinge, um Sparen und Ansammeln drehen. Wo früher ein gesundes Bedürfnis nach materieller Sicherheit stand, entwickelt sich Geiz.

Das erhöht die Kapha-Energie

Unabhängig von dem persönlichen Energietyp, erhöht sich Kapha in bestimmten Situationen des Biorhythmus:
- morgens zwischen 6 und 10 Uhr
- am Abend zwischen 18 und 22 Uhr
- im Frühjahr von Februar bis Mai
- der späte nasskalte Herbst im Oktober und November
- im Lebenszyklus die ersten 15 Lebensjahre; ein rundes, dralles Baby oder Kleinkind ist ganz vom Prinzip Wachstum durchdrungen

Andere Kapha-erhöhende Faktoren sind:
- Feuchtigkeit und Kälte
- jede Art von Routine
- Trägheit und Nichtstun (besonders das berühmte Schläfchen nach dem Mittagessen)
- ständiges Sitzen
- geistige Bequemlichkeit
- übermäßiges Streben nach Sicherheit und Besitz
- Rauchen (der Hauptsitz von Kapha ist in der Lunge)

Wege zu Harmonie und Vitalität

Haben Sie sich als Kapha-Natur erkannt oder leiden Sie, auch wenn Sie eine andere Konstitution haben, unter Kapha-typischen Beschwerden? Folgende Tipps helfen, Kapha zu regulieren:

Zum Ausgleich Ihrer Energie brauchen Sie die beiden anderen kosmischen Kräfte: die Beweglichkeit von Vata und die Dynamik von Pitta.

Stehen Sie morgens rechtzeitig auf. Wenn sie zulange im Bett bleiben, schlafen Sie in die Kapha-Zeit hinein und werden nur noch müder. Ein paar schwungvolle Körperübungen machen Sie munter und aktivieren den Kreislauf.

Bringen Sie neue Impulse in Ihr Leben: Jede Abwechslung verbessert Ihre geistige Beweglichkeit und erweitert das Blickfeld. Überraschen Sie Ihre Freunde und Familie, indem Sie Ihren Geburtstag einmal ganz anders feiern. Probieren Sie neue Geschäfte zum Einkaufen aus und wechseln Sie den Friseur. Eine Unterhaltung mit Menschen, die nicht auf Ihrer „Wellenlänge" liegen, und die Lektüre einer Zeitung von anderer politischer Färbung öffnen den Horizont.

Bestimmt haben Sie Wünsche und Ideen, die Ihnen am Herzen liegen. Nehmen Sie es selbst in die Hand, dass Ihre Vorstellungen Wirklichkeit werden. Vielleicht engagieren Sie sich im Elternbeirat der Schule Ihres Kindes oder Sie verhandeln mit dem Chef über die Anschaffung eines neuen Computers für ihren Arbeitsplatz. Geben Sie sich einen Ruck und laden Sie jemanden, der Sie schon lange interessiert, zu einem Kaffee ein.

Entschlacken Sie. Regelmäßige Bewegung, Fastentage und eine ayurvedische Panchakarma-Kur reinigt und hält Ihre Energien in Fluss.

Auch Ihr materieller Besitz braucht regelmäßige Inspektion. Entsorgen Sie Dinge, die nicht mehr gebraucht werden: Ungetragene Kleider, Bücher, die nicht mehr gelesen werden, das längst durchgesessene Sofa, doppelte Versicherungen. Packen Sie wie zum Beispiel Reisemitbringsel oder Fotos in eine Kiste und verwahren diese so, dass sie leicht greifbar ist. Dekorieren Sie nur Ihre besten Stücke in der Wohnung. So manches „Gefühls-Päckchen" möchte vielleicht auch abgelegt werden. Es bringt nichts, verpassten Gelegenheiten, einer verlorenen Liebe oder dem vermeintlichen Traumberuf nachzuhängen. Das Leben ist ein Fluss, es fragt nicht nach Vergangenem, sondern sucht seine Erfüllung in der Gegenwart.

Ein Feuerritual kann Sie bei diesen Abschiedsprozessen unterstützen. Wählen Sie einen geeigneten Zeitpunkt aus, an dem Sie bereit sind, sich von Erinnerungen, Verhaltensweisen oder was auch immer zu trennen. Schreiben Sie die Stichpunkte auf ein Blatt Papier und lassen Sie diese noch einmal vor Ihrem geistigen Auge vorüberziehen, ehe Sie das Papier dem Feuer übergeben. Beobachten Sie, wie die Flammen Ihre Worte verzehren und verabschieden Sie sich ganz bewusst.

So hellen Sie Ihre Stimmung auf:
Wenn Ihr Kapha-Dosha zu sehr ansteigt, neigen Sie zur Lethargie. Am liebsten möchten Sie die Bettdecke über den Kopf ziehen und in Ruhe gelassen werden. Auch wenn es schwerfällt – raffen Sie sich auf.

· Unternehmen Sie einen Spaziergang in der Natur. Nehmen Sie bewusst die Schönheiten der Natur auf. Öffnen Sie alle Sinne für die Farben der Bäume, den Zug der Wolken, den Duft der Blumen.

· Eine Massage mit einem Sisal- oder Seidenhandschuh wirkt belebend. Sie können diese Massage leicht selbst durchführen. Achten Sie darauf, dass der Raum gut beheizt ist.

· Essen Sie nur wenig. Eine leichte wärmende Kleinigkeit, etwa eine Suppe mit belebenden Gewürzen ist ideal. Trinken Sie warmen Ingwertee mit Honig und Zitrone.

· Verwenden Sie stimulierende Raumdüfte. Als ätherische Essenzen für die Duftlampe eignen sich Zimt, Nelke, Thymian, Weihrauch und Myrrhe.

· In Phasen von Schwermut frieren Sie besonders leicht. Achten Sie deshalb auf warme Füße und Hände. Dicke Socken und eine Wärmflasche tun jetzt gut.

Hilfe bei Erkältungen:

- Das beste Mittel bei Erkältungen ist Ingwerwasser mit Honig und Zitrone. Kochen Sie Wasser mit einigen Scheiben Ingwer 10 Minuten lang. Geben Sie viel Zitrone und etwas Honig hinzu und trinken Sie es heiß über den Tag verteilt. Zusätzlich trinken Sie viel heißes Wasser.

- Nehmen Sie ein Dampfbad: Zwei Teelöffel frisch geriebenen oder getrockneten Ingwer in einem Liter Wasser kochen. Handtuch über den Kopf und den heißen Dampf inhalieren. Anstatt Ingwer können Sie fünf Tropfen Eukalyptusöl auf eine Tasse Wasser auflösen.

- Zum Einnehmen: 200 Gramm schwarze Sesamsamen in einer Pfanne trocken anrösten, 100 Gramm Ursüße (Jaggery) dazugeben, mit 50 Gramm getrocknetem Ingwerpulver vermischen. Dreimal täglich einen Teelöffel davon einnehmen.

- Reinigen Sie die Nebenhöhlen, indem Sie einen Teelöffel Salz in einer Tasse warmes Wasser auflösen und die Flüssigkeit sanft in die Nase hochziehen.

- Wenn der ganze Kopfbereich verschleimt ist und der Körper sich wie zerschlagen anfühlt: Eine Mischung aus Pfeffer, Ingwer, Knoblauch, Basilikumblättern und Rohrohrzucker 10 Minuten lang in Wasser kochen und abkühlen lassen. Eventuell Honig dazugeben und zweimal täglich eine Tasse davon trinken. Das Getränk ist auch für Kinder geeignet.

Die richtige Ernährung

Sie sind der geborene Genießer. Sie lieben reichhaltiges, leckeres Essen und wissen, dass Essen Leib und Seele zusammenhält. Schon beim Geruch einer guten Speise läuft Ihnen das Wasser im Mund zusammen. Während der Mahlzeit möchten Sie nicht sprechen, sondern sind vollkommen zufrieden mit dem Gericht auf Ihrem Teller, das Sie langsam und mit größtem Genuss verzehren.

Allerdings bereitet Ihre Verdauung öfter Probleme, da sie mit Ihren kulinarischen Vorlieben überfordert ist. Mit der Beachtung einiger ayurvedischer Tipps bekommt Ihnen das Essen einfach besser:

Sie vertragen Speisen am besten leicht gedünstet ohne Fett. Vermeiden Sie bitte zu viel Rohkost, da sie schwer verdaulich ist und kalte Energie hat. Schweres Essen, dicke Soßen und fetthaltiges Fleisch sind am wenigsten geeignet für Ihre Konstitution. Nach einem allzu opulenten Mahl fühlen Sie sich ziemlich träge.

Legen Sie bei der Auswahl Ihrer Nahrung daher das Augenmerk auf die Stärkung von Agni sowie die Entlastung des Stoffwechsels.

Das tut Ihnen gut, wenn Kapha hoch ist:
· wärmende und leichte Speisen
· Nahrungsmittel mit den Geschmacksrichtungen scharf, bitter und herb (sie regen die Leber an und vertreiben die Müdigkeit)
· Gerichte von frischer und belebender Wirkung
· trockene, gut gewürzte Gerichte
· frisches Gemüse und Kräuter
· Ingwer zur Unterstützung der Verdauung und zur Reduzierung von Fettgewebe
· Optimal: Kauen Sie vor dem Essen ein Stück frische Ingwerwurzel, braten Sie Ingwer im Gemüse und trinken Sie regelmäßig Ingwerwasser
· zwei Mahlzeiten am Tag, mittags und am frühen Abend, genügen
· essen Sie nie zu viel und vermeiden Sie Zwischenmahlzeiten

Um Süßigkeiten sollten Sie, auch wenn es schwerfällt, einen großen Bogen machen. Viele Kapha-betonte Menschen nehmen allein beim Anblick von Schokolade an Gewicht zu. Außerdem zieht Zucker Wasser in den Körper, sodass Schleim und Feuchtigkeit sich ansammeln. Eine süße Alternative, die ayurvedische Ärzte sogar zur Reduzierung von Übergewicht empfehlen, ist Honig. Allerdings entwickelt Honig bei Überhitzung giftige Substanzen, sodass er zum

Backen und Kochen als Zuckerersatz ungeeignet ist. Auch Wasser oder Tee sollten nicht zu heiß sein, wenn Sie Honig dazugeben.

Bitte beachten Sie: Unter die Geschmacksrichtung „süß" fallen nicht nur Zucker, sondern fast alle Hauptnahrungsmittel wie die meisten Getreidesorten und Milchprodukte. Damit sind leider relativ viele Speisen Kapha-erhöhend.

Was zu vermeiden ist:
- schwere und kalte Speisen
- süße, saure und salzige Lebensmittel (Salz speichert Wasser und schwemmt das Gewebe auf)
- Fette und Öle, in Fett gebackene Speisen
- Nahrung von geringem Nährwert (Fast Food, Chips oder Salzletten)
- Zuviel Schwarzbrot (ist süß und schwer). Alternativen sind Toast, Knäckebrot, Reiswaffeln und Cracker
- rotes Fleisch. Geflügel und Fisch sind in geringen Mengen verträglich
- zu viele Milchprodukte

Im Frühling zwischen Februar und Mai, also während der Kapha-Zeit, sollten diese Maßnahmen besonders beachtet werden.

Getränke für den Kapha-Typ

Aufgrund Ihrer körpereigenen Feuchtigkeit brauchen Sie relativ wenig zu trinken. Die Getränke sollten immer heiß oder warm sein und auch im Sommer nicht direkt aus dem Kühlschrank kommen.

Zur Anregung der Verdauung empfiehlt sich, morgens ein Glas abgekochtes, möglichst heißes Wasser zu trinken. Trinken Sie auch über den Tag verteilt immer wieder heißes Wasser in kleinen Schlücken. Jeweils vor den Mahlzeiten genießen Sie eine Tasse heißes Ingwerwasser. Empfehlenswert sind auch wärmende und die Nieren anregende Kräutertees wie Brennnessel, Salbei, Schafgarbe, Löwenzahn, Zitronengras, Zimt sowie alle Gewürztees.

Eine Kapha regulierende Teemischung: Ajowan 20 g; Basilikum (Samen oder Blätter) 30 g; Nelken 20 g; Ingwer 40 g; langer Pfeffer 40 g; schwarzer Pfeffer 30 g; Kurkuma 20 g. Geben Sie einen Teelöffel Honig dazu.

Verzichten Sie auf:
- kaltes Wasser. Es ist wie Kapha kalt, schwer und süß und erhöht deshalb, obwohl es Null Kalorien hat, dieses Dosha
- Bier

Lebensmittel für den Kapha-Typ

Getreide und Hülsenfrüchte:
- ideal: kein Getreide, da alle von süßem Geschmack sind
- in Maßen: Bohnen, Erbsen, Linsen, Mung-Dhal, Mais, Buchweizen, Hirse, Roggen, Gerste, Soja
- vermeiden: Weizen (Nudeln), Hafer, Reis

Gemüse:
- ideal: besonders scharfes bitteres Gemüse und solches mit entwässernder Wirkung. Sellerie, Artischocken, Knoblauch, Zwiebeln, Kopfsalat, Radieschen, Petersilie, Peperoni, Lauch, Blumenkohl, Spinat, Brokkoli, Rote Bete, Bohnen
- in Maßen: Oliven, rohe Tomaten, Rosenkohl
- vermeiden: saftiges und süßes Gemüse, Auberginen, Gurken, Zucchini, Kürbis

Früchte:
- allgemein: sollten keinen hohen Wasseranteil haben und nicht süß sein. Früchte mit zusammenziehendem Geschmack sind am ehesten geeignet. Kurz gekocht, mit etwas Zimt und Nelken gewürzt, sind sie besser verdaulich
- ideal: Trockenfrüchte, Backpflaumen, grüne Äpfel, Granatäpfel
- in Maßen: Erdbeeren
- vermeiden: süße Früchte, Wassermelonen

Milchprodukte:
- · Die meisten Milchprodukte sind süß und schwer und daher ungeeignet
- · ideal: Buttermilch
- · in Maßen: Ghee, Lassi (verdünnter Joghurt), heiße gewürzte Ziegenmilch, Magermilch und Sojamilch
- · vermeiden: Speiseeis, Sauerrahm, Käse, Butter, Joghurt

Öle und Fette:
- · Verzichten Sie möglichst ganz auf Öle und Fette. Dünsten Sie das Gemüse nur an
- · ideal: keines
- · in Maßen: Ghee
- · vermeiden: alle anderen

Nüsse:
- · sind wegen ihres Fettgehalts ungeeignet
- · ideal: keine
- · in Maßen: Kürbiskerne, Sonnenblumenkerne
- · vermeiden: alle anderen, besonders Erdnüsse

Gewürze und Kräuter:
- · Alle Gewürze sind empfehlenswert, besonders Ingwer
- · ideal: Kurkuma, Zimt, schwarzer Pfeffer, Kardamom, Salbei, Anis, Basilikum, Ingwer, Chili
- · vermeiden: Salz

Ein Vorschlag für Ihren Speiseplan:

Morgens:

Lassen Sie das Frühstück ausfallen, wenn Sie keinen Appetit haben. Kräutertee oder eine Tasse warmes Wasser mit Zitrone oder Ingwer sind ausreichend. Am späten Vormittag eventuell Knäckebrot oder gedünstetes Obst.

Mittags:

Genießen Sie ein leichtes fettarmes Gericht. Hirse mit gedünstetem, bitterem Blattgemüse, dazu Salat und frische Kräuter.

Abends:

Nehmen Sie das Abendessen möglichst früh ein. Bekömmlich ist jetzt eine Gemüsesuppe mit Toast.

Fasten tut gut

Fasten ist für Sie die ideale Maßnahme, um sich leicht, beweglich und fit zu fühlen. Legen Sie regelmäßig jede Woche einen Fastentag ein und zusätzlich längere Fastenzeiten zwischen fünf und sechs Tagen. Besonders im Frühjahr ist Fasten hilfreich zum Entschlacken und um überschüssiges Wasser und Pfunde abzubauen.

Fasten bedeutet für Sie Nulldiät. Am ersten Tag essen Sie mittags noch eine dünne Reissuppe, ab dem zweiten Tag nichts mehr.

Trinken Sie während des Fastens mindestens drei Liter Flüssigkeit am Tag. Dabei variieren die Getränke nach Ihrem Geschmack:

· warmes, abgekochtes Wasser
· bittere und zusammenziehende Tees, die zugleich eine entwässernde Wirkung haben, wie Himbeer- und Brombeerblätter, Brennnessel
· Ingwertee
· Wenn der Hunger zu stark wird, hilft ein Glas heißes Wasser
· Nehmen Sie morgens und abends zur Unterstützung der Darmtätigkeit einen Teelöffel Triphala mit warmem Wasser ein

So kontrollieren Sie Ihr Gewicht

Übergewicht lässt sich nur effektiv abbauen, indem Sie Ihr Verdauungssystem entlasten und Agni stärken. Um abzunehmen, halten Sie besonders sorgfältig die allgemeinen Kapha-regulierenden Ernährungstipps ein. Zusätzlich gilt:

· lassen Sie das Frühstück ausfallen. Stattdessen trinken Sie eine Tasse abgekochtes warmes Wasser mit Honig und Zitrone
· trinken Sie mindestens einen Liter Ingwerwasser täglich
· geben Sie großzügig Safran und Gelbwurz ins Essen
· frische Obst- und Gemüsesäfte können eine Mahlzeit ersetzen
· nehmen Sie die ayurvedischen Präparate Trikatu und Triphala täglich zwei Stunden nach dem Abendessen ein

- intensivieren Sie Ihr Sportprogramm: schwimmen und joggen Sie mindestens jeden zweiten Tag. Gewichtheben verbrennt Fett besonders gut
- das verträglichste Getreide ist Gerste. Gerstenmehl, mit dem Pulver der Vitamin-C-haltigen Amla-Frucht vermischt, ist ein ayurvedisches Hausmittel bei Übergewicht

Körperpflege – trocken und warm

Besonders in den nasskalten Wintermonaten verlangt Ihr Körper nach Wärme und Trockenheit. Trockene Wärme verschafft der regelmäßige Besuch in der Sauna (kein Dampfbad!). Damit beugen Sie zugleich Erkältungskrankheiten vor. Für Zuhause eignet sich eine Höhensonne. Wohltuend bei Husten und Schnupfen ist ein Kissen mit erhitzten Kirschkernen auf der Brust.

Ausgesprochen empfindlich bei Kälte sind das Gesicht und der Hals. Tragen Sie draußen deshalb immer Mütze und Schal. Vermeiden Sie es tief einzuatmen, da kalte Luft die Bronchien irritiert.

Bei Ihrer Massage vertragen Sie einen kräftigen Griff, damit Durchblutung und der Stoffwechsel in Gang kommen. Ideal sind Trockenmassagen mit einem Handschuh aus Rohseide oder Sisal. Wenn Sie Öl bevorzugen, verwenden Sie Öle mit erhitzenden Eigenschaften, etwa Senföl mit geriebenen Pfefferkörnern.

Viele Menschen mit hohem Kapha haben Probleme, ihre füllige Figur zu akzeptieren. Massagen können sie darin unterstützen, eine positive Beziehung zu ihrem Körper zu entwickeln. Wenn Menschen erkennen, dass sie schon aufgrund ihrer Konstitution selbst bei größtem Bemühen keine Modellmaße erreichen, kann ihnen dieser Gedanke bereits Frieden bringen. Dafür haben sie eine sinnliche Ausstrahlung, wie nur eine Kapha-Natur sie haben kann.

Eine regelmäßige Reinigung der Mund- und Nasenhöhlen lindert Verschleimungen. Räuspern Sie sich morgens im Bad gründlich und entfernen Sie Ansammlungen von Schleim in Hals und Rachen. Reinigen Sie die Nebenhöhlen der Nase mit einer Nasenspülung (Näheres siehe Kapitel „Anleitungen zur Selbstbehandlung", Seite 259). Bitte vermeiden Sie kräftiges Schnäuzen, denn es reizt die Schleimhäute zu stark.

Kleidung zum Wohlfühlen

Intuitiv bevorzugen Sie wahrscheinlich einen klassischen legeren Stil. Wärmende Farben wie Rot, Gelb und Orange stehen Ihnen gut, wobei Sie ruhig ein paar kräftige Kontraste setzen dürfen. Auf kühle Farben, also Blau oder Grün verzichten Sie besser. Achten Sie auf wärmende Qualität bei den Materialien. Ideal sind Wollmischungen, im Sommer empfiehlt sich Baumwolle.

Tipps aus der ayurvedischen Hausapotheke

· Ein Gewürz, das bei verschiedenen Beschwerden hilft, ist *Pippali,* der lange Pfeffer. *Pippali* erwärmt, fördert die Verdauung, wirkt regulierend auf die Lungen und hilft bei Depressionen. Da Pippali alle sechs Geschmacksrichtungen enthält, wirkt er zugleich harmonisierend auf alle Doshas. Pippali ist auch einer der Bestandteile von *Trikatu,* der idealen Gewürzkombination für die Kapha-Konstitution: *Trikatu* besteht aus langem Pfeffer, schwarzem Pfeffer und Ingwer und hilft bei allen Störungen, die durch zu viel Kapha entstehen: Täglich eine Messerspitze Trikatu, in etwas Flüssigkeit aufgelöst und mit Honig gesüßt, fördert die Verdauung, lindert Husten und Erkältungen, beseitigt Blockaden in den Energiekanälen und wirkt gegen Übergewicht.

· *Gegen Blähungen und bei Asthma* hilft *Hingvastaka Curna,* eine Mischung aus acht Bestandteilen, von denen jeweils 10 Gramm genommen werden: Asafoetida *(Hing),* langer Pfeffer, schwarzer Pfeffer, Ingwerpulver, Thymiansamen (gemahlen: Ajowan), Kreuzkümmel, Schwarzkümmel, Salz, hinzu kommt ein Teelöffel Ghee. Zur Zubereitung Ghee in einer Pfanne erwärmen, Asafoetida einrühren. Alle anderen Gewürze mit dazugeben und bei geringer Hitze gut durchmischen. Eine Messerspitze des Pulvers (1–2 g) mit dem ersten Bissen der Mahlzeiten mit einnehmen. In einem geschlossenen Gefäß ist das Pulver zwei Monate lang haltbar.

- *Bei Stauungskopfschmerzen:* Pfeffer und Reis pulverisieren, mit heißem Wasser versetzen, verrühren und auf die Stirn auftragen.

- *Bei zu hohem Cholesterinspiegel* ist roher Knoblauch ein altes ayurvedisches Hausmittel, außerdem beugt Knoblauch einer Verengung der Herzkranzgefäße vor.

- *Kräuter mit Bitterstoffen* wie Schafgarbe, Wermut, Tausendgüldenkraut, Schwedenkräuter beleben, reinigen und reduzieren Fett. Sie sind auch wirksam bei verstopften Verdauungswegen und gelbem Zungenbelag, der auf Ablagerungen von Ama hinweist.

Meditation

Ihre Meditationen sollte belebend wirken und Sie mit Vitalenergie erfüllen. Deshalb sind Meditationsformen durch Bewegung besser geeignet für Sie als eine Meditation im Sitzen.

Bewusstes Gehen

Meditation im Gehen kann Ihr Bewusstsein für Loslassen und Veränderung stärken. Bei dieser Praxis geht es darum, dass Sie möglichst langsam laufen und dabei Ihre ganze Aufmerksamkeit auf die Bewegungen der Füße lenken. Der Gehplatz kann klein sein, die Zimmergröße reicht dazu aus. Besser ist es aber, die Übung an der frischen Luft durchzuführen. Gehen Sie 10 bis 20 Minuten achtsam auf und ab. Spüren Sie, wie die Fußballen langsam den Boden berühren, wie allmählich der ganze Fuß aufgesetzt wird und sich das gesamte Körpergewicht darauf verlagert. Empfinden Sie die Erde als einen Ort, auf dem Bewegung stattfinden darf.

„Energie heben"

Mit dieser Übung am Morgen starten Sie wach und energiegeladen in Ihren Tag.

Setzen Sie sich mit überkreuzten Beinen auf ein Kissen. Sie können auch auf einem Stuhl sitzen, wobei die Füße mit der ganzen Sohle auf der Erde stehen. Wichtig ist ein gerader Rücken.

Stellen Sie sich vor, ein Rohr verläuft in Ihrem Inneren anstelle Ihrer Wirbelsäule. Es beginnt unten am Steißbein, am Wurzelchakra, und reicht bis zum höchsten Punkt am Scheitelpunkt des Kopfes, dem Kronenchakra.

Einatmen: Verschließen Sie den After. Schließen Sie den Deckel Ihres Kehlkopfes, sodass beim Einatmen ein ziehendes, fast schnarchendes Geräusch entsteht. Die Luft soll quasi einen Widerstand verspüren. Mit dem Einatmen ziehen Sie die Luft durch dieses „Rohr" von unten nach oben. Dazu stellen Sie sich ein Thermometer vor, in dem Quecksilber nach oben steigt. Spüren Sie, wie sich eine leichte, helle Energie im gesamten oberen Körper, im Kopf und besonders im Dritten Auge ausbreitet. Halten Sie den Atem drei bis fünf Sekunden an.

Ausatmen: Entspannen Sie den Schließmuskel des Afters. Atmen Sie ruhig und gleichmäßig aus.

Nun beginnen Sie wieder mit dem Einatmen. Führen Sie insgesamt sieben dieser Atemzüge durch.

Ihre Marma-Punkte

Vitalität und Lebendigkeit

Die beiden Marma-Punkte Vasti und Guda, mit denen Sie in spezieller Beziehung stehen, sind im unteren Körperbereich lokalisiert. Sie sind eng verbunden mit den Elementen Erde und Wasser (Näheres zu den Marma-Punkten auf Seite 242).

Vasti zwischen Schambein und Nabel; drückt Empfindsamkeit aus.

Guda liegt um den Afterbereich; stimuliert das Wurzelchakra und hebt die Energie.

Diese Übung weckt Ihre Lebensgeister und ist am wirkungsvollsten vormittags zwischen 8 und 10 Uhr.

Sitzen Sie auf der Erde. Ein Fuß wird angewinkelt und unter das Gesäß geschoben. So stimulieren Sie mit der Ferse Guda. Der andere Fuß ist leicht angezogen und so positioniert, dass Sie bequem sitzen. Falls der Knöchel auf dem Boden schmerzt, schieben Sie ein Kissen darunter. Sie haben nun beide Hände frei, die Sie nebeneinander auf Ihren Unterbauch legen, um Vasti anzuregen.

Stellen Sie im Geiste einen freien Energiefluss zwischen beiden Marma-Punkten her und bleiben Sie in dieser Position mindestens fünf ruhige Atemzüge lang. Sie können die Übung auch verlängern, bis Sie ein prickelndes Wohlgefühl in diesem Bereich empfinden.

Der ideale Beruf

Was wäre in der Arbeit ein Team ohne Sie? Als Ruhepol bilden Sie die perfekte Ergänzung zu Ihren Kollegen. Sie besitzen solide Kenntnisse auf Ihrem Spezialgebiet, in dem Ihnen niemand ein X für ein U vormachen kann. Methodisch und präzise ziehen Sie Ihre Arbeit bis zu ihrem Abschluss durch, ohne große Worte darum zu machen. Sie sind es, die die sprudelnden Ideen Ihres Vata-Kollegen in konkrete Formen bringt. Zwar sind Sie nicht besonders schnell, werden allenfalls mürrisch, wenn jemand (etwa Ihr Pitta-Kollege) Sie unter Zeitdruck setzen will. Dafür ist das Ergebnis Ihrer Arbeit entsprechend sauber und solide.

Bestimmt haben Sie einen beständigen, sicheren Job gewählt, denn häufiger Wechsel von Arbeitsplatz und Tätigkeitsbereich liegt Ihnen nicht. Im EDV-Bereich oder im öffentlichen Amt, aber auch im Bankwesen und in Immobiliengeschäften fühlen Sie sich wohl. Mit Ihrer soliden bodenständigen Ausstrahlung und Ihrem fachkundigen Wissen genießen Sie das volle Vertrauen Ihrer Partner und Kunden. Mit Ihrer robusten Natur kommen Sie auch in Berufen zurecht, die körperliche Kraft verlangen, etwa als Baumpfleger.

Bei aller Liebe zur Routine: Achten Sie zumindest in Ihrer Freizeit auf genügend Bewegung und Abwechslung als Ausgleich. Aber auch im Job dürfen Sie ruhig eine Portion Ehrgeiz entwickeln. Vielleicht bewerben Sie sich für einen neuen Arbeitsbereich in Ihrer Firma.

Oder Sie machen eine Fortbildung, die Ihnen andere Möglichkeiten eröffnet.

Partnerschaft und Familie

Sie sind der geborene Familienmensch. Einen Großteil Ihrer Lebensfreude schöpfen Sie aus der häuslichen Geborgenheit und dem Leben mit Ihrem Partner und den Kindern. Sie kochen leidenschaftlich gern und verwandeln Ihr Zuhause in ein Nest, in dem alle Familienmitglieder Wärme, Sicherheit und Geborgenheit finden. Eigene Bedürfnisse stecken Sie gern zurück, damit es Ihrer Familie an nichts fehlt.

Mit Ihrer sanften Natur passen Sie sich den Bedürfnissen Ihres Lebensgefährten an und unterstützen ihn, wo immer Sie können. Dadurch sind Sie nicht nur ein fürsorglicher Partner, sondern zugleich ein loyaler Freund, der geduldig mit durch Höhen und Tiefen geht.

Für ein Leben nach Ihrer Fasson, braucht Ihr Gegenüber ebenfalls ein gutes Maß an Kapha. Mit ihm zusammen bauen Sie ein Haus, bekommen Kinder und pflanzen ein Bäumchen. Mit so einem Partner gibt es kaum Konflikte. Allerdings wird dieses ruhige Leben bald langweilig und verläuft zu stark in eingefahrenen Gleisen. Allzu viele Gaumenfreuden, zu wenig Bewegung und der alljährliche Urlaub im selben Hotel machen obendrein träge. Deshalb sollte Ihr Pendant neben Kapha eine zweite starke Energie in sich tragen, damit mehr Abwechslung ins Leben kommt. Ein energischer Pitta-Kapha-Typ zum Beispiel holt Sie aus Ihren vier Wänden und Ihrer sporadischen Lethargie heraus. Mehr gemeinsame Interessen werden Sie allerdings mit einer Vata-Kapha-Natur pflegen. Mit ihr können Sie lange anregende Gespräche über Philosophie, Spiritualität und Kunst führen, auch wird diese Sie durch ihre lebendigen Fantasien zeitweise beflügeln. Problematisch ist allerdings, dass Sie beide einen naturgegebenen Hang zur Niedergeschlagenheit haben. In schwierigen Zeiten verstärken Sie gegenseitig Ihre depressiven Stimmungen, da sowohl Ihnen als auch Ihrem Partner das Feuer fehlt.

Vorsicht ist geboten bei einem reinen Feuertyp. Er möchte Sie in seine Richtung ziehen und in seine Pläne verwickeln. Anfangs lassen Sie sich bestimmt mitziehen, schon des lieben Frieden willens. Aber wenn Ihnen sein Aktionismus und seine Impulsivität zu viel werden, verziehen Sie sich schweigend hinter Ihren Mauern und verschließen sich gänzlich.

Eine Lernaufgabe hält eine Partnerschaft für Sie bereit:
Konflikte auszutragen ist nicht gerade Ihre Stärke. Lieber verschließen Sie Augen und Ohren, wenn Ihr Lebensgefährte etwas klären will. Auch umgekehrt geben Sie nicht preis, wenn Sie ein Problem haben. Falls Ihr Partner hohes Kapha oder Pitta hat, bemerkt er vermutlich gar nicht, dass etwas schief läuft. Besser, Sie bemühen sich um eine offene Kommunikation. Teilen Sie sich ehrlich mit – nur so können Sie beide in dieser Beziehung wachsen. Naturgemäß brauchen Sie ein gesundes Maß an Rückzug und Alleinsein. Sollte Ihr Partner Sie ständig voran puschen oder Ihren gemeinsamen Abend mit zu viel Action verbringen wollen, so teilen Sie ihm einfach mit (ohne mürrisch zu werden), dass Sie etwas mehr Ruhe brauchen.

Sexualität

Sie sind gewiss ein treuer Partner, und das große erotische Abenteuer ist nicht nach Ihrem Geschmack. Wenn Sie aber einmal in Schwung gekommen sind, zeigen Sie beim Liebesspiel naturgemäß eine große Ausdauer. Gemäß dem Ayurveda ist die Kapha-Konstitution am fruchtbarsten und hat die größte Zeugungskraft.

Ihr Kind

Ihr Kind findet unendlich viel Geborgenheit und Sicherheit bei Ihnen – so viel, dass es sich manchmal erdrückt fühlt von all Ihrer Fürsorge. Doch muss jedes Kind irgendwann einmal dieses Nest verlassen und sich selbst im Leben zurecht finden. Sie können Ihrem Kind sehr helfen, indem Sie es darin unterstützen, frühzeitig ein selbstständiger Mensch zu werden. Kaphabetonte Kinder können recht unterschiedlich sein, je nachdem ob mehr Erde oder Wasser in ihrer Natur liegt.

„Erd-Kinder" vertragen Veränderungen nur schlecht. Sie sind sehr fixiert auf ihre Eltern und suchen ihre Anwesenheit, so oft es irgend geht. Intuitiv suchen sie damit auch Konstanz, feste Strukturen und klare Grenzen. „Wasser-Kinder" haben eine ausgeprägte innere Stimme und ein feines Gespür für Stimmungen. Durch ihre Fähigkeit zur Anpassung gehen sie auch mit neuen Situationen entspannt um.

Eine große Gemeinsamkeit dieser Kinder ist ihre romantische Ader. Sie lieben Märchen von Helden, Rittern und Prinzessinnen, die selbstverständlich immer mit dem Satz enden: „Und wenn sie nicht gestorben sind ..."

Freizeit und Fitness

Ihre Freizeit würden Sie am liebsten in der Hängematte mit einem guten Buch verbringen. Genießen Sie das Buch! Aber nach dem Lesen brauchen Sie körperliche Betätigung. Sie vertragen ein relativ straffes Sportprogramm, wobei Sie ruhig aus der Puste kommen dürfen, damit Ihr Kreislauf so richtig in Schwung kommt. Auch wenn es schwerfällt: Halten Sie Ihr Sportprogramm regelmäßig, wenn möglich jeden zweiten Tag durch. Natürlich gilt auch für Sie die ayurvedische Bewegungsphilosophie: Sie müssen sich wohlfühlen beim Sport. Übertreiben Sie also nichts und hören Sie auf Ihre innere Stimme.

Alle Sportarten, die Ausdauer erfordern und den Körper mit Sauerstoff versorgen, halten Sie fit: Walking, leichtes Joggen, auch Sportarten, die Reaktionsvermögen erfordern, wie Fußballspielen. Da Sie Aktivitäten gerne unter nützlichen Aspekten sehen, fahren Sie mit dem Rad zum Bäcker und steigen Sie im Kaufhaus die Treppen hoch. Schwimmen ist eine Sportart, die perfekt zu Ihnen passt, aber nur wenn das Wasser gut temperiert ist.

Außensport ist im Winter nicht zu empfehlen, Sie ziehen sich dabei schnell eine Erkältung zu. Besser für Sie ist es, wenn Sie während der kalten Jahreszeit Ihr Sportprogramm in der Halle absolvieren: Machen Sie Gymnastik, buchen Sie ein Abonnement im Fitnessstudio und gehen Sie tanzen! Auch Yoga wird Ihr Körpergefühl verbessern und Ihnen zu mehr Beweglichkeit verhelfen.

Im Urlaub fühlen Sie sich bei trockenem warmem Klima wohl. Eine Bergtour bei Sonnenschein ist geradezu ideal. Die Nähe zum Meer macht Sie allerdings eher lethargisch. Unterwegs sollten Sie immer für genügend Abwechslung sorgen, indem Sie Städte besichtigen, sowie ins Theater und Museum gehen. Interessant ist es immer, zu den Menschen im Urlaubsland Kontakte zu knüpfen. Und: Buchen Sie ruhig hin und wieder neue Urlaubsziele – die Welt ist schließlich groß!

Ihr Zuhause

Mit Ihrer Anpassungsfähigkeit fühlen Sie sich in fast jeder Wohnsituation wohl. Für Sie ist es genauso in Ordnung, als Single in der Stadt zu leben, wie mit Familie in einem Bauernhaus auf dem Land.

Was Sie allerdings immer brauchen, sind Wärme, Licht und Luft. In einer Stadtwohnung ist die obere Etage optimal. Große Fenster sollte die Wohnung haben, damit Sie richtig durchatmen und Sonne hereinlassen kann. Ihr Bauernhaus steht im Idealfall an einem sonnigen Platz, trotzdem brauchen Sie unbedingt eine leistungsstarke Heizanlage.

Mit sicherem Händchen richten Sie Ihre Wohnung (auch als Single) heimelig und gemütlich ein. Aber bitte nicht zu bequem! Ein paar schräge Elemente und eckige Formen dürfen die solide klassische Einrichtung auflockern. Auch die Wände, obwohl eher in ruhigen Tönen gehalten, vertragen es, wenn einzelne Partien in Gelb, Orange oder einem dezenten Rotton gestrichen sind.

Zum inneren Frieden finden

Das Leben ist ein Tanz! Mit Ihrem Naturell möchten Sie aber Bewegungen, die der Rhythmus des Lebens bringt, ungern wahrhaben. Lieber verschließen Sie Augen und Ohren, wenn Veränderungen oder gar Schwierigkeiten anstehen. Nun arbeiten blockierte Sinnesorgane sehr schlecht. Daher werden Fakten nur verzerrt wahrgenommen oder aber ganz überspielt. Diese Haltung von unbewusster Verdrängung nennen die spirituellen Lehrer „Verblendung" oder „Ignoranz".

Eine weitere Herausforderung stellt Ihr starkes Bedürfnis nach materiellen und emotionalen Sicherheiten dar. Allerdings blockieren Sie die geistige Entwicklung, solange alle Gedanken und Aktivitäten auf Festhalten fixiert sind. Außerdem ist dieses übermäßige Streben trügerisch, denn auch die wunderbarste Beziehung kann zerbrechen und der sichere Job wegrationalisiert werden.

Ein gesichertes Leben gehört im Ayurveda zu den Grundzielen eines Menschen. Wer ein finanzielles Polster besitzt, darf sich entspannen und hat die Basis geschaffen, um sich höheren Zielen widmen zu können. Somit ist das Materielle zwar die Grundlage, aber nicht das Ziel für geistige Erfüllung. Wie ein asiatisches Sprichwort weiß: „Willst du einen Menschen glücklich machen, so gib ihm keine weiteren Reichtümer, sondern nimm ihm seine Begierden."

Nehmen Sie deshalb Ihr Verhältnis zu materiellen Gütern kritisch in Augenschein. Welchen Stellenwert haben Haus, Auto, Bankkonto, Aktien? Wie viel Zeit und Energie stecken Sie in deren Aufbau und Verwaltung?

Spirituelles Wachstum als höchstes menschliches Ziel erfordert klare Sinne und eine Offenheit für Neues. Treten Sie also heraus aus dem Kokon Ihrer sicheren Welt und bereiten Sie sich auf Neues vor. In diesem mutigen Moment stehen Sie am Anfang einer spannenden Entdeckungsreise. Dabei kommt es nicht darauf an, an welcher Stelle Sie Ihre „Mutgrenze" berühren. Der spirituelle Weg kennt keine Begriffe von Leistung, Helden oder Siegern. Was zählt, ist alleine die Bereitschaft, diese Grenze aufzuspüren und den belebenden Wind an dieser Schwelle zum Unbekannten hin zu spüren.

Vata-Pitta

Elemente: Luft, Äther und Feuer

Die Verbindung von Luft und Feuer garantiert Lebendigkeit und Dynamik. In der Energie von Vata-Pitta liegen die Empfindsamkeit eines Schmetterlings und die Leidenschaft des Vulkans. Diese Kombination macht den Menschen zum feinsinnigen, intensiven Powertyp mit einem brillanten Geist.

Zu seiner Harmonie braucht er die Stabilität von Kapha, damit er seine Visionen realisieren und selbst Ruhe finden kann.

Die Aufgaben von Vata-Pitta lauten: Stress reduzieren sowie Struktur und Gelassenheit entwickeln.

Wie Wind in ein Feuer bläst und es nährt, werden die Impulse von Vata durch Pitta spontan verarbeitet. Im Idealfall brennt die Flamme beständig und kräftig. Ändert aber der Wind ständig seine Stärke und Richtung, umso schneller und intensiver brennt das Feuer. So entsteht die typischen Wechselhaftigkeit und Impulsivität der Vata-Pitta-Natur.

Nur wenige Merkmale gelten für alle Vata-Pitta-Typen. Je nachdem, welche Energie in seiner Konstitution und der jeweiligen Situation überwiegt, prägt sich mehr die Beweglichkeit und Kreativität von Vata aus oder aber das Temperament von Pitta.

Körperliche Merkmale

Mittelgroß, kraftvoll und sportlich ist der Körper eines Menschen von Vata-Pitta-Natur. Trotzdem liegt auch etwas Sensibles in seinem Ausdruck. Seine Statur kann eher schlank und feingliedrig sein wie Vata, oder aber kräftiger gebaut und drahtig wie Pitta. In jeden Fall sind seine Bewegungen energievoll und fließend, zwischendurch vielleicht eine Spur zu schnell.

Auch seine Gesichtszüge drücken Merkmale beider Doshas aus. An manchen Stellen zeigt sich das sensible Vata, etwa durch sein feines Lächeln und eine trockene Haut. Pitta zeigt sich in markanten Partien. Vielleicht hat er ein kantiges Kinn, das ihm einen Ausdruck von Entschlossenheit verleiht. Die Haare sind wellig und relativ fein.

Vata-Pitta ist eine Mischung von kalter und heißer Energie. Entsprechend ist der Mensch schlecht durchblutet und liebt Sonne und Wärme. Durch Pitta verträgt er allerdings keine große Hitze, sodass er im Sommer erschöpft und gereizt ist. Richtig wohl fühlt er sich deshalb nur bei moderaten Temperaturen.

Mit ihrem kräftigen Verdauungsfeuer hat die Vata-Pitta-Konstitution beste Voraussetzungen, bis ins Alter dynamisch und fit zu bleiben. Wären da nicht diese Unruhe und ihr Hang zu übersteigerten Aktivitäten. Aufgrund der häufigen Anspannung arbeitet ihr Immunsystem letzten Endes nur mittelmäßig.

Persönlichkeit und Ausstrahlung

„Immer volle Kraft voraus" lautet die Devise der temperamentvollen Vata-Pitta-Natur. Sie sprüht geradezu vor Unternehmungslust, Kreativität und Leidenschaft. Mit Power und scharfem Denken, gepaart mit dem rechten Know-how setzt sie Ideen in die Tat um.

Immer wieder steckt sie Grenzen ab und strebt unbekannten Horizonten entgegen. Niemals käme sie auf den Gedanken, die Erwartungen anderer erfüllen zu müssen. Wozu auch – ihre Courage und ihre Willenskraft stärken ihr den Rücken auf ihrem individuellen Weg. Sie ist eine Querdenkerin, war als Jugendliche vielleicht die „Ausreißerin" in der Familie und schockierte Eltern und Lehrer mit ihrer unkonventionellen Einstellung.

Man bewundert sie für den Mut, ihre Träume zu leben. Wie verrückt diese auch sein mögen, vertritt sie ihre Argumente mit soviel Intelligenz, Schlagfertigkeit und Charme, dass sich ihnen niemand entziehen kann. Mit dieser charismatischen Ausstrahlung reißt sie andere mit und hinterlässt dabei eine Atmosphäre von Inspiration und Leidenschaft.

Welche Richtung sie auch einschlägt, sie verwirklicht ihre eigenen Vorstellungen. Vielleicht stellt sie eine Theatergruppe auf die Beine, organisiert Abenteuerreisen oder eröffnet eine Kunstgalerie. Vielleicht legt sie auf der Abendschule das Abitur ab, um danach Architektur zu studieren. Sie ist eine Idealistin, die mit Herzblut handelt. Von Natur aus flexibel, passt sie sich der gegebenen Situation an. Sie kann die Initiative ergreifen, wenn das sinnvoll ist, sich aber auch einer Autorität unterordnen, wenn die Lage es erfordert.

Ein Mensch mit Vata-Pitta-Konstitution erkennt im Alltäglichen das Besondere. Kleine Schönheiten am Rande fängt er mit sensiblem Blick und guten Ideen ein. Dadurch erhalten seine Arbeiten jenen individuellen Pfiff. Wenn das Feuer in seiner Natur überwiegt, macht er mit gutem Gespür für Marktlücken gewiss Karriere. Er sucht Anerkennung und Erfolg und bekommt ihn auch! Dafür belohnt er sich mit einem gehobenen Lebensstil, exklusiven Reisen, extravaganter Kunst und kulturellen Veranstaltungen.

Kein Wunder, dass sich bei soviel Power manchmal der Anker löst. Wenn ihm alles zu viel wird, verfällt dieser Mensch in extreme Stimmungsschwankungen von Himmelhochjauchzend bis zu Tode betrübt und sein Selbstbewusstsein lässt ihn im Stich. Was ihm soeben noch genial erschien, stellt er plötzlich infrage. Allerdings verbrennt das Feuer bald die Zweifel und bringt ihn in die Aktivität zurück. Wahrscheinlich bemerken die anderen solche Momente seiner Verunsicherung gar nicht – nach außen brilliert er als Energiebündel mit ungebrochenem Selbstbewusstsein.

So wie ein Schmetterling gern überall umherflattert, ist auch dieser Konstitutions-Typ mit vielen Dingen zugleich beschäftigt. Vielleicht hat er schon mehrere Ausbildungen absolviert, bis er seine neue Berufung in einer anderen Branche erkannt hat. Von so wechselhafter Natur, reicht sein Wissen nicht sehr tief. Allerdings verknüpft er sein vielseitiges Potenzial geschickt, dass er so zum Multitalent wird.

Sein empfindsamer Vata-Anteil lässt diesen Menschen zum Humanisten werden. Engagiert und voller Idealismus kämpft er für eine bessere Welt, und zwar nicht nur mit pointierter Sprache, sondern auch mit hochgekrempelten Ärmeln. Er könnte in einem Boot von Greenpeace sitzen und gegen die Verschmutzung der Nordsee protestieren oder sich als Gewerkschafter für bessere Arbeitsbedingungen in seiner Firma einsetzen. Wo auch immer: Vata-Pitta-Naturen handeln ganz vorne.

Körperliche Beschwerden

Die Kälte von Vata und das Feuer von Pitta machen eine Person mit Vata-Pitta-Konstitution anfällig für kalte wie für heiße Krankheiten. Körperliche Erkrankungen entstehen meist durch überhöhtes Pitta, die nervlichen und emotionalen Probleme hängen hauptsächlich mit Vata zusammen.

Ärger, Zorn und eine schlechte Atmosphäre schlagen diesem Menschen schnell *auf den Magen.* Er bekommt dann Sodbrennen und Entzündungen der Magenschleimhaut, die sich zu Magengeschwüren verschlimmern können. Insgesamt hat er oft Probleme mit Entzündungen, die am ganzen Körper auftreten können. Besonders empfindlich ist dafür sein Verdauungssystem. Im Kapitel „Pitta – Körperliche Beschwerden" ist dieses Thema ausführlich beschrieben.

Die sensibelsten Organe der Vata-Pitta-Natur *sind ihre Leber* und die Gallenblase. Schmerzen auf der rechten Bauchseite weisen auf eine mögliche Leberschwäche oder Gallensteine hin. Falls solche Beschwerden, besonders nach öligem Essen, häufiger auftreten und übermäßige Müdigkeit hinzukommen, sollte dringend ein Arzt aufgesucht werden. Generell lassen häufige Infektionskrankheiten, hohes Fieber und akute Erkrankungen ein überhöhtes Pitta-Dosha vermuten.

Oft hat *diese Konstitution mit Hautproblemen* zu tun. Die Haut ist dann unrein und neigt zur Trockenheit, bei Stress entwickeln sich Pickel und Mitesser. Auch Ekzeme, Allergien und juckende Stellen treten häufig auf. Jugendliche haben oft Akne.

Emotionale Anspannung schlägt sich besonders *auf das Herz*. Deshalb sind Vata-Pitta-Menschen, die übermäßigen mentalen Stress aufbauen, besonders anfällig für Erkrankungen des Herz-Kreislauf-Systems. Ebenso schwächt langfristiger Stress die Organe und das Immunsystem, sodass eine Anfälligkeit für viele Folgekrankheiten besteht. Insgesamt ein gefährlicher Cocktail! Herzrasen und Herz-Rhythmus-Störungen können erste Anzeichen für eine gefährliche Krise sein, die im Extremen zum Herzinfarkt führt.

Mit einem gestörtem Vata-Dosha kann dieser Mensch die ganze Palette entsprechender Vata-Beschwerden entwickeln: Ängste, nervöse Anspannungen, Unkonzentriertheit, Spannungskopfschmerzen und Schlaflosigkeit, Ohrgeräusche, Hörsturz (Tinnitus) und Schwindelattacken *sind typische Zeichen für Stress*. Erste Warnsignale seines Körpers wischt er vielleicht unwirsch vom Tisch und will erst dann wahrhaben, dass die Hektik zu viel war, wenn er ernsthaft erkrankt ist. Bleibt der Stresspegel langfristig zu hoch, droht irgendwann das ganze Körper-Geist-System zusammenzubrechen: „Burn-out" ist das Stadium kompletter Erschöpfung einer Person, die all ihre Energien verbraucht und keine Reserven mehr übrig hat.

Geistig-emotionale Herausforderungen

Ein Mensch vom Vata-Pitta-Typ hat eine naturgegebene Neigung zur Rastlosigkeit und Überaktivität. Hat er sein inneres Lot verloren, verstärkt sich dieser Wesenszug noch, dann ist sein Leben ein einziger Sprint von einem Programmpunkt zum nächsten. Es gelingt ihm nicht, zwischen wichtigen und nebensächlichen Angelegenheiten abzuwägen, sodass sein Terminkalender aus allen Nähten platzt.

Zur Falle wird ihm oft sein hitziges Temperament, das schnell ausbricht, wenn Dinge schief laufen oder andere Menschen seine Erwartungen nicht erfüllen können oder möchten. Zorn, Ungeduld und Wut sind jene negativen Emotionen, die für ein gestörtes Vata-Pitta-Dosha typisch sind. Sobald dieser überreizten Person die berühmte Laus über ihre (sehr sensible) Leber läuft, flammt ihre

Intoleranz auf. Dann ist jeder Vorwand recht, um ein Ventil für ihre schlechte Laune zu finden. Ihr Wutausbruch kann jeden treffen, der jetzt zufällig ihren Weg kreuzt.

Menschen dieses Typs sind Perfektionisten, obwohl oftmals ihre Ungeduld durchbricht und sie dann nicht so gründlich arbeiten können, wie sie es von sich selbst erwarten. Ihre Verletzbarkeit (Vata) wird aber offensichtlich, wenn jemand Kritik an ihrer Person übt. Sie reagieren dünnhäutig und verunsichert. Gewissermaßen ist dieses burschikose Auftreten auch ein Schutz, um schwache Seiten zu verbergen. Je mehr seine Gefühle „durch den Wind" sind, desto mehr verstrickt er sich in Ängstlichkeiten und Selbstzweifel, die sich bis zur Panik hochschaukeln.

Es ist bereits deutlich geworden, dass Stress ein ständiges Thema für eine Vata-Pitta-Natur ist. Je nachdem, welches Element überwiegt, pendelt sie unter Stress zwischen verhaltener Nervosität und Ängsten einerseits und impulsivem Jähzorn anderseits. Durch Vata reagiert sie auf Anspannungen äußerst sensibel. Ihr Energiedepot leert sich ganz schnell. Sie fühlt sich bis ins Innerste müde und ausgelaugt. Flammt das Feuer auf, ist sie aufbrausend und jähzornig. Soviel Wechselhaftigkeit erschöpft nicht nur sie selbst, sondern auch andere Menschen, die Probleme haben, mit ihren Launen Schritt zu halten. Mit ihrer inneren Unzufriedenheit einerseits und ihrer dominanten Natur anderseits ist sie für andere Menschen oft ziemlich anstrengend. Dazu kommt, dass sie, schwächeren Personen gerne ihren Willen aufzwingen möchte.

Ein Mensch vom Vata-Pitta-Typ ist immer zu 100 Prozent überzeugt von seiner Sache – aber nur für den Augenblick. Kaum ist ein Projekt halbwegs abgeschlossen, hält er schon nach Neuem Ausschau, da ihm langweilig wird, wenn das Leben keinen besonderen Kick bereithält.

Das erhöht die Vata-Pitta-Energie

Alle Faktoren, die Vata oder Pitta einzeln verstärken, erhöhen auch den entsprechenden Anteil in Ihrer Konstitution. Je nach der aktuellen Situation und dem Schwerpunkt Ihrer ursprünglichen Konstitution, reagieren Sie entweder auf Vata- oder Pitta-verstärkende Einflüsse empfindlicher.

Äußere Faktoren des natürlichen Biorhythmus:
- mittags zwischen 10 und 14 Uhr, entsprechend nachts zwischen 22 und 2 Uhr (Pitta-Zeit)
- nachmittags zwischen 14 und 18 Uhr und frühmorgens von 2 bis 6 Uhr (Vata-Zeit)
- im Winter zwischen Oktober und Februar (Vata)
- im Sommer zwischen Juni und September (Pitta)

Besonders empfindlich sind Sie für Faktoren, die beide Doshas verstärken:
- übermäßige Unruhe und Ablenkung
- alle Faktoren, die ein Gefühl von Stress hervorrufen. Dazu gehören ständiger Zeitdruck, zu viele Vorhaben, aber auch eine innere Anspannung aufgrund von übersteigertem Perfektionismus
- Situationen, die große Aufregung verursachen
- alle Dinge, die Sie nervös machen
- Actionfilme und laute, harte Musik

Bitte beachten Sie: Die biorhythmischen Aktivzeiten von Vata und Pitta können sich je nach Witterung zwischen September und Oktober überschneiden. In diesen Monaten ist eine besondere Aufmerksamkeit nötig.

Die richtige Beurteilung der Symptome

Die Natur von Vata ist kalt, die von Pitta heiß. Daraus ergibt sich die große Spannbreite an möglichen körperlichen und emotionalen

Schwierigkeiten. Es hängt also davon ab, ob das leichte unruhige Vata oder das hitzige impulsive Pitta in der gegebenen Situation vorherrscht. Entsprechend individuell werden sie behandelt.

Sie sollten also exakt die Symptome von Vata und Pitta unterscheiden, um diese nach ayurvedischen Regeln zu regulieren. Zur Beurteilung der Symptome helfen Ihnen verschiedene Kriterien: Ist das Symptom von kalter oder heißer Qualität? Zu welcher Tages- und Jahreszeit tritt es auf? An welcher Stelle im Körper äußert es sich?

Sind beide Doshas gleichzeitig erhöht (was manchmal vorkommt), behandeln Sie zunächst das, welches die stärkeren und akuten Beschwerden verursacht.

Lesen Sie bitte dazu die entsprechenden Kapitel über Vata und Pitta.

Vielleicht ist es für Sie ungewohnt und verwirrend, Ihre Beschwerden nach Energien einzuordnen. Indem Sie sich aufmerksam beobachten und ruhig in sich hinein hören, werden Sie bald Klarheit finden – und haben damit schon den ersten Schritt zu Ihrer Genesung getan.

Beispiele:

Ein stressiger heißer Sommertag liegt hinter Ihnen. In der Arbeit hatten Sie eine unschöne Kontroverse mit Kollegen und auf dem Heimweg blieb obendrein das Auto stehen. Entsprechend sind Sie jetzt gereizt und ausgepowert. Durch all diese Ereignisse ist Ihr Pitta angestiegen. Zum Ausgleich helfen jetzt ein kühlendes, mildes Essen und ein Spaziergang an der frischen Luft.

Es ist ein kalter Tag, als Sie eine schlechte Nachricht erhalten, die Sie sehr traurig stimmt. In dieser Situation ist die Regulierung von überhöhtem Vata nötig. Nehmen Sie ein warmes Ölbad, essen Sie etwas Nahrhaftes und massieren Sie sich mit erwärmtem Sesamöl, bevor Sie mit einer Wärmflasche ins Bett gehen.

Wege zu Harmonie und Vitalität

Wenn Sie eine Vata-Pitta-Konstiution haben, können einige Maßnahmen hilfreich sein, damit Sie in der Goldenen Mitte bleiben.

Ihre Herausforderung ist es, zwei extreme Wesenszüge harmonisch unter einen Hut zu bringen: Einerseits Ihr hitziges Temperament, das Sie ständig zur Aktion drängt und anderseits Ihr sensibles Nervenkostüm, dem solche Kraftakte schnell zu viel werden. Um diese beiden gegensätzlichen Anteile harmonisch zu verbinden, verlangt Ihre Lebensführung nach einem maßvollen Mittelweg.

Zu Ihrer Stabilität wird die ruhige Qualität von Kapha beitragen. Mäßigung, Ruhe und eine gelassene Einstellung ist eine Grundhaltung, die Ihnen nur gut tun kann.

Stehen Sie rechtzeitig auf und beginnen Sie den Morgen in aller Ruhe. Ihr Tag entwickelt sich in der Schwingung weiter, wie Sie ihn starten. Beginnen Sie nicht schon vor dem Frühstück mit Organisieren und Planen, auch komplizierte Gedankengänge sollten noch warten. Nehmen Sie sich 10 bis 15 Minuten Zeit für eine Meditation und eine Kopfmassage. Auf dieses Polster an Gelassenheit und Erdung werden Sie in den nächsten Stunden bauen können.

Kalkulieren Sie tagsüber mehrere Entspannungspausen ein. In der Mittagspause empfehlen sich ein leichtes Essen und ein Spaziergang im Park. Der Verlockung zum Schaufensterbummel mit einem Imbiss in der Hand widerstehen Sie besser.

Entwickeln Sie eine innere Haltung von Weichheit. Achten Sie auf eine sanfte und freundliche Ausdrucksweise und begegnen Sie anderen Menschen mit Achtsamkeit und Respekt. Was immer Sie tun, sollte in einer möglichst entspannten und gelassenen Atmosphäre geschehen.

Sind Sie beim Autofahren besonders ungeduldig? Anstatt das Radio anzudrehen, legen Sie eine CD mit beruhigender Musik ein, vielleicht auch ein Mantra, das Sie laut mitsingen.

Ihrer Wesensnatur entsprechend sind Sie vielseitig engagiert. Kein Zweifel, die Abwechslung tut Ihnen gut – in Maßen. Schlagen Sie also mit Ihren Aktivitäten nicht über die Stränge. Indem Sie Prioritäten setzen und Nebensächlichkeiten streichen, weil Ihre Konzentration auf den wichtigeren Dingen.

Sie brauchen ein stabiles Fundament in Ihrem Leben. Eine harmonische Partnerschaft, die Familie oder ein fester Stand im Beruf geben Ihnen den nötigen Halt, um sich in anderen Bereichen frei zu bewegen.

Gute Freunde sind wie Medizin für Ihr Gemüt. Pflegen Sie deshalb Kontakte zu Menschen, die Sie wirklich verstehen und mit denen Sie offen sprechen können über Ihre Probleme und Ängste. Indem Sie Ihre Gefühle benennen und in einem offenen Gespräch auch einmal „Dampf ablassen", erscheinen die Emotionen plötzlich nicht mehr so übermächtig und verwirrend.

Die Besänftigung Ihrer impulsiven Gefühle ist eine stete Herausforderung. Wenn Sie bemerken, dass sich eine schwierige Situation anbahnt, brauchen Sie innerlich schnellstmögliche Distanz dazu. Treten Sie in Ihrer Vorstellung einen Schritt vom Geschehen zurück. Beobachten Sie sich selbst von außen und benennen Sie im Stillen Ihre Gefühle mit einem einzigen Stichwort. So lockern Sie die Identifizierung mit Ihren Emotionen.

Beugen Sie Stress vor

Ein Gefühl von Stress entsteht, wenn der Mensch seinen Zustand inneren Gleichgewichts verliert und sich dadurch Anspannung aufbaut. Sie brauchen einerseits ein ordentliches Maß an Aktivitäten, um sich wohlzufühlen. Allerdings schießt Ihr Feuer schnell über, wenn alles zu viel wird. Dazu kommt noch, dass Ihr zartbesaiteter Anteil schon bei Kleinigkeiten unter Druck gerät. Damit sind Sie von allen Konstitutionstypen wohl am ehesten von dem Phänomen „Stress" betroffen. Damit Sie gesund und emotional ausgeglichen bleiben können, ist ein sorgfältiger Umgang mit Ihrem Energiepotenzial notwendig:

- Lernen Sie Ihren Stress kennen: Beobachten Sie immer wieder aufmerksam, wie Sie sich fühlen. Ihr Zustand spiegelt sich auch im Umgang mit anderen Menschen wider. Gehen Sie pfleglich mit sich selbst und anderen um? Bei den ersten Anzeichen von

Stress gehen Sie bitte in sich und überlegen, wodurch dieser Zustand entsteht. Arbeiten Sie an den Ursachen dieses Stresses.

- Nehmen Sie jeden Tag eine „Auszeit", in der Sie bewusst vom Alltag herunterfahren. Klappen sie dann Ihren Terminkalender zu und gehen Sie nicht ans Telefon. Vielleicht möchten Sie in Ruhe ein gutes Buch lesen, Fahrrad fahren oder im Garten werkeln. Fernsehen gehört übrigens nicht zum Abschalten, sondern erhöht Vata. Legen Sie ganze Wellnesstage oder Day-Spa-Wochenenden ein und tanken Sie auf.

- Ayurvedaärzte empfehlen für Ihre Konstitution mindestens einmal jährlich eine Ayurveda-Kur. Solange keine offensichtlichen Erkrankungen vorliegen, ist für Sie eine Panchakarma-Kur auf Wellness-Ebene geeignet. Diese besteht aus sanften Behandlungen wie Massagen, Stirngüssen, einer speziell abgestimmten Ernährung und wohltuenden Dampfbädern – einfach allem, was Körper und Seele wohl tut.

- Atemübungen sind wirksam, um emotionale Anspannungen gezielt auszuatmen: Bei dieser Übung stellen Sie sich Ihre Verspannungen im Körper als schwarze Energie vor. Sanft und achtsam atmen Sie diese aus und schicken sie in Gedanken weit weg.

- Über regelmäßige Meditation können Sie immer wieder Abstand finden zu Ihren Konfliktsituationen.

- Sie schaffen geistigen Frieden, indem Sie einen Grundsatz beherzigen: Ändern Sie die änderbaren Dinge, akzeptieren Sie das Unabänderliche.

Die richtige Ernährung

Sie haben ein heißes und zugleich ein kaltes Dosha zu harmonisieren. Aus diesem Spagat hilft die Sattva-Diät. Sattvische Nahrung ist vom Geschmack vorwiegend süß, also jene Eigenschaft, die Vata wie Pitta gleichermaßen harmonisiert. Zugleich baut Süßes Kapha auf, die Sie zu Ihrer Erdung benötigen. Allgemeines Augenmerk bei der Auswahl der Nahrung liegt immer darauf, Kapha aufzubauen. Das sind Lebensmittel, die neben ihrer Süße auch schwer, erdig und feucht sind. Dazu gehören Milch, Kohlehydrate in Reis und Weizen, süßes Obst und Gemüse.

Sie dürfen also ihrer Lust auf Süßes, speziell bei den Nachspeisen, ruhig nachgeben. Die besten Süßstoffe sind Ahornsirup, Jaggery (Ursüße) und brauner Rohrzucker. Auch süße Früchte und Nüsse decken diesen Geschmack ab. Im Winter sind leichte, süße und saftige Getreidegrützen und warmer Apfelstrudel genau das Richtige für Sie.

Drei regelmäßige Mahlzeiten sind der optimale Weg zu Ihrer Erdung. Mit Ihrem relativ kraftvollen Verdauungsfeuer vertragen Sie nahrhafte, aber nicht allzu schwere Speisen. Ihr Essen sollte saftig sein, da sowohl Wind (Vata) als auch Feuer (Pitta) austrocknende Wirkungen haben. Eine ideale Mahlzeit beinhaltet immer eine Suppe. Auch kräftige Eintöpfe tun Ihnen gut. Gehen Sie insgesamt sparsam mit Gewürzen um. Sie sollten süß im Geschmack sein.

Wenn Sie zwischen den Mahlzeiten Hunger bekommen, essen Sie etwas. Mit leeren Magen werden Sie bald unleidlich und Sie bekommen Kopfschmerzen. Im Sommer kann Ihr Snack aus Obst bestehen oder einem Glas Fruchtsaft. Im Winter sind ein süßer Getreidebrei, Nüsse und warmes gedünstetes Obst ideal.

Zusätzlich hängt es von der Situation ab, ob Sie gerade erwärmende oder eher kühlende Nahrung benötigen. Nach dem ayurvedischen Prinzip des Energie-Ausgleichs brauchen Sie wärmendes Essen, wenn Vata stark erhöht ist. Sind Sie etwa besonders nervös und leiden unter Schlafstörungen, darf Ihre Kost relativ nahrhaft und wärmend sein. Sind Sie dagegen emotional aufgebracht und „kochen" vor Ärger, bevorzugen Sie kühlende, Pitta-regulierende Nahrung: kühlend, leicht und sehr wenig gewürzt.

Eine weitere Orientierung für Ihren Speiseplan ist die Jahreszeit. Im Frühjahr und Sommer ist eher eine Pitta reduzierende Diät bekömmlich, im Herbst und Winter achten Sie bitte mehr auf die Regulierung von Vata.

Das sollten Sie vermeiden:
 · die Geschmacksrichtungen scharf, sauer, salzig und bitter

- scharfe Gewürze
- trockenes und leichtes Essen (erhöhen Vata und Pitta)
- raffinierter Weißzucker (ist ein Mineralienräuber)
- kalte Speisen (wenn Vata hoch ist)

Getränke für den Vata-Pitta-Typ

Da Ihre Konstitution stark von Trockenheit geprägt ist, brauchen Sie immer ausreichend Flüssigkeit. Wind wie auch Feuer haben eine austrocknende Wirkung, entsprechend groß ist Ihr Durst. Besonders im Sommer brauchen Sie genügend zu trinken. Ideal ist stilles Quellwasser bzw. abgekochtes Wasser und Kräutertees. Für zwischendurch ist ein Glas Kokosmilch oder Sojamilch zu empfehlen. Säfte aus süßen Früchten sind im Sommer ein Genuss.

In den heißen Monaten sollten die Getränke Zimmertemperatur haben, im Winter sollten sie warm sein. Sehr praktisch ist eine kleine Thermoskanne, die Sie unterwegs immer dabei haben. Ideal sind wärmende und süße Kräutertees mit Fenchel, Salbei, Himbeerblättern, Ingwer, Kamille, Melisse, Pfefferminze, Hagebutte, Lavendel, Orangenblüten, Süßholz, Holunderblüten und Zitronengras.

Verzichten Sie auf stimulierende Getränke, wie Kaffee und starken Schwarztee. Auch mit Alkohol ist Vorsicht geboten.

Lebensmittel für den Vata-Pitta-Typ

Getreide und Hülsenfrüchte:
- ideal: Weizen, Hafer, Basmati-Reis, Linsen, Mung-Bohnen
- in Maßen: Dinkel, Tofu
- vermeiden: Hirse, Gerste, Buchweizen, Wildreis, Mais, alle anderen Hülsenfrüchte

Gemüse:
- die Gemüse sollten viel Wasser enthalten. Die unter „vermeiden" aufgelisteten Gemüse sind in kleinen Mengen gekocht und mit Öl zubereitet in Maßen bekömmlich
- ideal: Avocado, Zucchini, Gurken, Kürbis, Oliven, Fenchel, Kartoffeln, Spargel, Karotten, Schwarzwurzeln, Okra, Rüben

147

- in Maßen: Bohnen, Brokkoli, Sprossen, gedünstete Zwiebeln, Knoblauch, Auberginen, Rote Bete, Lauch, Artischocke
- vermeiden: Erbsen, Pilze, Kohl, Rettich, Tomaten, Chilis, Paprika, Spinat, Sellerie, Blumenkohl, Weißkohl, Rosenkohl, Knoblauch

Früchte:
- sollen süß und reif sein. Trockenfrüchte müssen lange eingeweicht werden
- ideal: Weintrauben, Bananen, Aprikosen, Honigmelone, süße Kirschen, frische Feigen
- in Maßen: Äpfel, Orangen, Erdbeeren, Birnen, Rosinen
- vermeiden: Kiwi, Zitrone, Grapefruit, Pfirsich, Preiselbeeren, Ananas

Öle und Fette:
- ideal: Sonnenblumenöl, Olivenöl
- in Maßen: Kokosöl, Sesamöl, Erdnussöl

Gewürze und Kräuter:
- Gewürze und Kräuter nur in geringen Mengen verwenden, solche von bitterem Geschmack möglichst vermeiden. Bevorzugen Sie süße, wärmende Gewürze und Kräuter
- ideal: Asafoetida, Kurkuma, Zimt, Kardamom, Kreuzkümmel, Minze, Anis, Fenchel, Dill, Basilikum, Zitronengras, Brennnessel, Muskat
- in Maßen: Ingwer, Salbei, Korianderblätter, Oregano, Nelken, süßer Senf
- vermeiden: Chili, Paprika, Pfeffer, Meerrettich, Lorbeerblätter, Thymian, Rosmarin, Senfsamen

Milchprodukte:
- generell Milchprodukte nur in Maßen genießen
- ideal: Kuhmilch, Ghee, Hüttenkäse, Sahne
- in Maßen: Sauerrahm, Käse, Lassi, frische Buttermilch, Quark
- vermeiden: Eiscreme, Joghurt

Ein Vorschlag für Ihren Speiseplan:

Frühstück:

Warmer Brei aus Haferflocken mit süßen Früchten. Dazu eine Tasse Ayurveda-Tee.

Mittagessen:

Regulieren Sie Pitta durch kühlende Speisen. Etwas Safranreis mit Linsen und angebratenen Tofu, dazu ein kleiner Gurkensalat mit Avocados und Oliven. Als Nachspeise Obstsalat mit Schlagsahne.

Abendessen:

Vata-besänftigend ist eine kräftige Gemüsesuppe mit Karotten, Zucchini, Kartoffeln, Fenchel. Würzen Sie mit Kreuzkümmel und Muskatnuss.

Vorsicht beim Fasten

Längeres Fasten ist nichts für Sie. Besonders Ihr Vata braucht immer genügend „Nachschub", damit Ihr Energieniveau stabil bleibt. In den heißen Sommermonaten reduzieren Sie die Essensportion am Mittag.

Um Agni zu regulieren, legen Sie zusätzlich an einem oder zwei Tagen pro Woche einen Reduktionstag ein: Lassen Sie das Mittagessen ganz ausfallen und trinken stattdessen süße Fruchtsäfte, möglichst frisch gepresst, aus süßen Äpfeln, Birnen, Pflaumen oder Trauben. Das Abendessen besteht aus einer leichten Gemüsesuppe.

Vermeiden Sie an den Reduktionstagen Stress und Ärger, nehmen Sie sich nur wenig vor. In Verbindung mit einem Wellness-Programm ist der Reduktionstag besonders effektiv.

Körperpflege – Luxus pur bitte

Sie dürfen sich nach Strich und Faden verwöhnen! Alles, was Sie zu Ihrer Entspannung wünschen und Ihr Wohlbefinden unterstützt, ist erlaubt. Ein Nachmittag in der Therme oder ein Besuch im Dampfbad und Whirlpool – seien Sie kreativ. Wellness ist genau das Richtige für Sie.

Sie können auch zuhause hin und wieder Wohlfühlstunden einbauen. Bereiten Sie das Badezimmer mit sinnlichen Düften, Kerzen und einer ruhigen Musik vor und nehmen Sie ein Schaumbad mit Lavendel oder Rosenessenz.

Gönnen Sie sich zweimal pro Woche eine Ölmassage für den ganzen Körper. Diese können Sie auch in Form einer Selbstmassage durchführen. Ihre innere Stimme sagt Ihnen, ob Sie eine wärmende oder kühlende Behandlung benötigen. Bei hohem Pitta verwenden Sie Kokosöl, ansonsten nehmen Sie lauwarmes Sesamöl, dem Sie einige Tropfen wohlriechende ätherische Essenz beifügen.

Eine kurze Massage vor dem Zubettgehen sorgt für einen tiefen entspannenden Schlaf und sollte deshalb fester Bestandteil Ihres täglichen Pflegeprogramms sein. Reiben Sie Bauch, Füße und Kopf sanft mit warmem Öl ein. Nehmen Sie eine lauwarme Dusche und begeben Sie sich ins Bett. Zum Einschlafen hilft ein Glas warme Milch, gewürzt mit Kardamom, Kurkuma und etwas Jaggery (Ursüße).

Kleidung zum Wohlfühlen

Für Ihren wechselhaften Temperaturhaushalt brauchen Sie die richtige Kleidung für alle Wetterlagen. Im Winter tragen Sie am liebsten warme kuschelige Kleidung, im Sommer bevorzugen Sie kühle und fließende Stoffe. Bestens geeignet sind Naturmaterialien, die angenehm und weich auf der Haut liegen. Bei synthetischen Stoffen ist Vorsicht angeraten, denn sie reizen Ihre empfindliche Haut.

Was die Farben angeht, haben Sie (fast) freie Auswahl. Ihnen steht alles gut und mit Ihrer Ausstrahlung beleben Sie auch gedeckte Farben. Vermeiden Sie aber allzu knallige Töne, besonders in Rot und Orange.

Tipps aus der ayurvedischen Hausapotheke

· Für Ihre Konstitution empfiehlt sich die regelmäßige Einnahme von *Chyavanprash,* einem Mus auf der Basis der Amla-Frucht. Dieses Tonikum kräftigt den Organismus und gilt im Ayurveda als herausragendes Verjüngungsmittel.

- Eine wertvolle Pflanze speziell für Frauen ist *Shatavari (Asparagus racemosus)*. Sie wirkt regulierend auf die weiblichen Geschlechtsorgane ein und ist hilfreich bei Erschöpfungszuständen. Shatavari harmonisiert einen übersäuerten Magen und stärkt Immunsystem und Gedächtnis.

- Heilend und kräftigend für das Herz ist das Kraut *Arjuna (Terminalia arjuna)*. Dreimal täglich wird ½ bis 1 Teelöffel von diesem Pulver mit Wasser eingenommen. Es senkt den Blutdruck, unterstützt die Blutversorgung des Herzens und erweitert die Herzkranzgefäße.

- Bei entzündlichen Erkrankungen besonders der Haut, ist die Einnahme von *Triphala* empfehlenswert. Triphala hat eine leicht abführende Wirkung und entsäuert den Körper: Morgens einen Esslöffel Triphala-Pulver in einer Tasse lauwarmem Wasser einweichen und das Wasser abends trinken. Das Pulver verbleibt in der Tasse und wird nochmals mit warmem Wasser aufgegossen, über Nacht stehen gelassen und am nächsten Morgen getrunken. Für den nächsten Aufguss wird frisches Pulver verwendet.

- Speziell im Winter reguliert ein Einlauf *(Basti)* mit Sesamöl das erhöhte Vata-Dosha (Beschreibung im Kapitel „Anleitungen zur Selbstbehandlung", Seite 258.).

- Hilfreich bei emotionaler Anspannung ist eine kleine *Nasya*-Behandlung: Träufeln Sie hin und wieder 5 Tropfen kühlendes Ghee in beide Nasenlöcher.

Meditation

Balsam für die Seele

Meditation ist für Sie die optimale Methode, um eine wohltuende Distanz zu Ihren oft heftigen Emotionen zu finden. Mit einer entspannten Geisteshaltung können Sie Ihren Alltag gelassener bewältigen. Da die heilende Wirkung der Meditation bis in die Zellebene hinein reicht, beugen Sie zugleich körperlichen Erkrankungen

151

vor. Hoher Blutdruck und Erkrankungen des Herzens sind durch regelmäßige Meditation messbar positiv beeinflussbar. Als Meditationstechniken sind autogenes Training oder Bewegungsmeditation geeignet. Vermeiden Sie Zen-Meditation, da langes stilles Sitzen Sie eher rastlos macht.

Bleiben Sie während der Meditation bewusst mit Ihrem Atem in Verbindung. Er ist das Verbindungsglied zwischen Körper und Geist, über ihn werden ungewollte Gefühle und Gedanken sanft losgelassen.

Lichtwurzel-Meditation

Mit einer guten Verbindung zur Erde unterstützen Sie Ihre mentale Stabilität. Dieses Fundament ist in der Meditation bildhaft in Form von Lichtwurzeln vorstellbar.

Die Übung ist ideal in freier Natur mit nackten Füßen. Stellen Sie sich aufrecht mit leicht gegrätschten Beinen hin oder sitzen Sie mit gerader Wirbelsäule auf einem Stuhl. Lenken Sie Ihre Aufmerksamkeit hinab zu Ihren Füßen. Spüren Sie, wie die Füße entspannt und mit der ganzen Fußfläche auf dem Boden stehen.

Nehmen Sie wahr, wie die Fußflächen mit der Erde untrennbar verbunden sind – so fest, dass sie in Ihrer Vorstellung Wurzeln schlagen, die tief ins Erdreich hinabreichen. Lassen Sie in Gedanken diese Wurzeln immer mehr Kraft bekommen, bis Sie sich stabil und geerdet in der Verbindung mit diesem Geflecht fühlen. Lassen Sie diese Kraft in Form von Weißem Licht durch Ihren ganzen Körper strömen.

Zum Körper zurückkehren

Eine hilfreiche Praxis, um inmitten eines turbulenten Tages wieder zur Mitte zu finden, ist folgende:

Sitzen Sie mit gerader Wirbelsäule auf einem Stuhl. Beide Füße stehen fest auf dem Boden. Richten Sie nun Ihre ganze Aufmerksamkeit auf Ihren Körper. Wie fühlt sich der feste Boden unter Ihren Fußsohlen an? Spüren Sie Ihr Gesäß auf dem Stuhl? Ist der Rücken locker oder eher verspannt? Ist Ihre Stirn in Falten gerunzelt?

Wandern Sie so in Gedanken langsam durch Ihren ganzen Körper, beginnend bei den Fußsohlen bis hoch zum Kopf. Gibt es an irgendeiner Stelle eine unangenehme Empfindung? Wie fühlt sich diese an? Lenken Sie Ihre Aufmerksamkeit dorthin und lassen Sie diese Verspannung bewusst los. Atmen Sie dabei ruhig und bleiben Sie in freundlicher weicher Aufmerksamkeit bei Ihrem Körper.

Ihre Marma-Punkte

Klarheit und Gelassenheit

Eine Marma-Übung kann Klarheit im Denken und Handeln unterstützen. Auf körperlicher Ebene reguliert sie sanft das Verdauungssystem. (Mehr zu den Marma-Punkten auf Seite 242.)

Ihre beiden wichtigsten Marma-Punkte sind *Hridaya* und *Nabhi*.

Hridaya am Herzen; die Herzensenergie steht für Liebe und Mitgefühl.

Nabhi im Nabelbereich; Zentrum für Transformation.

Die Berührung dieser Punkte öffnet den freien Energiefluss zwischen den Gefühlsbereich im Herzen und dem Zentrum der Tatkraft am Nabel. Klarheit im Denken entsteht, wenn Sie die Stimme Ihres Herzens erspüren.

Die Übung sollte dreimal täglich nach dem Essen durchgeführt werden. Gehen Sie dazu in die Hocke, wobei Sie mit dem Gesäß auf Ihren beiden Fersen sitzen. In dieser Position werden zusätzlich zwei weitere Marma-Punkte stimuliert, die auf der Rückseite der Waden liegen und für das Verdauungsfeuer zuständig sind. Falls das unbequem ist, schieben Sie ein Kissen zwischen Oberschenkel und Wade.

Legen Sie beide Hände auf das Brustbein zum Herzenspunkt Hridaya. Machen Sie fünf ruhige lange Atemzüge und spüren Sie in diesen inneren Raum hinein. Nun legen Sie die andere Hand auf den Unterbauch zu Nabhi. Nehmen Sie wieder einige Atemzüge und führen Sie die wandernde Hand zu Hridaya zurück. Mit einer feinen Wahrnehmung können Sie vielleicht ein sanftes Strömen spüren.

Der ideale Beruf

Mit Ihrer Mischung aus Kreativität und Tatkraft haben Sie die besten Voraussetzungen für ein erfolgreiches Berufsleben. Was immer Sie tun, verrichten Sie mit ganzem Herzblut. Sie können im künstlerischen Bereich tätig sein, im Verkauf oder in einem Büro. Auch in der Wissenschaft und in der Entwicklung finden Ihre Qualitäten Verwirklichung. Vielleicht haben Sie als Unternehmer eine Öko-Ladenkette auf die Beine gestellt. Ihren Möglichkeiten sind kaum Grenzen gesetzt, solange die Tätigkeit nur kreativ ist, genügend Abwechslung bietet und ein fähiges Köpfchen verlangt. Lediglich körperlich schwere Berufe sollten Sie vermeiden.

Mit Ihrer Flexibilität können Sie selbstständig, aber auch im Angestelltenverhältnis arbeiten. Sie übernehmen zwar gerne Verantwortung, ordnen sich aber auch mühelos ein, wenn Teamarbeit verlangt ist. Was Sie aber immer zur Bestätigung brauchen, ist Lob und die Anerkennung von Ihrem Chef und den Kollegen.

Vorsicht ist allerdings punkto Perfektionismus und übermäßigem Ehrgeiz geboten. Ihre hitzigen Emotionen belasten die Atmosphäre im Team ebenso wie Ihre eigene Gesundheit. Wenn Sie bemerken, dass Sie häufig gereizt sind, zu schnell die Geduld verlieren und nachts schlecht schlafen, sollten Sie unbedingt kürzertreten.

Partnerschaft und Familie

Gleich und Gleich gesellt sich gern ist ein Sprichwort, das auch in der ayurvedischen Harmonielehre gilt. Ihnen tut ein Partner gut, mit dem Sie viele Gemeinsamkeiten haben. Sie brauchen jemanden mit einer wachen Intelligenz und starken Persönlichkeit, der Ihnen das Wasser reichen kann. Andernfalls werden Sie ihm nicht den nötigen Respekt entgegen bringen, der schließlich Voraussetzung für jede fruchtbare Beziehung ist. Zugleich sollte er genügend Kapha mitbringen, um Sie zu „erden". Bei ihm fühlen Sie sich geborgen und sicher, er bietet Ihnen seine kraftvolle Schulter und seine Gelassenheit. Und schließlich erledigt er die Routinearbeiten, für die Sie keine Zeit und Muße finden. Da Sie aber mit einer ausgeprägten Kapha-Natur nicht allzu viele Gemeinsamkeiten haben, sollte Ihr Lebensgefährte unbedingt zwei vorrangige Doshas haben.

Mit einer Vata-Kapha-Konstitution als Partner sind auf jeden Fall Sie der aktivere Teil in der Beziehung. Sie teilen viele Interessen im künstlerischen und kreativen Bereich, und diese Person kann Ihnen gute Impulse geben für Ihr Schaffen. Sie ist zwar einfühlsam und verständnisvoll (auch für Ihre Impulsivität), allerdings selbst nicht besonders tatkräftig.

Etwas aufregender verläuft Ihr Leben mit einer Pitta-Kapha-Natur. Dieser Mensch ist dynamisch genug, um selbst etwas auf die Füße zu stellen und damit Respekt und Anerkennung von Ihnen zu ernten. Zugleich bringt er die Ruhe mit, um Ihnen einen Gefühl von Geborgenheit und Sicherheit zu geben. Mit einem solchen Partner können Sie nicht so viele gemeinsame Interessen ausleben wie mit dem Vata-Typ. Doch bringt er Ihnen Verständnis für Ihre Ideen entgegen.

Ein Partner mit derselben Vata-Pitta-Konstitution wie Sie liegt mit seiner Dynamik genau auf Ihrer Wellenlänge. Soviel Übereinstimmung ist zwar inspirierend, anderseits werden Sie durch Ihre impulsiven Temperamente so manche Konflikte lautstark miteinander austragen. Ihnen fehlt beiden der Kapha-Anteil, um Ruhe und Ausgleich zu finden.

Ihre Aufgabe in der Partnerschaft:
Sie neigen zu dem Glauben, sich Liebe erst „verdienen" zu müssen. Dabei verwechseln Sie einfach Liebe mit Anerkennung. In Ihrer Beziehung, diesem geschützten Raum, dürfen Sie sich fallen lassen und sich um ihrer selbst willen geliebt fühlen.

Ihr Kind

Mit Ihrer Sensibilität können Sie die Gefühle und Bedürfnisse Ihres Kindes gut nachfühlen, und aus verschiedenen Ratgebern wissen Sie, was es zu seiner optimalen Entwicklung braucht. Nur fehlt Ihnen einfach oft die Zeit und Geduld, damit das Kind seine Interessen in seinem eigenen Tempo ausleben kann. Indem Sie Ihrem Kind mit größtmöglicher Ruhe und Toleranz begegnen, wird es noch mehr Geborgenheit bei Ihnen finden.

Freizeit und Fitness

Sie haben eine ungezügelte Energie und möchten erfolgreich sein. Am liebsten würden Sie Marathon laufen, aber brauchen Sie in Ihrer Freizeit noch immer Leistungsdruck? Bitte fixieren sie weniger den Erfolg, sondern bleiben lieber im Mittelmaß. Fitness soll schließlich Spaß machen und Energien freisetzen, anstatt übermäßig zu erschöpfen.

Bewegen Sie sich viel in der freien Natur. Joggen im Wald und ausgedehnte, nicht zu anstrengende Radtouren sind genau das Richtige zum Auspowern. Auch Trekkingtouren in den Bergen und Wassersport sind ideale Sportarten für Sie. Sanft fließende Bewegungsabläufe, wie in Tai Chi und Yoga, harmonisieren Ihre Konstitution optimal. Wie übrigens auch Gartenarbeit – sie entspannt und nährt Kapha.

Mit sehr hohem Pitta in Ihrer Veranlagung, brauchen Sie mehr Schnelligkeit und Action: Wildwasser-Fahren, Inliner, Rennrad und Squash tun Ihnen gut.

Sie wären keine Vata-Pitta-Natur, wollten sie sich nicht manchmal mit anderen messen. Wenn Sie allerdings bemerken, dass Sie allzu viel Verbissenheit im Wettkampf entwickeln, unterbrechen Sie kurz.

Besonders wenn Sie emotional stark geladen sind, ist Powersport ideales Ventil. Schlagen Sie auf Sandsäcke, wenn es Ihnen gut tut, rennen Sie durch den Wald bis zur Erschöpfung, trainieren Sie Karate (Ihr sanfter Vata-Anteil sorgt dafür, dass Sie Ihren Gegner nicht verletzen möchten).

In den Ferien brauchen Sie nun aber wirklich Ruhe und Erholung, und zwar möglichst in einer klimatisch gemäßigten Region. Die abträglichste Urlaubsform wäre für Sie eine straff organisierte Rundreise mit vollem Programm. Lieber lassen Sie einmal die Seele baumeln. Ideal sind Schweigetage in einer einsamen Hütte, ein Yogakurs am Meer, eine nicht zu anstrengende Bergwanderung. In einer Unterkunft abseits des Trubels finden Sie Muße, um Ihrer kreativen Ader freien Lauf zu lassen, durch Schreiben, Malen, Schnitzen oder Modellieren. Da der Tatendrang ja immer in Ihrer Brust schlägt, bekommen Sie ohnehin bald Lust auf Abwechslung. Ob Sie also ein Museum oder das Theater besuchen, die Sehenswürdigkeiten ihres Urlaubsorts besichtigen oder durch die Cafés bummeln – gehen Sie nur jede dieser Aktivitäten locker und entspannt an.

Ihr Zuhause

Ihr idealer Wohnort ist ein Haus auf dem Land, rundum umgeben von Grün. Falls diese Natur pur nicht realisierbar ist, empfiehlt sich eine Wohnung am Stadtrand. Sie sollte in einer ruhigen Seitenstraße liegen, und zwar im Erdgeschoss, sodass Sie ebenerdig ins Freie treten können. Vielleicht ist sogar ein Garten dabei.

Bei der Ausstattung für Ihre Wohnung achten Sie auf eine warme gemütliche Atmosphäre. Geeignete Materialien sind Holz und Kork, auch Möbel aus natürlichen Materialien fühlen sich angenehm an. Vermeiden Sie im Haus möglichst Lacke und chemische Zusätze.

Die Einrichtung dürfte das geringere Problem sein. Sie sind kreativ genug, um Ihre Wohnung geschmackvoll zu gestalten, und schöne Dinge und Kunstobjekte richtig zu platzieren. Stellen Sie ein paar üppige großblättrige Pflanzen auf. Ein Springbrunnen ist das perfekte Erdelement in Ihrer Wohnung: Er wirkt beruhigend und spendet Feuchtigkeit.

Zum inneren Frieden finden

Ihre vielseitigen Aufgaben und Interessen halten Sie ganz schön auf Trab. Kein Wunder, dass Sie hin und wieder die Kontrolle über Ihre Kräfte und Gefühle verlieren. Ihre impulsiven Ausbrüche von Zorn, überschwänglicher Begeisterung und (Selbst)Zweifeln sind aber nicht Ihr wahres harmonisches Ich. Betrachten Sie diese lediglich als ein Spiegelbild Ihrer derzeitigen Energien. Sie brauchen sich mit diesen Gefühlen nicht zu identifizieren.

Solange Sie in vollem Tempo leben, schätzen Sie den Wert Ihrer Person nur nach Ihrer erbrachten Leistung und dem messbarem Erfolg ein. Sie fühlen sich unnütz, wenn Sie einmal nichts Außergewöhnliches auf die Beine stellen. Im Leben gibt es jedoch diese Momente, in denen alles zusammenbricht. Auch wenn es schmerzt, so ist dieser Augenblick eine Herausforderung, grundlegende Fragen unseres Daseins zu reflektieren: „Was ist übrig geblieben von meinem Selbst?" oder „Was erwarte ich eigentlich vom Leben?"

Spätestens jetzt können Sie feststellen, dass die Persönlichkeit eines Menschen mehr ausmacht als die Summe seiner Qualitäten. Daher ist Ihr Dauerlauf durchs Leben unnötig, da alle Voraussetzungen für Ihre Zufriedenheit längst vorhanden sind. Nehmen Sie sich also an mit all Ihren Schwächen und Schattenseiten. Sobald Sie bereit sind zur Selbstliebe, wird es leichter fallen, auch die Eigenheiten anderer Menschen anzunehmen. Es ist dann nicht mehr nötig, ständig Kritik zu üben. Diese Güte kann eine sehr berührende Erfahrung sein. Sie werden Frieden finden und verstehen, dass alle Geschehnisse auf ihre eigene wunderbare Weise perfekt sind. Lassen Sie dem Schicksal seinen natürlichen freien Lauf und beobachten Sie, wie die Dinge von ihrer eigenen Logik und Dynamik geleitet werden. Im Universum ist für jeden Menschen ein Platz reserviert, ohne dass er dafür kämpfen muss. An diesem für uns bestimmten Ort dürfen wir uns sicher und geborgen fühlen.

Treten Sie mit der soliden Qualität von Kapha in Verbindung. So entwickeln Sie innere Stabilität und stellen eine energievolle Verbindung zu dem unerschöpflichen Reservoir des Universums her.

Erdung bedeutet für Sie auch, einen Zugang zu Ihren Wurzeln zu finden. Diese Tür wird sich öffnen, wenn alle äußeren Geräusche verstummen und Sie selbst zur Stille kommen. In diesem Raum können Sie jene Stimme hören, die Ihre tiefe Sehnsucht ausdrückt: einfach zu *Sein*, ohne Leistung dafür erbringen zu müssen.

Pitta-Kapha

Elemente: Feuer, Erde und Wasser

Effektivität auf sicherem Boden macht den Energietyp von Pitta-Kapha zu einer souveränen wie brillanten Erfolgsnatur. In seinem Charakter vereinen sich Feuer und Erde zu jener idealen Verbindung, die ihm im Leben (fast) sämtliche Türen öffnet: Mut und Ehrgeiz, um Großes zu erschaffen, zugleich die Kraft und Stabilität, um es zu bewahren. Viele erfolgreiche Menschen sind Pitta-Kapha-Charaktere.

Zu ihrer harmonischen Ergänzung braucht sie allerdings die Leichtigkeit und Beweglichkeit von Vata. Die Aufgaben der Pitta-Kapha-Natur sind es, ein Gefühl für die feinen Impulse zu entwickeln sowie Toleranz und Respekt gegenüber Schwächeren zu lernen.

Der brodelnde Vulkan wirft heiße Asche auf empfangende Erde. Wo Feuer auf Erde trifft, Hitze und Kühle miteinander verschmelzen, entsteht Substanz von hoher Qualität. Damit verkörpert die Pitta-Kapha-Konstitution Wohlstand, körperliche und geistige Gesundheit, also alles, was ein Mensch sich nur wünschen kann.

~

Körperliche Merkmale

Schon äußerlich ist ein Mensch von Pitta-Kapha-Konstitution eine stattliche Erscheinung. Er ist relativ groß und kräftig mit einer kompakten Muskulatur, einem ausladenden Brustkorb und breiten Schultern. Energisch und selbstbewusst ist sein Gang, markant und erdig die gesamte Statur. Pitta-Kapha ist ein Kraftpaket mit großer Ausdauer und Energie, viele Spitzensportler haben diese Konstitution. Wenn in seiner Natur Kapha überwiegt, ist der Körper eher rundlich, die Bewegungen sind geschmeidig und doch dynamisch.

Das Gesicht hat eine weiche Fülle, die strahlenden wachen Augen lassen ihn sympathisch und aufgeschlossen erscheinen. Zugleich drücken markante Partien, vielleicht ein eckiges Kinn oder eine kräftige Kiefermuskulatur seine Entschlossenheit aus. Gut durchblutet und kompakt ist die helle bis rötliche Haut, welche Vitalität ausdrückt.

Pitta-Kapha-Typen haben durch ihren stabilen Kreislauf, den aktiven Stoffwechsel und ihre widerstandsfähige Konstitution beste Voraussetzungen für eine sehr gute Gesundheit. Mit ihrem starken Immunsystem können sie auch widrigen Umständen standhalten.

Persönlichkeit und Ausstrahlung

Ein Mensch mit Pitta-Kapha-Konstitution ist die geborene Erfolgsnatur. Ein Powertyp mit starkem Willen sowie genug Ausdauer und Kraft, um auch hohe Ziele zu erreichen. Soviel Dynamik entsteht durch die optimale Verschmelzung seiner naturgegebenen Energien. Mit seinem Feuer (Pitta) bringt er Ideen in eine intelligent strukturierte Form. In der Erde (Kapha) können sie in Ruhe reifen und schließlich in die Tat umgesetzt werden. Emotional ist er ziemlich ausgeglichen, standfest und lebensfroh.

Diese Person hat eine klare Vorstellung davon, wie ihr Leben aussehen soll. Zügig, doch ohne die Dinge zu überstürzen, geht sie souverän diesen Weg. Auch in schwierigen Phasen behält sie ihren aufrechten Gang, bis sie am Ziel ist. Mit großem Standvermögen, brillantem Verstand und einer schnellen Sprache setzt sie sich auch gegen Widerstände durch.

Menschen von so starker Präsenz ziehen andere automatisch in ihren Bann. Dazu sind sie smart genug, ihre Ausstrahlung gezielt für eigene Zwecke einzusetzen. Mit diesem Charisma werden sie respektiert und zugleich ein wenig gefürchtet, besonders wenn das Feuer mit ihnen durchgeht. Aber ihr weiches Herz (zumindest für Freunde und Bewunderer) macht sie bald wieder versöhnlich.

So viel Erfolg macht selbstbewusst, aber auch ein wenig selbstgefällig. Eine Pitta-Kapha-Natur möchte bewundert werden, sie braucht Anerkennung und Lob. Mit Statussymbolen führt sie gerne ihre Position und Wohlstand vor. Gesellschaftliche Konventionen respektiert sie und wahrt auch dann die Fassade, wenn es dahinter einmal nicht so rosig aussieht.

Wie immer, wenn ein Mensch zwei ausgeprägte Energien hat, hängt sein Lebensstil doch davon ab, welches Dosha ihn stärker beeinflusst.

Mit Pitta als der führenden Energie, ist er mit großer Wahrscheinlichkeit im oberen Management oder in der Politik zu finden. Er verfügt über hohe Führungsqualitäten, eine besondere Intelligenz und eine scharfe Zunge. Er verfolgt seine Ziele mit klarem Blick und setzt auch seine Ellbogen ein, um diese gegen alle möglichen Hindernisse zu erreichen. Auf seinem Weg dorthin sieht er keine Probleme, nur Herausforderungen. Wo Pitta auftritt, ist immer Temperament, Ehrgeiz und Dynamik im Spiel. Wer mit dieser Person auf Kriegsfuß steht, hat es schwer.

Zugleich handelt er mit genügend Vernunft und Sachverstand, um nicht draufgängerisch oder leichtsinnig zu sein. Hier kommt nämlich Kapha ins Spiel, welches ihm das rechte Maß an Gelassenheit und sicheren Boden schenkt. Dank Kapha kühlt auch sein impulsives Temperament, das in manchen Momenten durchbricht, bald wieder ab. Auch wenn sein Kampfgeist bisweilen Stress verursacht, findet er rechtzeitig wieder zu seinem harmonischen Gleichgewicht.

Überwiegt Kapha in der Konstitution, strahlt die Person noch mehr Ruhe und Standfestigkeit aus, verbunden mit geballter Power. So erreicht sie zwar langsamer, aber ohne Stress, ihr Ziel. Nebenbei nimmt sie sich Muße für die genussvollen Seiten des Lebens. Falls die Trägheit sie doch einmal überkommt, holt der Pitta-Anteil sie bald aus diesem Anflug von Lethargie ins aktive Leben zurück. Selbstredend stimmen bei einer solch erdverbundenen Person auch die Finanzen. Mit dem Wirtschaftsteil der Zeitung als Lieblingslektüre, ist sie bestens informiert über sichere und gewinnbringende Anlagen.

Körperliche Beschwerden

Auch wenn Pitta-Kapha-Naturen körperlich belastbar sind, verlieren die Doshas doch bei extremen Einflüssen das Gleichgewicht. Beschwerden werden entweder durch zu hohes Pitta oder übermäßiges Kapha ausgelöst. Ein Teil der Erkrankungen sind entsprechend „heiße" Erkrankungen, der andere Teil „kalte und schwere" Beschwerden. Da Pitta allgemein schneller reagiert als das schwerfällige Kapha-Dosha, sind durch Pitta verursachte Probleme häufiger.

Mit überhöhtem Pitta entwickelt der Körper zu viel Hitze. *Leber und Gallenblase* sind beim Pitta-Kapha-Typ besonders empfindlich und als erste Organe von Störungen betroffen. Die überlastete Leber bewirkt, dass der Mensch ständig müde ist. Er hat eine Abneigung gegen viele Nahrungsmittel, besonders Fettiges. Äußerlich zeigt sich die Leberschwäche an einer gelblichen Verfärbung der Augäpfel und einer gelblichen Haut. Wenn Sie solche Symptome bei sich erkennen, ist unbedingt ein Arztbesuch erforderlich. Die ärztliche Behandlung können Sie unterstützen, indem Sie Pitta-reduzierende Maßnahmen beachten.

Pitta ist ebenfalls verantwortlich für *akute hitzige Krankheiten:* plötzlich auftretende Fieberschübe, akute Erkrankungen, Ausschläge am ganzen Körper, heftige stechende Kopfschmerzen vom Typ Migräne.

Eine Pitta-Kapha-Natur neigt zu *Stress,* wenn sie ihre Aktivitäten übertreibt oder sich zu viel zumutet. Schnell reagiert das empfindliche Verdauungssystem mit einem übersäuerten Magen, Gastritis und Sodbrennen. Lange anhaltender Stress schwächt die Abwehrkräfte und macht diese Person dadurch anfällig für alle Arten von Infektionskrankheiten. Im Extremfall steigern sich die Stresssymptome bis zum „Burn-out", der klassischen Manager-Erkrankung. Alle im Kapitel „Pitta" dargestellten Erkrankungen können auch die Konstitution von Pitta-Kapha betreffen, wenn Pitta lange Zeit stark erhöht ist.

Wesentlich langsamer und eher unauffällig entwickeln sich hingegen „kalte Erkrankungen", die durch irritiertes Kapha entstehen. Allerdings nehmen sie oft einen chronischen Verlauf und sind dadurch schwerer zu behandeln. Dazu gehört der regelmäßig wieder-kehrende Schnupfen im Winter und Frühjahr. Auch die *schwerfällige Verdauung* ist ein bekanntes Thema für Menschen mit Pitta-Kapha-Natur: Unwohlsein nach dem Essen, Blähungen und Probleme mit dem Stuhlgang sowie eine Neigung zu Übergewicht. Auf das Konto von Kapha gehen auch ein erhöhter Cholesterinspiegel, Arterioskle-rose und Bluthochdruck.

Mit jedem Anstieg von Pitta und Kapha erhöht sich zugleich immer das Vata-Dosha. Überanstrengte Menschen leiden dann unter gesteigerter Nervosität, einer inneren Unruhe und den unterschied-lichsten Ängsten – von der Angst zu versagen bis hin zu Phobien. Sehr oft können sie nachts nicht mehr gut schlafen. Länger anhaltende Schlaflosigkeit ist ein Stresssymptom, das ernst genommen werden muss – Menschen, die tagsüber ein großes Arbeitspensum bewältigen, brauchen dringend genug Schlaf zur Regeneration. Bitte lesen Sie bei Schlafproblemen unter Vata Seite 65 nach.

Geistig-emotionale Herausforderungen

Ein Pitta-Kapha-Typ ist bestens geerdet, daher kann ihn so schnell nichts umwerfen. Er ist hart im Nehmen und emotional belast-bar. Das Problem liegt eher darin, wenn die Dinge allzu gut laufen und der Erfolg ihm zu Kopf steigt, dann kann es vorkommen, dass die Schattenseiten seiner Energien ins Spiel kommen. Durch Pitta neigt er zur Arroganz und Überheblichkeit. Er fühlt sich als Mittel-punkt der Welt und erhebt seine persönliche Meinung zum Maß aller Dinge. Da kaum einer sich mit ihm anzulegen traut, stößt er auf wenig Gegendruck. Sollte doch einmal Kritik an seiner Person oder Denkweise kommen, perlt diese an ihm ab wie Öltropfen auf einer glatten Oberfläche. Taube Ohren gegen gut gemeinte Ratschläge und Selbstzufriedenheit sind der Ausdruck für übersteigertes Kapha.

Menschen, die nicht seine Meinung und Werte teilen, kann er ohnehin schwerlich akzeptieren. Wie er selbst stark auf Äußerlich-keiten fixiert ist, bringt er auch anderen nur dann Respekt entgegen, wenn sie erfolgreich sind und einen gesellschaftlichen Status genießen. Querdenker, Verrücktheiten und Absurditäten, die unsere Welt so farbig und lebendig machen, wertet er mit einer herablassenden Geste als „Spleen" ab.

Diese Person kann ihr Kraftfeld so stark ausdehnen, dass andere Menschen in ihrem Umkreis keinen Raum finden können, ohnehin sieht sie diese nur als applaudierende Statisten für ihre Show. Zugleich ist ihr Blick für den Rest der Welt so eingeschränkt, dass sie über ihren Horizont nicht hinausblicken kann. Beharrlich bleibt sie auf ihrem Standpunkt stehen. Nun hat auch ein „ewiger Siegertyp" nicht sein ganzes Schicksal in den eigenen Händen, selbst eine Pitta-Kapha-Natur muss manchmal Niederlagen einstecken. Damit tut sie sich aber sehr schwer! Jähzorn und Wutausbrüche sind dann ihre Reaktionen, die sich im Extremfall sich bis zur Cholerik hochschaukeln. Tennisprofis und Fußballer sehen wir manchmal mit überschäumendem Pitta zornentbrannt vom Platz stürmen.

Das erhöht die Pitta-Kapha-Energie

Alle Faktoren, die Pitta und Kapha einzeln verstärken, erhöhen den entsprechenden Anteil in Ihrer Konstitution. Je nach gegebener Situation und dem Schwerpunkt Ihrer Wesensnatur steigt entweder der feurige oder der erdverbundene Anteil an.

Faktoren, die aufgrund des äußeren makrokosmischen Rhythmus die Doshas im Menschen erhöhen:
- morgens zwischen 6 und 10 Uhr, am Abend von 18 bis 22 Uhr (Kaphazeit)
- mittags von 10 bis 14 Uhr und nachts von 22 bis 2 Uhr (Pittazeit)
- im Spätwinter von Februar bis April (Kapha)
- im Sommer zwischen Juni und September (Pittazeit)

Andere Faktoren sind:
- übermäßiger Ehrgeiz

· zu viele Aktivitäten
· zu viel körperliche Arbeit (bei überhöhtem Pitta)
· wenig Bewegung und zu viel Essen (bei hohem Kapha)

Achtung: Hitze erhöht die Pitta-Energie, feuchte Kälte steigert Kapha. Im April oder Mai findet der Übergang von Kapha zu Pitta statt. Beide Doshas können sich, je nach aktueller Witterung, überschneiden. Beachten Sie bitte jetzt den Zustand Ihrer Doshas besonders aufmerksam.

Die richtige Beurteilung der Symptome

Es dauert lange, bis sich bei einer Pitta-Kapha-Natur Symptome eines Ungleichgewichts offensichtlich zeigen. Noch länger dauert es, bis dieser Mensch sie ernst nimmt. Hart im Nehmen kann er sich überhaupt nicht vorstellen, dass ihm wirklich etwas anhaben könnte – am wenigsten lästige Hindernisse wie Krankheiten!

Da Pitta-Kapha eine Mischung aus heißer und kalter Energie verkörpert, sollten Sie die Symptome genau beobachten. Es ist wichtig, klar zu erkennen, ob die Beschwerden durch gestörtes Pitta oder durch zu hohes Kapha entstanden sind, denn davon hängt die jeweilige Behandlung ab.

Falls Pitta und Kapha einmal gleichzeitig erhöht sind, also heiße und kalte Symptome zusammen oder im schnellen Wechsel auftreten, wird immer zuerst jenes Dosha behandelt, welches akutere Beschwerden verursacht.

Um die Symptome einzuordnen, rate ich Ihnen, sich bitte noch einmal die grundlegenden Eigenschaften der Doshas in Erinnerung zu rufen: Die Zeichen von Pitta sind stechend, beißend, heiß, scharf und sauer. Die Qualitäten von Kapha sind ölig, kalt, weich, schwer und träge.

Beispiele:

Die Kollegen arbeiten Ihrer Meinung nach nicht zügig und perfekt genug. Sie werden gereizt, bekommen stechende Kopfschmerzen.

167

Zuhause brechen Sie in der Familie einen Streit vom Zaun. Diese klassischen „heißen" Symptome weisen auf ein erhöhtes Pitta hin. Nach einem kühlenden leichten Abendessen und einem Spaziergang im Wald wird es Ihnen besser gehen. Lesen Sie dazu weiter unter „Pitta" das Kapitel „Ihr Weg zu Harmonie und Vitalität".

Es ist ein kühler Tag, Sie frieren, fühlen sich müde und lustlos und möchten nur im Bett bleiben. Obendrein kündigt sich eine Erkältung an. Solche „kalten" Symptome sind eindeutig durch gestörtes Kapha entstanden. Gut tun jetzt ein heißes Bad, ein Besuch in der Sauna und ein belebender Yogitee. Mehr Tipps finden sie im Kapitel „Kapha" auf Seite 116.

Ihr Weg zu Harmonie und Vitalität

Ihr dynamischer vorwärts strebender Lebensstil macht Sie rundum zufrieden. Noch glücklicher können Sie sein, indem Sie mehr Unbeschwertheit und Leichtigkeit in Ihren Alltag bringen. Es sind oft Kleinigkeiten, mit denen Sie Ihr Leben schon durch Impulse von Vata bereichern können.

Das Feuer sollte nicht zu stark brennen, Erde nicht zu schwer werden. In der optimalen Temperaturmischung von heiß und kalt liegt die Qualität Ihrer Lebensführung.

Suchen Sie eine klare Trennung zwischen Berufsleben und Freizeit. Beginnen sie den Tag entspannt mit einer Meditation und leichten Körperübungen. Sie halten auf diese Weise einmal inne und treten in freundlichen Kontakt mit sich, bevor Sie anschließend „Tempo aufnehmen". Stellen Sie abends nach der Arbeit bewusst auf Entspannung um. Mit einem Spaziergang oder beim Sport legen Sie automatisch einen Gang zurück. Allgemein sollten Sie so oft als möglich in die Natur hinaus. An der frischen Luft nähren Sie Vata, zugleich verfeinern Sie Ihre Wahrnehmung. Eine Kopfmassage mit kühlendem Kokosöl hilft Ihnen am Abend, angestaute Spannungen aufzulösen und verschafft einen ruhigen Schlaf. Lassen Sie mit ruhiger sanfter Musik den Tag in einer entspannten Atmosphäre ausklingen. Sobald Sie sich in die Klangwelten hinein begeben, löst feste Materie sich auf und Sie betreten andere Sphären.

Jeder Ausdruck von Kunst und Kultur ist eine inspirierende Bereicherung. Dazu gehört auch, zwischendurch ein gutes Buch in die Hand zu nehmen. Vielleicht erlernen Sie selbst ein Instrument. Hatten Sie nicht früher manchmal Lust, Saxophon oder Klavier zu spielen? Es ist nie zu spät, um etwas Neues zu beginnen.

Werden Sie krisenfest. Auch wenn der Erfolg Ihnen scheinbar nacheilt, hält das Leben Überraschungen bereit, die womöglich nicht Ihren Wünschen entsprechen. Eine Lebenskrise kann auch das Ende eines ausgefüllten Arbeitslebens sein oder der Moment, wenn die Kinder aus dem Haus gehen. Wie oft bleibt man da mit leeren Händen und ohne ein Fundament an eigenen Interessen alleine zurück. In dieselbe Zeit fällt die viel zitierte Midlife-Crisis und bei Frauen die Menopause, wenn zugleich das Stadium der vollen Leistungsfähigkeit vorbei ist. Um hier in kein tiefes Loch zu fallen, richten Sie frühzeitig den Blick auf anderweitige Interessen.

Lernen Sie Toleranz und Respekt für Menschen, die anders fühlen und denken als Sie. Wie Sie selbst, möchten auch andere Menschen anerkannt und ernst genommen werden. Ein Mensch, der weniger erreicht, ist deshalb nicht weniger wertvoll, nur hat er in diesem Leben andere Aufgaben als Sie zu erfüllen.

Verlassen Sie Ihre Stellung im Mittelpunkt und treten Sie ein Stück beiseite. Seien Sie nicht immer in Aktion, sondern nehmen Sie die Rolle des Beobachters ein. Zeigen Sie Interesse für Menschen, mit denen Sie zu tun haben.

Entwickeln Sie Feingefühl: Mit Ihrer Art überrollen Sie manchmal Menschen. Geben Sie doch selbst einmal einen Fehler zu. Es macht einen Menschen sympathisch (und eben menschlich) wenn er den Mut hat, eine Schwäche zu zeigen.

Seien Sie offen, verlassen Sie altbekannte Pfade und suchen Sie immer wieder Herausforderungen, denn die Lorbeeren des Erfolgs als Ruhekissen fördern Selbstgefälligkeit. Durch neue Aufgaben können Sie eingefahrene Muster verlassen und Grenzen neu ausloten. Im ungewohnten Umfeld werden Sie Ihren Horizont erweitern und neue Erfahrungen sammeln.

Freude an den kleinen Dingen ist das Salz des Lebens. Entwickeln Sie einen Blick für die Schönheiten am Rande des Geschehens: ein flüchtiges Lächeln von einem Unbekannten, das Gefühl von warmem Regen auf der Haut, Rascheln von Herbstlaub auf dem Gehweg. Genießen Sie diese Augenblicke, halten Sie bewusst inne, atmen Sie einmal tief durch – und erfreuen Sie sich aus tiefem Herzen Ihres Lebens.

Die richtige Ernährung

Mit Ihrem kräftigen Agni dürften Sie kaum Probleme mit Ihrer Verdauung haben, solange Sie auf eine ausgewogene Ernährung achten. Stress, sowie ein hastig eingenommenes und sehr schweres Essen schlagen allerdings schnell auf den Magen. Sie fühlen sich dann unwohl und verspüren ein Völlegefühl im Leib. Ein besonderes Augenmerk gilt auch Ihrer Leberpflege. Vermeiden Sie daher ölige, fettige und sehr üppige Speisen. Gut verdaulich ist gekochtes oder in Ghee angebratenes Gemüse, Fisch oder Tofu in einer leichten Soße.

Da Sie durch Ihre Konstitution ein heißes und ein kaltes Dosha zu regulieren haben, liegen Sie im Zweifelsfall richtig mit dem Prinzip des Goldenen Mittelwegs.

Das tut Ihnen gut:
- Essen Sie regelmäßig und nicht zu große Mengen auf einmal
- Vermeiden Sie Zwischenmahlzeiten
- Bevorzugen Sie bittere und zusammenziehende Speisen. Diese reduzieren Pitta und Kapha zugleich. Bitterer Geschmack wirkt besänftigend auf Leber und Gallenblase ein. Ideal sind Chicorée, Rucola und Artischocken. Bitter ist für eine Pitta-Kapha-Natur auch, dass die Wirklichkeit nicht immer ihren Vorstellungen gehorcht; damit lässt sich über diese Geschmacksrichtung zugleich die geistige Haltung lockern
- Genießen Sie Ihr Essen bei lauwarmer Temperatur, weder zu heiß noch zu kalt

· Zur Unterstützung der Verdauung nehmen Sie mit dem ersten Bissen jeder Mahlzeit etwas Ghee ein
· Genießen Sie Ihre Mahlzeit in einer ruhigen und entspannten Atmosphäre. Vermeiden Sie emotional aufgeladene Unterhaltungen und Zeitungslektüre. Auch Geschäftsessen sind übrigens schwer verdaulich

Was zu vermeiden ist:
· Öle und Fette, frittierte und in Öl ausgebackenes Essen
· sehr salzige und saure Lebensmittel (erhöhen Pitta und Kapha), saure Früchte, Essig und milchsauer vergorene Lebensmittel wie Sauerkraut
· Verwenden Sie Gewürze nur in Maßen. Auf scharfe Gewürze verzichten Sie besser ganz

Zur Feinabstimmung Ihres Speiseplans berücksichtigen Sie bitte Ihre individuelle Konstitution. Sind Sie eher durch Kapha geprägt und relativ füllig, dürfte Ihre Verdauung träger sein. Dann tut Ihnen leichte, wärmende Nahrung gut. Haben Sie eher die Eigenschaften von Pitta und eine gut funktionierende Verdauung mit einem eher weichen Stuhl, brauchen Sie vorwiegend kühlende und nahrhafte Kost. Ein zusätzliches Kriterium sind die Jahreszeiten: Im Sommer bevorzugen Sie eher Pitta-senkende, im Winter eher Kapha-senkende Speisen. Dazwischen orientieren Sie sich an den allgemeinen Essensregeln.

Getränke für den Pitta-Kapha-Typ

Auch in puncto Trinken können Sie sich am jeweils vorherrschenden Dosha orientieren. Im Winter empfehlen sich wärmende Getränke, im Sommer dürfen sie kühl, aber nicht kalt sein. Ansonsten sind die Getränke lauwarm. Am Morgen bringt Sie eine Tasse Ingwertee mit einem Spritzer Zitrone und etwas Honig in Schwung.

Verzichten Sie auf:
· eisgekühlte Getränke
· Kaffee, saure Säfte (Tomatensaft!) und kohlensäurehaltige Getränke
· zu viel Alkohol, besonders hochprozentige Schnäpse

Lebensmittel für den Pitta-Kapha-Typ

Getreide und Hülsenfrüchte:
- · ideal: Gerste, Dinkel, Weizen, Mung-Dhal, Bohnen, Tofu
- · in Maßen: Roggen, geschälter Reis, Hafer, Mais, Hirse, Linsen, Kichererbsen
- · vermeiden: Vollreis

Gemüse:
- · ideal: bitteres und herbes Gemüse: Blattgemüse, Endivien, Artischocken, Kohl, Löwenzahn, Spinat
- · in Maßen: Blumenkohl, Auberginen, Avocados, Tomaten, Gurken, Erbsen, Kürbis, Schwarzwurzeln, Pilze, gekochte Zwiebeln, Rote Bete, Radieschen, Rettich, Spargel, Karotten, Lauch, Sellerie
- · vermeiden: Kartoffeln, Peperoni

Früchte:
- · ideal: Äpfel, süße Früchte
- · in Maßen: saure Früchte

Milchprodukte:
- · generell: nur in Maßen
- · ideal: Ghee, Buttermilch, Magerkäse
- · in Maßen: Butter
- · vermeiden: Joghurt, würzige, salzige und fettige Käse

Nüsse:
- · ideal: Sonnenblumenkerne
- · in Maßen: Kokosnuss

Öle und Fette:
- · ideal: Kokosöl, Sonnenblumenöl, Olivenöl
- · in Maßen: Sesamöl

Kräuter und Gewürze:
- · ideal: Kurkuma, Koriander, frische Curryblätter, Himbeerblätter, Kamille, Minze, Melisse, Kümmel, Petersilie, Pfefferminze

· in Maßen: Kardamom, Majoran, Thymian, Oregano, Paprika,
Ingwer, Wacholderbeeren, Tamarinde
· vermeiden: Salz, scharfe Gewürze wie Cayennepfeffer, Chili

Ein Vorschlag für Ihren Speiseplan:

Morgens:
Das Frühstück darf relativ üppig ausfallen. Je nach Geschmack:
Brot mit Butter und Marmelade oder Frischkäse (mit Schnittlauch).
Oder ein gut eingeweichtes Müsli mit frischen süßen Früchten.

Mittags:
Mittags nehmen Sie ein gehaltvolles, nicht zu schweres Essen
ein. Nudeln mit Gemüse und einer Artischocken-Olivensoße und
dazu reichlich Rucola-Salat. Zum Nachtisch trinken Sie ein Glas
gesüßtes Lassi.

Abends:
Essen Sie wenig. Eine Gemüsesuppe mit angebratenem Tofu als
Einlage, dazu eine Scheibe Butterbrot.

Fasten entgiftet

Fasten ist eine hilfreiche Maßnahme zur Ihrer regelmäßigen Entschlackung. Sie dürfen einmal pro Woche einen Fastentag einlegen,
besonders in den Sommermonaten ist das sinnvoll. Trinken Sie an
diesem Tag ausschließlich frische Säfte, vorwiegend Apfelsaft, der
Kapha reduzierend wirkt. Im Frühjahr gilt die Aufmerksamkeit besonders überschüssigem Kapha. Für diese Zeit empfiehlt sich einmal
pro Monat eine viertägige Fastenkur; falls Kapha sehr hoch ist, kann
diese auch häufiger erfolgen. Schlagen Sie bitte dazu unter „Kapha"
(siehe Seite 123) nach.

Körperpflege – bitte recht kräftig

Auch Ihre Körperpflege sollte sich immer mit Augenmerk auf Ihre
aktuell dominierende Energie gestalten. Orientieren Sie sich in der

kalten Jahreszeit eher an belebenden Maßnahmen, im Sommer tut kühlende Körperpflege gut.

Im Winter werden Sie sich bei Schwitzkuren bei milden Temperaturen wohlfühlen. Gehen sie deshalb regelmäßig in die Sauna (nicht über 85 Grad), genießen Sie Dampfbäder und einen warmen Whirlpool. Neben dem entspannenden Wohlfühleffekt entgiften solche milden Schwitzkuren. Der Winter ist auch die richtige Zeit für Massagen mit Sesamöl oder Olivenöl. Wenn Kapha sehr hoch ist, belebt eine Massage mit einem Sisalhandschuh. Insgesamt dürfen die Massagen mit kräftigem Strich ausgeführt werden, damit Schwung in den Stoffwechsel kommt. Im Sommer bevorzugen Sie Kokosöl für die Massage. Eine Massage kann Sie auch gefühlsmäßig sensibilisieren, wenn Sie sich auf die feineren Empfindungen dabei einstimmen.

Zur Entspannung nach getaner Arbeit und zu einer guten Nachtruhe verhilft Ihnen eine Kopfmassage. Massieren Sie am Abend Ihren Kopf mit Kokosöl oder Olivenöl (je nach Situation) ein. Waschen Sie bitte das Öl spätestens nach 30 Minuten wieder aus, da Sie andernfalls womöglich Kopfschmerzen bekommen.

Eine Panchakarma-Kur ist für Ihre Konstitution eine sehr hilfreiche Maßnahme, um Ihren Stoffwechsel anzuregen und das Gewebe zu reinigen. Zugleich ist die Kur eine wohltuende Auszeit vom Alltag, in der Sie auch mental regenerieren. Bester Zeitpunkt ist das späte Frühjahr.

Widmen Sie besondere Sorgfalt auf die regelmäßige Reinigung ihrer Sinnesorgane, wie sie im Kapitel „Das richtige Verhalten über den Tag" (siehe Seite 246) beschrieben ist. Säubern Sie am Morgen und am Abend die Schleimhäute, indem Sie lauwarmes Wasser mit etwas Steinsalz in die Nase hochziehen. Damit beugen Sie Ansammlungen von Schleim in den Nebenhöhlen vor.

Kühlend und beruhigend für die Augen wirkt Rosenwasser. Wenn Ihre Augen durch übermäßige Hitze brennen, zum Beispiel durch Arbeit am Computer oder auch im Sommer, legen Sie ein mit Rosenwasser getränktes Wattepad auf Ihre Augen.

Kleidung zum Wohlfühlen

Was Ihre Kleidung angeht, sind Sie ziemlich flexibel. Achten Sie im Sommer eher auf Materialien in Baumwolle oder Seide. Die Kleidungsstücke sollten leger geschnitten sein und frische Farben, wie Blau, Grün und Weiß, haben. Wärmende Nuancen in Rot, Orange und Dunkelgelb sind ideale Töne für die Winterkleidung.

Tipps aus der ayurvedischen Hausapotheke

· Um allgemeinen Beschwerden Ihrer Konstitution vorzubeugen bzw. diese zu kurieren, empfiehlt sich die regelmäßige Einnahme von *Triphala*. Triphala ist ein ayurvedisches Pulver, das blutreinigend und leicht abführend wirkt. Nehmen Sie täglich morgens und abends Triphala ein. Setzen Sie dazu morgens einen Esslöffel Pulver mit warmem Wasser an und trinken Sie den klaren Anteil am Abend. Gießen Sie dasselbe Pulver nochmals mit warmem Wasser auf, von dem Sie am nächsten Morgen wieder den klaren Anteil trinken. Für den nächsten Aufguss wird dann frisches Pulver verwendet.

   Alle 14 Tage nehmen Sie eine leichte *Abführkur* mit Triphala vor: Dazu gießen Sie abends zwei Teelöffel Pulver mit warmem Wasser auf, das Sie nach zehn Minuten zusammen mit dem Pulver trinken.

· *Liv 52* ist ein ayurvedisches Präparat, das die Funktionen der Leber unterstützt. Es sollte eingenommen werden während langer Stressphasen und bei akuten Leberbeschwerden.

· Generell richtet sich die Selbstbehandlung von Erkrankungen immer nach dem verursachenden Dosha. Entsprechende Vorschläge entnehmen Sie bitte den jeweiligen Kapiteln zum Energietyp „Pitta" bzw. „Kapha".

Meditation

Meditation sollte ein fester Bestandteil Ihrer täglichen Praxis sein. Vielleicht haben Sie gegenüber spirituellen Dingen ein eher misstrauisches Verhältnis. Das ist unnötig, denn in der Meditation werden Ihnen keine unbekannten Dogmen auferlegt. Vielmehr geht es darum, dass Sie hier eine Möglichkeit finden, in sich zu kehren, um Offenheit und Feingefühl für Dinge, die Ihnen bisher womöglich entgangen sind, zu entwickeln. In der Meditation werden Sie auch Raum finden, um eigene Werte oder Positionen entspannt zu überdenken. Somit kann Meditation einen Schritt zur Verfeinerung Ihrer Persönlichkeit leisten. Besonders jene Meditationsformen sind für Sie hilfreich, die eine Haltung von Mitgefühl und Toleranz in Ihnen entwickeln. Ein spiritueller Lehrer, den Sie respektieren können, wird auf Ihrem Weg der geistigen Entwicklung ein hilfreicher Begleiter sein.

Ausdehnende Liebe

Diese Visualisierungsübung aus dem tibetischen Buddhismus unterstützt eine mitfühlende Haltung für andere Menschen. Ausgangspunkt ist die Vorstellung, dass alle Wesen auf der Erde wertvoll und einzigartig sind. Im Gedanken senden Sie diesen Menschen aufrichtig ebenso viel Glück, wie Sie für sich selbst wünschen.

Morgens nach dem Aufstehen durchgeführt, entwickeln Sie eine entsprechende Haltung für den Tag. Wiederholen Sie diese Meditation am Abend, wobei Sie jetzt besonders an jene Menschen denken, denen Sie tagsüber begegnet sind.

Sitzen Sie bequem mit einem ruhigen und friedlichen Geist. Wünschen Sie zunächst sich selbst aufrichtig alles Gute: Glück, Frieden, Wohlstand, Gesundheit. Stellen Sie sich vor, dass all diese guten Wünsche sich als eine helle Lichtkugel in Ihrem Herzen konzentrieren.

Denken Sie nun an Ihre Familie, Eltern und Geschwister, an Ihren Lebenspartner und an Ihre Kinder. Senden Sie die Lichtkugel aus Ihrem Herzen mit allen guten Wünschen zu ihnen.

Dehnen Sie Ihre Vorstellung auf die Menschen aus, mit denen Sie im täglichen Leben zu tun haben: Ihre Arbeitskollegen, Nachbarn, den Bäcker und Busfahrer. Senden Sie ihnen allen dieses helle Licht mit dem ehrlichen Wunsch, dass sie vor Unheil und Krankheiten bewahrt werden mögen und alles Gute dieser Welt mit ihnen sei.

Nun stellen Sie sich alle Bewohner Ihrer Stadt vor. Schweifen Sie mit Ihrem geistigen Auge über alle Häuser und Straßenzüge und wünschen Sie all diesen unbekannten Menschen positive Kraft.

Visualisieren Sie die Landkarte vom ganzen Erdball. Stellen Sie sich alle Menschen auf dieser Erde vor und wünschen Sie allen größtes Glück und Gesundheit. Wünschen Sie, dass sie nicht Hunger leiden müssen, in keine Kriege verwickelt werden und auch sonst keinerlei Leid ertragen müssen. Senden Sie Ihr Licht zu all diesen Menschen und wünschen ihnen noch einmal alles, was Sie auch für Ihr eigenes Leben wünschen.

Das Spiel der Wolken

Diese Übung kann Ihren Geist in einen weiten Raum tragen, in dem Sie gelassen die Dinge beobachten, ohne sie kontrollieren zu wollen. Im Mittelpunkt der Aufmerksamkeit steht die natürliche Atmung in einer entspannten Grundhaltung. Beeinflussen Sie Ihren Atem nicht und zählen Sie auch keine Atemzüge. Wichtig ist nur, in der Atembewegung Ruhe zu finden.

Legen Sie sich nun auf den Boden oder setzen Sie sich entspannt auf einen Stuhl. Schließen Sie, wenn Sie möchten, die Augen.

Stellen Sie sich einen stahlblauen Himmel vor. Sehen Sie im Geist die Wolken kommen und wieder vorüber ziehen. Spüren Sie, wie Ruhe und Frieden in Ihren Geist einziehen, indem die Wolken auftreten, um sich bald schon wieder aufzulösen. Lassen Sie all dies geschehen, es gibt nichts festzuhalten, alle Perfektion findet in diesem Augenblick statt. Nehmen Sie nun den weiten Raum des blauen Himmels im Geiste auf. Atmen Sie dieses helle klare Gefühl ein und lassen Sie es durch Ihren ganzen Körper strömen. Bei schönem Wetter empfiehlt es sich, diese Übung in der Natur zu machen. Legen Sie sich ins Gras und beobachten Sie mit dieser inneren Haltung das Spiel der Wolken.

Ihre Marma-Punkte

Inspiration durch das Herz

Die Marma-Praxis unterstützt Sie darin, Qualitäten von Mitgefühl und Altruismus zu aktivieren. Sie ist tagsüber zu jeder beliebigen Zeit durchführbar, und besonders wertvoll bei der Einstimmung auf eine neue Situation. (Näheres zu den Marma-Punkten auf Seite 242.)

Drei wichtige Marma-Punkte stehen zu Ihrer Konstitution in unmittelbarer Beziehung:

Hridaya der Herzenspunkt; direkt auf dem Brustbein.

Nabhi im Bereich um dem Nabel; hier manifestieren sich Hitze und Veränderung.

Vasti im Unterbauch zwischen Schambein und Nabel; der Punkt tiefer Empfindsamkeit.

Machen Sie es sich im Sitzen bequem. Legen Sie beide Hände auf den Herzenspunkt Hridaya. Machen Sie fünf ruhige gleichmäßige Atemzüge und fühlen Sie in die Herzensenergie hinein.

Wenn Sie innere Stille gefunden haben, lassen Sie eine Hand zu Nabhi hinabwandern, wo sie wieder fünf Atemzüge lang ruht. Anschließend gehen Sie noch ein Stück weiter nach unten zu Vasti. Die andere Hand bleibt während der ganzen Zeit auf Hridaya liegen.

Bringen Sie die wandernde Hand zurück zu Hridaya und genießen Sie das Gefühl des freien Energieflusses zwischen diesen drei Energiepunkten.

Der ideale Beruf

Beruf bedeutet für Sie zugleich Berufung. Was immer Sie tun, gilt Ihrer ganzen Aufmerksamkeit und Hingabe. So verschmilzt Ihre Persönlichkeit mit Ihrer beruflichen Tätigkeit zu einer Einheit.

Bei soviel Ehrgeiz, Know-how und Ausdauer ist es fast egal, was Sie in die Hand nehmen – die Erfolgsgarantie ist Ihnen gewiss.

Als geborene Autoritätsperson findet man Sie wahrscheinlich in der Führungsetage, falls Sie nicht ohnehin Ihr eigenes Unternehmen gegründet haben.

Klassische und traditionelle Berufe und solche, die mit Finanzen zu tun haben, liegen Ihnen besonders. Vielleicht sind Sie Architekt, Immobilienmakler oder leitender Bankangestellter. Doch wären Sie in fast jedem anderen Beruf ebenso strebsam und erfolgreich geworden. Mit einer Ausbildung als Verkäuferin wären Sie zur Verkaufsleiterin aufgestiegen, als Sportkanone würden Sie bei großen Wettkämpfen an den Start gehen. Was Ihrem Naturell allerdings fehlt, ist das künstlerische Händchen. Wenn Sie sich für die kreativen Bereiche interessieren, ist eine realistische Selbsteinschätzung nötig.

Problematisch wird Teamarbeit, wenn Ihr Pitta sehr hoch ist und Sie zu Ungeduld und übermäßigem Ehrgeiz antreibt. Mitarbeiter werden bei Ihnen „durchfallen", wenn sie nicht auf Ihrer energetischen Wellenlänge liegen. Da sind Anspannungen geradezu vorprogrammiert – für Sie selbst sowie für Ihre Kollegen. Ein Schuss mehr Gelassenheit und Toleranz verbessert die Arbeitsatmosphäre erheblich.

Partnerschaft und Familie

Sie haben einen ausgeprägten Sinn für das Familienleben und sind ein liebevoller Partner, mit dem man gut zurechtkommen kann. Standfest und energiegeladen sind Sie Ihrem Partner und den Kindern der Fels in der Brandung. Mit Ihrer Power und Organisationsgabe reichen Ihre Kapazitäten für Familie und Beruf zugleich aus. Sie jonglieren zwischen Familie und Arbeit und bleiben bei aller Beanspruchung trotzdem zumeist gut gelaunt und lebensfroh. Sie sind der Magnet, um den sich auch Zuhause alle scharen. Außerhalb der Familie ziehen Sie zwar einen großen Kreis Menschen an, allerdings dürften diese Bekanntschaften eher unverbindlich sein.

Ihr Naturell legt nahe, dass Sie auch in Ihren vier Wänden der Boss sein möchten. Sollten Sie allerdings einen Partner haben mit ebenso viel Pitta und Kapha wie Sie, könnte er Ihnen diese Position streitig machen. Schließlich neigen Sie beide zu Dominanz und Starr-köpfigkeit. Um einander nicht in die Quere zu kommen, teilen Sie klar Ihre Aufgaben und Verantwortlichkeiten auf.

Dagegen wird ein Partner mit hohem Vata gerade diesen Ehrgeiz in Ihnen besänftigen. Mit seiner Feinfühligkeit spricht er Ihre sensiblen Seiten an. Er lebt Ihnen vor, wie man Gefühle ausdrückt, Fantasien auslebt und dass das Leben auch leicht und beschwingt sein darf. Er geht mit aufrichtigem Interesse auf Ihr Seelenleben ein und schafft es, Sie aus der emotionalen Reserve zu locken. Er zeigt Ihnen, wie auch Nicht-Materielles glücklich machen kann. Wenn dieser Mensch noch genügend Pitta im Blut hat, sorgen die beiden feurigen Naturen für jede Menge Leidenschaft und Dynamik. Eine Beziehung mit Vata-Pitta kann für Sie beide eine wunderbare Ergänzung sein.

Bei einem Lebensgefährten mit Vata-Kapha-Naturell bleibt es klar: Sie sind und bleiben der Boss. Es kann sogar sein, dass Sie diese sanftmütige Person mit Ihrem Drive ganz unabsichtlich in die Ecke schieben. Während Sie immer mehr Raum einnehmen, zieht sie sich schweigend zurück.

Ihre Lernaufgabe in der Partnerschaft:

Mit Ihrer starken Ausdruckskraft fühlen sich manche Menschen von Ihnen überrollt. Indem Sie Rücksicht und Achtsamkeit üben, schaffen Sie für die anderen Familienmitglieder ausreichend Raum für deren Entwicklung.

Ihr Kind

Ihr Kind findet bei Ihnen emotionale und finanzielle Sicherheit. Wahrscheinlich haben Sie eine klare Vorstellung, welches Verhalten Ihr Kind an den Tag legen sollte und was später einmal aus ihm wird. Vielleicht haben Sie Ihr Kind schon als künftigen Nachfolger für Ihr Unternehmen vorgesehen. Mit solchen hohen Erwartungen über-sehen Sie allerdings leicht, welche Wesensnatur Ihr Kind tatsächlich hat und welche Fähigkeiten es ausleben möchte. Missverstehen Sie es daher nicht als Ungehorsam, wenn Ihr Kind sich anders entwickelt, als Sie es vielleicht erwarten.

Freizeit und Fitness

Sie brauchen Bewegung wie die Luft zum Atmen. Mit Ihrer Power müssen Sie einfach regelmäßig Energie ablassen, um sich rundum wohlzufühlen. Menschen Ihres Typs sind die geborenen Spitzensportler, da Sie auch auf körperlicher Ebene Dynamik, Energie und Ausdauer vereinen. Es darf ruhig ein härteres Training sein, doch auch für Sie gilt, wie immer im ayurvedischen Sportprogramm: Übernehmen Sie sich nicht, sondern betrachten Sie Sport von der lockeren Seite. Sobald beim Tennismatch Ihr Kampfgeist unangenehme Empfindungen auslöst, legen Sie eine Pause ein.

Optimale Sportarten sind Squash, Mittelstreckenläufe, Karate, aber auch riskantere Varianten wie Drachenfliegen und Klettern. Sind Sie vorwiegend Kapha betont, bevorzugen Sie vermutlich Sportarten, die noch mehr Ausdauer, aber weniger Kampfgeist verlangen, wie Marathon und Rennradfahren. Im Sommer brauchen Sie Abkühlung, idealer dafür ist Schwimmen. Um Ihren Teamgeist zu entwickeln, engagieren Sie sich doch in Sportarten wie Handball oder Volleyball.

Ansonsten dürfen Sie sich in Ihrer Freizeit öfter mal treiben lassen. Als Ausgleich zu Ihrem vollen Terminkalenders leben Sie einfach in den Sonntag hinein, frühstücken Sie im Bett und nehmen Sie sich bewusst nichts vor. Im Verlauf dieses Tages möchten Sie vielleicht eine Ausstellung für moderne Malerei ansehen oder eine Theateraufführung besuchen. Kunstwerke, welcher Couleur auch immer, sind Ausdruck menschlicher Empfindungen. Solche Objekte vorurteilsfrei zu betrachten, schult den offenen Geist.

In Ihrem Urlaub tun Tapetenwechsel und der Abstand vom Alltag Zuhause gut. Auch jetzt organisieren Sie bitte kein straffes Programm! Ein fauler Tag in der Hängematte mit einem guten Buch in der Hand ist Entspannung pur. Was auch immer Sie unternehmen möchten, üben Sie alle Aktivitäten mit einem Gefühl mentaler Unbeschwertheit aus.

Was die Urlaubsziele betrifft, fühlen Sie sich praktisch überall wohl. Sie vertragen sowohl Hitze als auch Kälte, bevorzugen aber

181

normalerweise gemäßigte Klimazonen. Die beste Erholung finden Sie im Gebirge. Auf einer Trekkingtour können Sie in klarer Luft und bei Fernsicht so richtig durchatmen.

Ihr Zuhause

Ihre ideale Wohnung liegt in einem Altbau in den oberen Stockwerken. Sie hat hohe Wände und große Fenster. Allerdings sollten die Räume im Sommer nicht übermäßig stark aufheizen. Wahrscheinlich richten Sie Ihre vier Wände gemütlich im klassischen Stil ein, wobei ein bisschen Pomp ruhig dabei sein darf. Bitte vermeiden Sie aber, die Räume zu überladen. Besser ist eine eher luftige Atmosphäre. Interessante Souvenirs oder Kunstgegenstände von Ihren Reisen bringen den persönlichen Touch in Ihr Zuhause.

Zum inneren Frieden finden

Wir halten nicht alle Fäden, die unser Leben bestimmen, selbst in der Hand. Oft spielt das Schicksal nach seinen eigenen Regeln, ohne dass es unsere Erwartungen erfüllt. Ein Fehlschlag bedeutet für Sie, Kontrolle über eine Situation zu verlieren, die für Ihre Sicherheit doch so wichtig erscheint. Ihre Aufgabe ist deshalb die Entwicklung von Demut gegenüber den kosmischen Gesetzen. Öffnen Sie sich für das Ungeplante, dann werden Sie auch Ereignisse, die nicht in Ihr Konzept passen, mit größerer Gelassenheit annehmen. Zugleich kann eine Krise oder Enttäuschung eine wirkliche Chance für Ihren Bewusstseinsprozess sein. An diesem kritischen Punkt des „Versagens" berühren Sie den zentralen Nerv Ihres Mensch-Seins. Es stellen sich jetzt Fragen: „Was bin ich wert, wenn Anerkennung und Erfolg ausbleiben?", „Wie fühle ich mich ohne Geld und gesellschaftliches Ansehen?" Machen Sie aus einer Krise das Beste – Sie haben das Zeug dazu.

Als Fingerübung geben Sie hin und wieder freiwillig die Zügel ab. Sie werden sehen, auch wenn sich die Dinge anders als geplant entwickeln, können Sie nur daran wachsen. Womöglich erkennen Sie, dass wirkliches Glück sich weder durch äußere materielle Kriterien definiert, noch der erhoffte Hauptgewinn ist für alle Mühen und Anstrengungen. Das Potenzial für ein von Glück erfülltes Leben ist bereits vorhanden – es will nur gelebt werden.

Aus spiritueller Sichtweise liegt Ihre Schwäche in einem überhöhten Ego. Es ist die Vorstellung, wichtiger zu sein als andere. Bei grundlegender Betrachtung jedoch, sitzen wir alle im selbem Boot, egal welcher Schicht oder Glaubensrichtung wir angehören oder aus welchem Land wir kommen: Es ist die Sehnsucht nach Liebe, Gesundheit und Glück, die alle Menschen dieser Welt miteinander verbindet.

Der erste Schritt zur Öffnung kann eine Einladung an den Schmetterling sein, an die Vata-Energie. In dieser unbeschwerten Atmosphäre lernen Sie Qualitäten der nichtmateriellen Art zu schätzen.

Jeder Mensch hat Anteile von Vata in seiner Wesensnatur. Allerdings kann ein Mensch von Pitta-Kapha-Naturell durch seine feste Aura diese „luftigen" Anteile schwer wahrnehmen. Womöglich erscheinen sie sogar bedrohlich, da sie sein durchgeplantes Lebenskonzept mit seiner Spontaneität aus den Fugen heben möchte. Jene Leichtigkeit und Lebenslust wird Ihnen jedoch den Blick für die kostbaren Momente des Lebens öffnen. Zugleich finden Sie Abstand zu Ihrem Tun und es entsteht Raum für Neues. Nach den kosmischen Gesetzen steigt im Alter Vata an. Diese Phase kann Ihre Gelegenheit sein, schöngeistige Beschäftigungen zu pflegen, für die Sie vorher keine Zeit gefunden haben.

Vata-Kapha

Elemente: Luft, Äther, Erde und Wasser

Der Energietyp von Vata-Kapha ist eine nachdenkliche und besonnene Persönlichkeit: gut geerdet, mit ruhiger Ausstrahlung und von friedfertiger Natur. Die Kälte ihrer Elemente lässt den ganzen Menschen zurückhaltend und introvertiert erscheinen.

Zu ihrer Ergänzung braucht sie, emotional wie auch körperlich, die Wärme von Feuer, um Energie und Mut zu entwickeln.

Die Aufgabe der Vata-Kapha-Natur ist es, Bewegung in ihr Leben zu bringen und aus Ideen Wirklichkeit zu machen.

Vata-Kapha-Menschen vereinen zwei ganz gegensätzliche Doshas in sich, deren einzig gemeinsame Eigenschaft die Kälte ist. Im harmonischen Zustand senden sich die Impulse aus der Beweglichkeit des Schmetterlings und der Beständigkeit des Sees einander Inspirationen zu.

Die körperliche wie die geistige Ausprägung hängt bei einem Menschen von Vata-Kapha-Natur davon ab, wie die Doshas in seiner Konstitution gewichtet sind. Je nachdem, ob Vata oder Kapha überwiegt, ist die Bandbreite an Möglichkeiten groß.

⁓

Körperliche Merkmale

Ein Mensch mit Vata-Kapha-Konstitution hat eine freundliche und gutmütige Art. Er ist ziemlich groß und trotz seines relativ kräftigen, schweren Körperbaus bewegt er sich überraschend geschmeidig. Seine Gliedmaßen sind, obwohl füllig, dennoch feingliedrig und flexibel. Die Gesichtszüge haben einen klassischen, fast schon edlen Ausdruck. Sein Mund, die Nase und Augen sind fein gezeichnet, die weiche, gleichmäßige Gesichtsfülle lässt ihn sanft erscheinen. Ruhig und wach ist der Blick.

Wenn Kapha stark überwiegt, wirkt der Mensch untersetzt und neigt oftmals zu Übergewicht. Seine Hände und Füße sind verhältnismäßig zierlich, die Haut ist hell und weich, manchmal fettig. Die Haare dieses Typs sind dunkel und kräftig.

Mit Vata als dominierendem Dosha kann diese Person recht schlank sein. Jedoch zeigen ihre entspannten und geschmeidigen Bewegungen, die auffallend großen Hände, fülligen Hüften und der kräftige Brustkorb eindeutig den Kapha-Anteil. Auch wenn die Muskulatur kräftig und sogar athletisch wirken kann, fehlt ihr doch die Dynamik von Pitta. Bei diesem Vata-betontem Typ ist die Haut eher trocken, die Haare sind fein und in einem Braunton.

Persönlichkeit und Ausstrahlung

Der Vata-Kapha-Typ ist ein Genießer und Feingeist, der entspannt das Leben von seiner möglichst angenehmen Seite betrachtet. Er ist rundum zufrieden mit sich und seiner Welt, die er in überschaubarem Rahmen, ohne große Risiken, abgesteckt hat.

„Außen kühl, innen weich" ließe sich diese Person prägnant beschreiben. Die Kühle ihrer Energien schenkt ihr Vernunft und eine gelassene Haltung. Luftiges Vata trägt ihr gute Ideen und Kreativität zu, die sie gründlich und in aller Ruhe abwägt. Zu ihrem Ergebnis steht sie dann unerschütterlich.

Ihr kräftiges Naturell verleiht ihr eine gute Portion Standfestigkeit, im Inneren jedoch verbirgt sich ein ausgesprochen sensibles und gefühlvolles Wesen. Wenn sie verletzt oder beleidigt ist, verzieht sie sich in ihr Schneckenhaus, wo sie still leidet. Konflikten geht sie lieber aus dem Weg, als in eine offene Auseinandersetzung zu treten. Jede gefühlsmäßige Verletzung trifft sie tief und gräbt ihre Spuren.

Da Feuer (Pitta) fehlt, fällt es dieser Person schwer, mit Elan an eine Sache heranzugehen. Ehrgeiz gehört daher nicht zu ihren Stärken und das gute Mittelmaß ist ihr gerade recht. Sie wird kaum

Ambitionen haben, aus eigener Initiative etwas auf die Beine zu stellen. Das überlässt sie gern jemand anderem, einem „Macher" mit Pitta-Mentalität. Wenn ein Projekt, besonders im sozialen, künstlerischen und spirituellen Bereich sie überzeugt, hilft sie jedoch loyal und tatkräftig mit.

Menschen von Vata-Kapha sind ausgesprochen friedfertig und sanftmütig, sie haben ein weiches Herz und sind voller Mitgefühl. Eine Person dieses Typs fügt keiner Fliege ein Leid zu und zeigt für fast alles Verständnis. Obwohl sie von Natur aus sparsam ist und ihr Geld zusammenhält, gibt sie anderen großzügig von ihrem Besitz ab.

Die tiefe Empfindsamkeit dieser Wesensnatur rührt daher, dass Vata sowie Kapha hochsensibel sind. Deshalb entwickeln Menschen mit dieser Verbindung besonders feine Antennen. Zugleich bewahren sie eine höfliche Distanz und Respekt für die Gefühle anderer.

Der Haken dabei ist nur, dass diese friedfertige Haltung oft mit einer gewissen Unschuld, ja Leichtgläubigkeit verbunden ist. Beharrlich halten Vata-Kapha-Naturen an ihrem Glauben an das Gute selbst dann noch fest, wenn die Wirklichkeit sie eines Besseren belehren möchte.

Mit einer ordentlichen Portion Vata bringt ein Mensch dieses Energietyps allerhand Kreativität und Fantasie mit. Obwohl er kein großartiger Unterhalter ist, kann er durchaus geistvoll und wortgewandt plaudern. Die Mischung aus Lebendigkeit und erdiger Gelassenheit sorgt dafür, dass man sich in seiner Anwesenheit wohlfühlt. Dabei sucht er nicht die große Gesellschaft, sondern kultiviert lieber im kleinen Kreis bei einem guten Essen und Wein gepflegte Gespräche, wobei es allerdings zum ein oder anderen Monolog kommen kann, wenn sein Vata sehr hoch ist. Wenngleich er sich nach außen kontaktfreudig gibt, lässt er innerlich nur wenige Menschen an sich heran und neigt zum Einzelgänger.

Von zwei kühlen Energien geprägt, ist das Verhalten von Vata-Kapha-Menschen naturgemäß verhalten und kühl. Sie bleiben lieber auf der sachlichen Ebene, als in große Emotionen auszubrechen. Ihre Gefühle breiten sie nicht ohne Weiteres aus. Andere empfinden sie daher oft als unnahbar. Doch rührt diese Unnahbarkeit eher aus einer

Angst vor Verletzungen und dient häufig als Schutz, da sie es oft nicht übers Herz bringen, „nein" zu sagen. Ist das Eis erst gebrochen, können sie treue aufrichtige Freundschaften pflegen.

Körperliche Beschwerden

Kälte ist das vorrangige Merkmal des Vata-Kapha-Typs. Gesunde Impulse können nicht mehr verarbeitet werden: entsprechend entwickelt er vorwiegend „kalte" Erkrankungen, die durch die Trägheit von Kapha oft chronisch verlaufen.

Der Einfluss von Kälte verlangsamt naturgemäß alle Bewegungen. Ein schwacher Kreislauf und schlechte Durchblutung sind das ständige Thema. Selbst im Sommer haben Menschen mit dieser Natur oft kalte Hände und Füße, und im Winter frieren sie ständig. Entsprechend niedrig ist auch der Blutdruck.

Eine notorische Schwachstelle *ist das gesamte Verdauungssystem.* Mit zwei kalten Energien im Blut brennt Agni nur schwach und unregelmäßig, entsprechend träge ist der Verdauungsvorgang. Schweres Essen und besonders Rohkost werden von Menschen ihrer Konstitution häufig nicht vertragen. Sie bekommen Magenbeschwerden. Nach einem zu schweren Essen ist ihnen übel und sie klagen über Völlegefühl. Häufig sind dann auch Durchfälle oder Verstopfung (je nach aktivem Dosha) die Folge. Viele Menschen mit überhöhtem Vata-Kapha haben Übergewicht, auch wenn sie nur wenig essen. Aufgrund von Wassereinlagerungen entwickeln sich Ödeme, die Augenlider schwellen an und als manifeste Erkrankung entsteht Diabetes.

Sehr oft gibt es Probleme *mit den Schleimhäuten.* Besonders im Winter und im Frühling entwickelt sich das gesamte Spektrum klassischer Kältekrankheiten: Husten, Schnupfen, Heiserkeit, verstopfte Nebenhöhlen. Häufig sind diese Erkältungen chronisch.

Ebenso anfällig ist *auch der Urogenitaltrakt,* besonders die Nieren reagieren empfindlich bei Unterkühlung. Es entwickeln sich Steine, Funktionsstörungen und Entzündungen des Nierenbeckens. Vor allem Frauen leiden häufig unter Entzündungen der Harnwege und der Blase.

Da auch der Stoffwechsel langsam arbeitet, ist eine Person mit irritiertem Vata-Kapha-Dosha häufig müde. Das kann soweit führen, dass sie nur noch im Bett bleiben möchte. Doch *ist diese Müdigkeit* kein Zeichen für ein natürliches Bedürfnis nach Schlaf, sondern ein Zeichen von krankhafter Antriebslosigkeit. Je mehr sie nämlich schläft, desto lethargischer wird sie. Kopf und Gliedmaßen sind schwer wie Blei, und die Sinne nehmen die Welt wie durch einen Schleier wahr.

Geistig – emotionale Herausforderungen

Kälte ist der Auslöser dafür, dass alle Impulse einfrieren, wenn beide Doshas übermäßig ansteigen. Vata kann nicht mehr inspirieren, und ein „gefrorenes" Kapha bietet keinen fruchtbaren Boden mehr. Sinnbildlich ist eine Person mit Vata-Kapha-Konstitution in der Krise unfähig zur Bewegung. Da es an Feuer mangelt, dem Bindeglied zwischen Vata und Kapha, kann sie ihre Energien oft nicht aktiv ausleben. Daher ist Vata-Kapha einmal extrovertiert und mitteilsam, ein anderes Mal besonders verinnerlicht und ernst.

Ein Mensch mit dieser Konstitution entwickelt in einer Krise zunächst die typischen Vata-Probleme: Er steigert sich in die ganze Palette von Ängsten hinein, dabei fühlt er sich innerlich leer und ausgelaugt. Obwohl ihn dieser angespannte Zustand zutiefst erschöpft, kann er nachts nicht schlafen. Mit schwerem Kopf und bleiernen Gliedern hängt er im Bett endlosen Gedankenschleifen nach. Entsprechend beginnt er den Tag in gereizter und launischer Stimmung. Er hat noch weniger Appetit als ohnehin und muss sich regelrecht zum Essen zwingen. Dermaßen erschöpft, verspürt er jetzt einen starken Hang zur Passivität und fühlt sich unfähig zu konstruktiven Handlungen.

Das schwache Nervenkostüm und ein geringes Selbstwertgefühl machen eine Person in diesem Zustand zugleich übersensibel. Sie fühlt sich durch jede Kleinigkeit verletzt und persönlich angegriffen.

Wenn die Vata-Kapha-Natur längerfristig „aus dem Gleis" läuft, kommt noch die durch Kapha verursachte Veranlagung zur Lethargie hinzu. Die Person erstarrt zunehmend, der Austausch mit der Außenwelt wird immer schwerer. Da auch die Sinne nicht mehr ordentlich funktionieren, werden Eindrücke nicht präzise verarbeitet. Sie grübelt endlos, in ihrer eigenen Welt gefangen, und jede kleine Aufgabe wächst zum unüberwindbaren Problem. Am liebsten zieht sie sich die Bettdecke über ihren Kopf und will nichts mehr hören oder sehen. Dumpf fühlt sich der Kopf an, jede Aktivität erscheint zu viel. So hangelt sie sich auf Sparflamme durch den Tag und erledigt, wenn überhaupt, nur das Nötigste. Längerfristig kann sich diese Lethargie bis zur manifesten Depression ausdehnen. Hier ist unbedingt ärztliche Betreuung erforderlich. Depressionen sind ein ernstes medizinisches Krankheitsbild, das fachliche Unterstützung braucht. Möglicherweise ist eine Psychotherapie nötig.

In schwierigen Zeiten wird ein Mensch mit dieser Wesensnatur zum Eremiten. Er baut eine Mauer um sich und meidet soziale Kontakte. Die Lust an philosophischen Gesprächen ist ihm längst vergangen. Seine lebhafte Fantasie, gepaart mit einer getrübten Wahrnehmung öffnet eine Bühne für Hirngespinste. Es besteht die Gefahr, dass der Mensch nun ganz den Bezug zur Wirklichkeit verliert.

Prinzipiell lassen sich Vata-Kapha-Naturen leicht um den Finger wickeln und werden, ohne es selbst zu bemerken, zum passiven Mitläufer. Da sie keinen klaren Standpunkt vertreten, und es zudem an Energie und Mut fehlt, passen sie sich oft widerstandslos den Erwartungen anderer an. Mit dieser Tendenz zu Abhängigkeiten haben sie häufig Probleme mit Drogen oder sie geraten in die emotionale Abhängigkeit zu einer anderen Person.

Das erhöht die Vata-Kapha-Energie

Kälte ist der offensichtlichste Faktor, der Vata wie Kapha gleichzeitig ansteigen lässt. Wenn Sie eine Vata-Kapha-Konstitution haben, sollten Sie Kälte, ob trockene oder feuchte, unbedingt meiden.

Im Übrigen sind es sehr unterschiedliche Situationen, die entweder die Energien von Vata oder die von Kapha ansteigen lassen.

Das Vata-Dosha reagiert empfindlich in folgenden Situationen:
· bei Lärm, Unruhe und zu vielen wechselnden Eindrücken
· durch übermäßige Anstrengung und Stress
· bei extremen Gefühlen
· nachmittags zwischen 14 und 18 Uhr und nachts von 2 bis 6 Uhr
· zwischen Oktober und Februar

Kapha dagegen steigt in eher gegensätzlichen Situationen. Wenn der Mensch
· zu wenig Eindrücke sammelt
· zu viel schläft, morgens nicht rechtzeitig aufsteht
· seiner Lethargie übermäßig nachgibt und sich „einigelt".
· morgens zwischen 6 und 10 Uhr und am Abend von 18 bis 22 Uhr
· in den Monaten Februar bis Mai

Die Gegensätzlichkeit Ihrer Doshas hat den Vorzug, dass diese bis zu einem bestimmten Punkt einander regulieren: Wenn Sie einmal besonders aufgekratzt sind, holt Kapha Sie bald wieder in die Ruhe. Umgekehrt bringt Vata Ihnen die Lebendigkeit und Lebenslust zurück, falls Sie einmal in einem emotionalen Tief stecken. Geraten allerdings ein Dosha oder alle beide zu weit aus ihrer Mitte, zeigt sich das Ungleichgewicht in offensichtlichen Symptomen

Bitte beachten Sie: Da die biorhythmische Aktivzeit von Kapha stets auf die aktive Vatazeit folgt, überschneiden sich beide Doshas manchmal. Wenn das Wetter im Frühjahr zwischen trockener und feuchter Kälte umschlägt, ist besondere Achtsamkeit angebracht.

191

Die richtige Beurteilung der Symptome

Für eine richtige Behandlung muss man zunächst die Ursache der Beschwerden kennen. Nachdem die Merkmale von Vata und Kapha so unterschiedlich sind, können Sie diese leicht herausfinden.

Zunächst überlegen Sie, ob Sie durch die aktive, unruhige Energie von Vata oder durch die träge Schwere von Kapha beeinflusst sind. Vata zeigt sich in den Eigenschaften kalt, trocken, rau, beweglich und auszehrend. Die Attribute von Kapha sind kalt, schwer, weich, träge, glatt, schleimig, süß und nährend. Durch seine Leichtigkeit gerät fast immer zuerst Vata aus dem Gleichgewicht und verursacht entsprechende Symptome. Nur wenn Kapha in Ihrer Konstitution stark dominiert, dürften Sie mehr mit Kapha-bedingten Beschwerden zu tun haben.

Beispiele:

Sie sind ständig müde, haben zu nichts Lust und einen starken Schnupfen. Zur Regulierung dieses Kapha-Problems helfen heißer Ingwertee, leichtes Jogging und eine kräftige Massage mit dem Sisal-Handschuh.

Sie waren tagsüber viel unterwegs, haben eine lange Autofahrt hinter sich. Aus der Nachbarwohnung dringt laute Musik zu Ihnen herüber. Jetzt sind Sie erschöpft, nervös und haben Kopfschmerzen. All diese Ereignisse haben Ihr Vata erhöht. Trinken Sie eine warme kräftige Suppe, nehmen Sie ein entspannendes Ölbad und legen Sie sich mit einer Wärmflasche ins Bett.

Für weitere Tipps lesen Sie die entsprechenden Kapitel unter den Grundtypen Vata und Kapha nach. Ist das gestörte Dosha reguliert, richten Sie sich wieder an die allgemeinen Empfehlungen in diesem Kapitel.

Ihr Weg zu Harmonie und Vitalität

Mit zwei kalten Energien in Ihrem Naturell benötigen Sie Wärme, Zuneigung und Bewegung auf allen Ebenen.

Besonders im Winter, wenn Ihr Energieniveau gegen Null tendiert, sollten Sie der Regulierung Ihrer Energien besondere Aufmerksamkeit schenken. Nehmen Sie alle positiven Impulse auf, die Wärme hervorrufen. Für Sie ist warme Kleidung ebenso wichtig wie eine warme Mahlzeit, familiäre Geborgenheit und warmherzige Freunde.

Stärken Sie Ihr Selbstvertrauen. Sie können etwas, und das wissen Sie auch. Nur fehlt es Ihnen oft am rechten Drive, etwas anzupacken. Es kann Ihr Ego nur positiv stärken und schlummernde Energien wecken, wenn Sie sinnvolle Aufgaben angehen. Ein Engagement in gemeinnützigen Projekten oder im gestalterischen Bereich dürfte Sie besonders interessieren. Vielleicht möchten Sie einer Organisation für Menschenrechte beitreten oder Sie geben Vorschläge zur Begrünung Ihres Viertels im Stadtrat ein.

Vertreten Sie offen Ihren Standpunkt. Es liegt in Ihrer Natur, dass Sie bei Konflikten zurückweichen, und Ihre Gefühle geben Sie am liebsten gar nicht preis. Entsprechend oft übersieht man Sie und Ihre Bedürfnisse. Bemühen Sie sich um eine offene Kommunikation, und Sie werden wahrgenommen. Das ist besonders wichtig, wenn Sie sich einmal missverstanden fühlen: Anstatt beleidigt zu sein, bitten Sie den anderen um ein klärendes Gespräch. Hören Sie sich seinen Standpunkt an und teilen Sie Ihre Position klar und deutlich mit.

Leben Sie Ihre Kreativität aus durch Malen, schreiben, tanzen, musizieren oder schauspielern. Sie haben das Talent dazu, Ihren sensiblen Emotionen im künstlerischen Bereich einen Ausdruck zu verleihen.

Gehen Sie aus sich heraus und öffnen Sie sich Menschen Ihres Vertrauens. Sprechen Sie über Ihre Wünsche, Probleme und Ängste. Ein tiefer, ehrlicher Austausch kann eine Befreiung aus der eigenen Einsamkeit sein. Daher ist es wichtig für Ihre Lebendigkeit, dass Sie soziale Kontakte pflegen. Besser Sie verabreden sich mit Ihren Freunden auswärts und nicht in den eigenen vier Wänden.

Zur Unterstützung bei Lethargie

Ein Hang zu Niedergeschlagenheit und Trübsal wird Sie wahrscheinlich immer wieder überkommen. Sobald Sie bemerken, dass sich etwas anbahnt, überlegen Sie, was die Ursache für Ihre Verstimmung sein kann. Möglicherweise ist es eine Kleinigkeit, die Sie kurzfristig korrigieren können. Sollte es keine offensichtlichen Gründe geben, akzeptieren Sie Ihre Stimmung als naturgegeben. Einige Kniffe können helfen, diese Klippe rechtzeitig zu umgehen, bevor Sie in eine tiefere Depression geraten.

- Stehen Sie am Morgen rechtzeitig auf. Wenn Sie zulange im Bett liegen, drehen Sie sich nur in vermutlich fruchtlose Gedankenschleifen hinein.
- Hellen Sie Ihre Stimmung auf. Um neue Kraft zu schöpfen, gehen Sie außer Haus und unter Menschen. Nehmen Sie unterwegs Eindrücke auf, die Ihre Lebensgeister wieder erwecken.
- Suchen Sie den Kontakt zu einem Menschen, der Ihnen nahe steht. Sprechen Sie mit ihm über Ihre Gefühle und unternehmen Sie gemeinsam etwas.
- Nehmen Sie eine warme Mahlzeit ein mit vielen scharfen Gewürzen wie Pfeffer und Chili. Trinken Sie dazu warmes Ingwerwasser und belebende Tees.
- Nehmen Sie Ihrer Gefühlslage den negativen Touch. Anstatt zu sagen: „Ich bin depressiv" formulieren Sie den Satz um: „Meine Doshas sind nicht in Harmonie." Es macht versöhnlicher und nimmt Ihnen das Gefühl, schuld an Ihrer Stimmung zu sein.
- Verwenden Sie stimulierende Aromaöle für die Duftlampe wie Zimt, Weihrauch und Rosmarin.
- Sobald Sie sich besser fühlen und wieder festen Boden unter den Füßen spüren, ist der Zeitpunkt gekommen, die tieferen Gründe Ihres Problems anzugehen. Wenn nötig, holen Sie sich dafür professionelle Unterstützung.

Die richtige Ernährung

Sie sind ein Feinschmecker und lieben gutes Essen, wahrscheinlich bodenständige Hausmannskost. Allerdings steht Ihnen dabei Ihre empfindliche Verdauung oft im Weg, sodass Ihre Leibspeisen Ihnen nicht immer gut bekommen. Da ein kräftiges stabiles Agni aber der wichtigste Schlüssel zur Gesundheit ist, sollten Sie sorgfältig auf Ihre Ernährung achten.

Mit ein paar ayurvedischen Richtlinien können Sie sich besser fühlen. Da Vata und Kapha genau entgegengesetzte Geschmacksrichtungen und Qualitäten benötigen, orientieren Sie sich an einem Goldenen Mittelweg: Ihre Speisen sollen nährend und Vata beruhigend sein, aber nicht zu schwer verdaulich.

· Essen Sie möglichst immer warm, auch das Frühstück. Diese Regel beherzigen Sie bitte immer, da „warm" der einzige gemeinsame Faktor zur Regulierung von Vata und Kapha gleichermaßen ist.

· Vermeiden Sie üppiges Essen und große Portionen. Anstatt drei großer Mahlzeiten nehmen Sie lieber mehrere kleinere Mahlzeiten über den Tag verteilt ein. Auch Snacks für zwischendurch sind in Ordnung.

· Bevorzugen Sie die erwärmenden Geschmacksrichtungen sauer und salzig; scharfe Gewürze sind in Maßen empfehlenswert

· Sie lieben angeregte Plaudereien während des Essens (Vata), aber Unterhaltungen sind Ihrer Verdauung eher abträglich. Genießen Sie lieber Ihre Mahlzeit bewusst und in aller Ruhe. Essen Sie nichts mehr am späten Abend

Im Allgemeinen kommt es auf die jeweilige Situation an, ob Sie gerade die nahrhafte saftige Vata-Kost oder eher die leichten trockenen Speisen der Kapha-reduzierenden Ernährung brauchen. Mit etwas Sensibilität spüren Sie, nach welcher Kost Ihr Körper verlangt.

Was zu vermeiden ist:
· kaltes Essen und kalte Getränke
· alles, was süß schmeckt

- schwer verdauliche Gerichte
- viel Öl, frittierte und ölige Speisen. Sesamöl ist bei einem hohen Vata in Maßen geeignet. Wenn Kapha überwiegt, lassen Sie Öl ganz weg und verwenden Sie stattdessen Ghee

Nur in geringen Mengen:
- Nahrung von bitterem und herbem Geschmack
- Vorsicht ist bei Rohkost geboten, besonders im Sommer. Auch frisches Gemüse und Obst sollten Sie nur in kleinen Mengen genießen

Getränke für den Vata-Kapha-Typ

Warmes abgekochtes Wasser und wärmende Tees sind rund ums Jahr die idealen Getränke für Sie. Besonders im Winter tut Ingwerwasser mit Zitrone gut.

Regulierend und belebend ist eine Teemischung aus Johanniskraut, Zimt, Koriander und Ingwer. Trinken Sie davon jeden Tag zwei Tassen.

Lebensmittel für den Vata-Kapha-Typ

Getreide und Hülsenfrüchte:
- ideal: Gerste, Buchweizen, Mung-Dhal
- in Maßen: Reis, Hafer, Weizen, Bohnen, Kichererbsen, Linsen, Urid-Dhal
- vermeiden: Vollreis

Gemüse:
- ist im Allgemeinen, mit wenig Öl angebraten, gut verträglich
- ideal: Zwiebeln, Knoblauch, Lauch, Karotten, Fenchel
- in Maßen: Artischocken, Tomaten, Rote Bete, Süßkartoffeln, Brokkoli, Blumenkohl, Rosenkohl
- vermeiden: Pilze, Gurken, Kohlrabi

Früchte:
- ideal: saure Früchte, wie Rhabarber, Sauerkirschen, Aprikosen, Zitrusfrüchte

· in Maßen: Granatapfel, Äpfel, Feigen, Datteln, Melonen, Birnen
· vermeiden: Bananen

Milchprodukte:
· allgemein: nur in geringen Mengen genießen
· ideal: Buttermilch, Molke
· in Maßen: warme Milch, saure Sahne, Sahne, Butter
· vermeiden: Speiseeis, Hartkäse

Öle und Fette:
· nur in Maßen; zu Vata-Zeiten ist etwas mehr erlaubt
· ideal: Sesamöl, Olivenöl, Sonnenblumenöl
· in Maßen: Senföl
· vermeiden: Kokosöl, Maisöl

Gewürze und Kräuter:
· ideal: Anis, Ingwer, Kardamom, Dill, Basilikum, Muskat, Salbei, Kreuzkümmel, Majoran, Bockshornklee, Asafoetida, Zimt, Koriander, Süßholz
· in Maßen: Meerrettich, schwarzer Pfeffer, Oregano, Rosmarin, Wacholder, Salz, Peperoni

Ein Vorschlag für Ihren Speiseplan:

Frühstück:
Das Frühstück ist leicht. Reisbrei, dem Zimt und Honig (nicht überhitzen!) oder etwas gemahlener Pfeffer beigegeben wird.

Mittagessen:
Mittags genießen Sie schwerer verdauliche Nahrungsmittel. Hülsenfrüchte sind eine ideale Proteinquelle, sollten aber mit Gewürzen wie Kümmel, Fenchel und Kreuzkümmel gekocht werden.

Nachmittags:
Süßsaures Kompott.

Abendessen:
Eine Gemüsesuppe mit Reis- oder Nudeleinlage.

Fasten – kommt darauf an

Eine aufmerksame Pflege von Agni ist hilfreich zur Unterstützung Ihrer empfindlichen Verdauung. Wenn Vata überwiegt, sollten Sie auf strenges Fasten allerdings verzichten. Besser Sie legen wöchentlich einen Entlastungstag ein, an dem Sie ein leicht verdauliches Gericht zu sich nehmen. Reis mit gedämpftem Gemüse und Mung-Bohnen sind ideal. Falls Sie körperlich kräftiger und eher durch Kapha geprägt sind, empfiehlt sich ein Fastentag pro Woche. An diesem Tag trinken Sie ausschließlich warme Getränke, wie Kräutertees, Ingwerwasser oder warmes Quellwasser. Wie viel Sie trinken möchten, richtet sich nach Ihrem persönlichen Bedürfnis.

Legen Sie zusätzlich im Frühling eine Fastenkur von drei bis vier Tagen ein. Trinken Sie in diesen Tagen wärmende Tees und viel Ingwerwasser. Bewegen Sie sich jetzt besonders häufig, um die Entgiftungsprozesse zu unterstützen und Lebensenergie zu tanken (Näheres im Kapitel „Kapha-Fasten", siehe Seite 123). Besonders, wenn durch erhöhtes Kapha verursachte Symptome vorliegen, wie Schweregefühl oder Lethargie, vitalisiert eine mehrtägige Fastenzeit.

Körperpflege – etwas Warmes braucht der Mensch

Wärme und Steigerung der Vitalität stehen bei Ihrer optimalen Körperpflege im Vordergrund. Besonders im Winter und Frühjahr, wenn Sie besonders anfällig sind für körperliche und emotionale Beschwerden, sollten Sie Ihrem Körper Aufmerksamkeit zukommen lassen

Im Winter tun Ihnen Dampfbäder, Massagen und Besuche in der Sauna gut, außerdem beugen sie Erkältungskrankheiten vor, zu denen Sie während dieser Zeit neigen. Zu Hause machen Sie (ganz unkompliziert) Dampfbäder unter einem Handtuch: Geben Sie dem heißen Wasser ätherische Essenzen wie Zimt, Moschus, Eukalyptus und Zedernholz bei. Achten Sie darauf, dass Ihr Kopf nach dem Dampfbad nicht auskühlt.

Ayurvedische Massagen mit warmem Sesamöl sind ein wirklicher Genuss, der zugleich reinigt und entschlackt. Der Massagedruck sollte für Sie mittlere Stärke haben. Bei sehr hohem Kapha wirkt eine

Massage mit einem Handschuh aus Rohseide oder Sisal belebend. Ist Vata stark erhöht, etwa durch zu viel Stress, massieren Sie sanft Ihren Kopf und die Fußsohlen mit warmem Sesamöl.

Wenn Sie am Abend frieren, probieren Sie ein ayurvedisches Hausmittel; es wärmt und verschafft einen erholsamen Schlaf: Massieren Sie Ihre Füße mit Senföl, anschließend baden Sie die Füße in heißem Ingwerwasser.

Um die empfindlichen Atemwege und Nebenhöhlen frei zu halten, nehmen Sie täglich eine Nasenspülung mit warmem Wasser und Salz vor (siehe Kapitel „Anleitungen zur Selbstbehandlung", Seite 259).

Kleidung zum Wohlfühlen

Ihre Kleidung sollte immer gut warm halten. Kuschelige Pullover aus Angora oder Pashmina-Wolle sind für den Winter perfekte Materialien. In der kalten Jahreszeit tragen Sie lange Unterwäsche, für die empfindlichen Nieren empfiehlt sich ein Nierenschoner aus Angorawolle. Wenn Sie weggehen, nehmen Sie immer einen Pullover extra mit – frieren Sie erst einmal, ist die gute Laune schnell vergangen. Für Ihre kälteempfindlichen Füße brauchen Sie feste Schuhe mit dicker Sohle. Modisch tendieren Sie wahrscheinlich zum schlichten, klassischen Stil. Gut stehen Ihnen warme Töne in Rot, Orange und Gelb. Für den richtigen Pfiff sorgen ein paar Accessoires: ein farbiges Tuch um die Schultern oder ein auffallendes Schmuckstück.

Tipps aus der ayurvedischen Hausapotheke

· *Beschwerden der Nebenhöhlen, Husten, Asthma:* Einen Teelöffel Ingwersaft mit einem Teelöffel Honig vermischt einnehmen.
· *Grippe:* Gelbwurzpulver in Honig auflösen und trinken. Viel Basilikum und langen Pfeffer essen.
· *Zur Stärkung der Verdauung:* Eine Gewürzkombination zur regelmäßigen Anwendung ist *Trikatu,* eine ayurvedische Mischung aus langem Pfeffer, schwarzem Pfeffer und getrocknetem Ingwer. Trikatu kräftigt Agni und verbessert die Verdauung.

- *Brahmi (Bacopa monniera)* ist ein pflanzliches ayurvedisches Heilmittel zur Stärkung des Intellekts und der Sinnesorgane. Es lindert depressive Verstimmungen und reguliert die Funktionen des Gehirns, besonders wenn Vata stark überhöht ist.
- *Ashvagandha (Withania somnifera)* ist ein pflanzliches Allround-Mittel für Ihre Konstitution. Es stimuliert und steigert die Abwehrkräfte, wirkt gegen Depressionen und lindert Heuschnupfen, Allergien und Asthma. Insgesamt regeneriert es Gewebe, besonders Nervengewebe.
- Ingwer und Knoblauch sind ayurvedische Heilmittel für ein gesundes Herz. Frischer Ingwer sollte bei Ihnen täglich auf dem Speiseplan stehen. Kochen Sie Ingwerwasser (siehe Ernährung, Seite 234) und trinken Sie eine Tasse am Morgen. Oder reiben Sie etwas Ingwer roh ins Essen. Knoblauch kann mit dem Kochen ins Essen gegeben werden. Er reguliert den Cholesterinspiegel, unterstützt den Kreislauf und beugt einer Verengung der Herzkranzgefäße vor.

Meditation

Wahrscheinlich haben Sie bereits eine enge Verbindung zu Ihrer Spiritualität aufgebaut. Durch Ihr Naturell immer auf der Suche nach dem Sinn und den Gesetzen des Lebens, finden Sie leicht Zugang in die meditative Praxis. Für Sie sind Meditationen hilfreich, die kraftvolle Elemente und feurige Aspekte widerspiegeln. Das kann eine spirituelle Tanzmeditation sein. Oder die Visualisierungspraxis einer zornvollen Gottheit aus dem im tibetischen Buddhismus; eine Mitgefühl-Haltung, die als Basis für diese Meditation genannt wird, ist in Ihrer Wesensnatur angelegt. Aus der altindischen Tradition stammt die Rezitation von Mantras, sehr kraftvoll wirkender Keimsilben. In dem Mantra KRIM (gespr: kriem) steckt die Energie, um Ihren Aktivitäten Kraft und Effizienz zu verleihen. Es heißt, wenn Sie das Mantra während der Arbeit rezitieren, gelingt diese besser. Murmeln Sie „kriem" wann immer Sie die Zeit dazu haben.

Mut zu Visionen

Dies ist eine kleine Traumreise, die Sie an Orte Ihrer Visionen führen möchte. Die Reise kann eine Suche sein nach längst vergessenen Leidenschaften, vielleicht auch Hoffnungen und Wünschen. Wenn Sie Ihre Träume erst einmal kennen, können der Mut und die Tatkraft zu ihrer Verwirklichung folgen.

Machen Sie es sich bequem. Schließen Sie die Augen und kommen Sie ganz bei sich an.

Lassen Sie nun ihre Fantasie in den Raum hinaus wandern. Reisen Sie zurück in die Vergangenheit. Lassen Sie sich Zeit dabei. Vielleicht erinnern Sie sich an Momente, in denen Sie eine große Sehnsucht nach etwas Bestimmten empfanden. Würde es für Sie heute noch etwas bedeuten, sie zu verwirklichen? Wenn Sie die Fantasiereise häufiger machen und immer dieselben oder ähnliche Bilder auftreten, kommt einmal die Zeit zum Handeln. Überlegen Sie eine Strategie, um aus Ihren Träumen Wirklichkeiten zu machen.

Bhastrika Pranayama – der Feueratem

Diese Übung versorgt Sie mit Power! Sie erhöht die Kraft Ihrer Lunge und gibt Ihrem Körper Energie und Wärme. Führen Sie die Übung morgens vor dem Frühstück aus, wenn die Luft noch frisch und voller Lebenskraft ist.

Stellen Sie sich mit etwas mehr als hüftbreit gespreizten und ausgestreckten Beinen hin. Beugen Sie Ihren Oberkörper nach vorne. Wichtig ist, dass der Rücken gestreckt ist und vom Po zum Nacken in einer geraden Linie verläuft. Nun winkeln Sie Ihre Arme ganz leicht an und lassen die Handflächen auf den Oberschenkeln ruhen.

Einatmen: Atmen Sie zwanglos, aber tief ein. Öffnen Sie Ihren Brustkorb und den Bauch, und ziehen Sie den Atem weit hinunter bis in den Bauchraum.

Ausatmen ist ein aktiver Vorgang, den Sie mit geringer Kraftanstrengung ausüben: Atmen Sie durch die Nase kurz und stoßweise ein und aus. Stellen Sie sich vor, eine Lokomotive setzt sich langsam in Bewegung und kommt allmählich in Fahrt.

Beginnen Sie langsam, mit allmählich heftigeren Atemstößen, bis alle Luft vollständig aus den Lungen ausgestoßen ist. Nach 25-35 Stößen atmen Sie einige Male normal und beginnen dann von vorne. Das Zwerchfell wirkt bei dieser Übung wie eine Membran, die den Atem in den Bauch hinabsaugt und wieder hochdrückt.

Wiederholen Sie den Feueratem fünfmal nacheinander.

Ihre Marma-Punkte

Die richtigen Entscheidungen treffen

Die Marma-Punkte sind vitale Energiepunkte in Ihrem Körper, die eine Entwicklung von Willenskraft und Mut unterstützen. (Mehr zu den Marma-Punkten auf Seite 242.) Sie haben eine spezielle Verbindung mit vier wichtigen Marma-Punkten.

Die beiden „ätherischen" Marmas auf dem Kopf stehen für geistige Weite und Entschlossenheit von Vata:

Adipathi der „Götterkönig" auf dem Scheitelpunkt.

Stapani das Dritte Auge auf der Stirn.

Die zwei Marma-Punkte im Unterbauch symbolisieren die erdverbundenen Eigenschaften von Kapha:

Vasti zwischen Nabel und Schambein; das Zentrum für Ehre und Stolz.

Guda um den Afterbereich; symbolisiert die Kraft der Schöpfung.

Ziel der Übung ist der freie Energiefluss zwischen dem Ätherischen und dem Substanziellen. Um Energie aufzutanken, machen Sie die Übung vormittags. Zur Entspannung verhilft sie am Nachmittag.

Die Marma-Übung ist in zwei Stellungen möglich:

· In dieser Position laden Sie Wärme auf: Gehen Sie in die Hocke und kommen Sie mit dem Gesäß auf den Fersen zu sitzen. Wenn das unbequem ist, schieben Sie ein Kissen zwischen Ihre Oberschenkel und Waden. Bei dieser Position berühren Sie *Indravasti,* einen anderen Marma-Punkt, der eng mit dem inneren Feuer in Verbindung steht.

· So aktivieren Sie die stabile Kraft der Erde: Sie sitzen auf dem Boden, ziehen ein Bein an den Körper und schieben den Fuß unter Ihr Gesäß. Mit Ihrer Ferse stimulieren Sie automatisch Guda.

Legen Sie zunächst beide Hände auf Vasti im Unterbauch. Öffnen Sie sich für diese Kraft und verbleiben Sie fünf ruhige gleichmäßige Atemzüge in dieser Haltung. Während eine Hand auf Vasti liegen bleibt, lassen Sie die andere Hand wandern: zunächst hoch zu Adipathi, wo sie wiederum fünf Atemzüge lang verweilt. Dann gehen Sie zu Stapani weiter und verbinden sich mental mit der Qualität dieses Punktes. Kehren Sie schließlich zur anderen Hand auf Vasti zurück. Halten Sie diese frische, kraftvolle Schwingung noch eine Weile.

Der ideale Beruf

Mit Ihrem guten Teamgeist, Ihrer Flexibilität und Zuverlässigkeit sind Sie als Mitarbeiterin im Team sehr geschätzt. Gewissenhaft und gründlich führen Sie Ihre Arbeit aus. Ihre Kreativität legt Berufe in vielen Sparten nahe. Aufgrund Ihrer ruhigen, hilfsbereiten Art und Ihrer Sensibilität findet man Sie häufig in Heilberufen oder im sozialen Bereich. Aber auch in einer Bank oder Versicherung können Sie sich wohlfühlen. Ihr kühler Sinn für Zahlen und Zusammenhänge und Ihr vertrauenswürdiger Charakter helfen Ihnen dabei zum Erfolg. Ideal sind Berufe, die im weiteren Sinn mit Kunst, Literatur, Musik und Architektur zusammenhängen.

Sie möchten nicht kämpfen müssen um Anerkennung und Ihre berufliche Existenz. Genau diese Gutmütigkeit kann Ihnen im Berufsleben zur Falle werden. Sie werden leicht ausgenutzt oder von Kollegen gemobbt. Bevor Sie sich emotional zurückziehen und unglücklich werden, hilft hier nur ein offenes Gespräch mit dem Kollegen und dem Chef. Übrigens: Polstern Sie Ihren Arbeitsplatz nicht allzu bequem aus. Um lebendig zu bleiben, brauchen Sie immer wieder die Herausforderung. Suchen Sie sich ruhig auch kniffelige Aufgaben, um zu zeigen, was in Ihnen steckt.

Partnerschaft und Familie

Gewiss, nach außen hin wirken Sie ziemlich kühl. In Ihrem Inneren aber haben Sie ein starkes Bedürfnis nach Wärme und Zuneigung. Suchen Sie sich daher einen Partner, der Ihnen viel Aufmerksamkeit entgegen bringt. Dieser Mensch sollte Ihnen deshalb einigermaßen ähnlich sein. Er braucht zumindest eine Ihrer Eigenschaften, Vata oder Kapha. Obendrein sollte er mit einem guten Maß an Pitta ausgestattet sein. An der Seite eines feurigen, energiegeladenen Menschen blühen Sie nämlich so richtig auf. Er holt Sie aus Ihren vier Wänden und möchte mit Ihnen allerhand unternehmen. Vorsicht aber ist bei allzu viel Feuer geboten: Diesem hitzigen Typen fehlt es an dem nötigen Feingefühl und der Rücksichtnahme, die Ihre empfindsame Seite einfordert.

Ein Partner mit Vata-Pitta-Naturell bringt Ihnen durch sein feinsinniges Einfühlungsvermögen jede Menge Verständnis entgegen und hakt auch nach, wenn Sie sich hinter Ihrer kühlen Fassade verbergen möchten. Mit seinem feurigen Anteil aktiviert er jede Menge Dynamik, um Ihre gemeinsamen kreativen Anteile zu verwirklichen.

In ruhigen und sicheren Gleisen verläuft Ihr Leben mit einer Pitta-Kapha-Natur. An dieser Person können Sie sich entspannt anlehnen, denn sie wird für Sie beide die Verantwortung übernehmen. Mit ihr gründen Sie eine Familie, für die Sie im Grunde Ihres Herzens geschaffen sind. Mit Ihrem treuen Naturell legen Sie das Fundament für deren Projekte. Geben Sie aber Acht vor der starken Dominanz von Pitta-Kapha: Wenn Sie allzu kritiklos ihren Vorstellungen folgen, könnten Sie Ihren eigenen Weg aus den Augen verlieren.

Ihre Partnerschaft hält für Sie eine Lernaufgabe bereit:
Viele Menschen Ihrer Natur definieren sich ausschließlich durch ihre Familie und gehen vollkommen in den Aufgaben von Haushalt

und Kindern auf. Oft kommt die Ernüchterung, wenn die Kinder erwachsen sind und die Eltern alleine im leeren Haus zurückbleiben. Warten Sie nicht bis zu diesem Moment, sondern schaffen Sie beizeiten einen Ausgleich, indem Sie eigene Interessen und Kontakte kultivieren.

Wenn Sie in keiner Familie oder Partnerschaft leben, sollten Sie eine andere Wohnform finden, um mit Menschen zusammen zu sein. Das Singledasein verstärkt Ihren Hang zur Zurückgezogenheit nur noch mehr. Es gibt heute viele Formen von Lebensgemeinschaften, die Menschen aller Altersstufen offen stehen.

Ihr Kind

Ihr Kind wächst in einer Atmosphäre ethischer und spiritueller Werte auf. In dieser Familie fühlt es sich geborgen und kann jenes Urvertrauen entwickeln, das es für ein selbstbewusstes Leben benötigt. Mit Ihrer Offenheit für tiefgründige Gespräche fördern Sie die Entwicklung seiner Persönlichkeit. Dieses Fundament ist überaus wertvoll, damit Ihr Kind sein Selbstwertgefühl findet. Doch bedenken Sie auch, dass Kinder ihren eigenen Weg finden möchten. Bei Zeiten loszulassen, ist ein großer Liebesbeweis.

Freizeit und Fitness

Besonders sportlich sind Sie nicht, aber Sie bewegen sich sehr gerne. Mäßig, aber regelmäßig, heißt daher Ihr Schlüssel zur Fitness. Sport fördert Ihre Durchblutung, kurbelt Kreislauf und Stoffwechsel an und entschlackt. Gründe genug also, diszipliniert mindestens jeden zweiten Tag (am besten zu festen Zeiten) in den Sportdress zu steigen.

Sie brauchen sich bei Ihren Aktivitäten nicht übermäßig anzustrengen, zumal alle extremen Tätigkeiten Vata erhöhen. Am wohlsten dürften Sie sich fühlen an einem warmen Sommertag in der Natur bei einem zügigen Spaziergang oder leichtem Jogging im Wald. Vielleicht treten Sie dem Alpenverein bei oder Sie spielen Golf. Falls Ihnen nach mehr Schwung zumute ist: Tanzen Sie! Tanz und Musik liegen

Ihnen naturgemäß im Blut, und trotz Ihrer (möglichen) Fülligkeit sind Sie ausgesprochen beweglich. Für den richtigen Elan und das Gefühl für Rhythmus sorgt schon Ihr Vata. Falls Sie ungewohnte Bewegungen interessieren, probieren Sie Tai Chi. Diese Sportart aus China erfordert Geschmeidigkeit in Verbindung mit Standhaftigkeit, also genau Ihre Eigenschaften.

Ein Kampfsport wird unentdeckte Feuerkräfte erwecken. Das kann klassische Selbstverteidigung sein, Karate oder Tae Kwon Do. In guten Schulen wird Kampfsport auf ethisch sauberem Niveau gelehrt – es kann Ihrem Selbstwertgefühl nur gut tun. Nehmen Sie einfach ein paar Probestunden.

Outdoor-Sport im Winter ist weniger Ihre Sache. Zu Recht scheuen Sie die Kälte, zumal Ihre Schleimhäute jetzt besonders empfindlich reagieren. Bewegen Sie sich in der kalten Jahreszeit besser in der Halle. Mit Ihrem Teamgeist ist ein Gruppensport, wie Handball oder Volleyball, ideal.

Auch im Winter sollten Sie sich bei schönem Wetter zu einem Spaziergang aufraffen. Gerade jetzt brauchen Sie frische Luft und Lebenskraft. Legen Sie großen Wert auf warme Kleidung: Dicke Socken, ein Schal und (besonders wichtig!) eine gute Kopfbedeckung. Besonders der Kopf ist ein empfindlicher Bereich, über den Sie viel Körperwärme verlieren.

Je höher das Thermometer klettert, desto wohler fühlen Sie sich. Ihr idealer Urlaubsort liegt daher unbedingt in warmen Ländern, zum Beispiel in Südeuropa oder in Asien. Allerdings ist der Strandurlaub weniger Ihre Sache, die Nähe zum Meer lässt Sie nur lethargisch werden. Besser in Schwung bringt Sie eine ausgedehnte Wanderung in den Bergen. Da Anregungen immer gut tun, suchen Sie bewusst Abwechslung durch eine gelungene Mischung aus Erholung und kultureller Inspiration. Vielleicht unternehmen Sie im Anschluss an Ihre Gebirgstour eine Rundreise durch Ihr Urlaubsland.

Falls Sie eine Möglichkeit haben, dem Winter hierzulande zu entfliehen, tun Sie dies. Da Kälte Sie ohnehin lähmt, legen Sie doch Ihren Jahresurlaub auf den Winter. Um Wärme zu tanken, liegen die Reiseziele jetzt ferner – auf den Kanarischen Inseln oder in Afrika. Der Winter ist auch die ideale Zeit für eine Reise nach Indien oder Sri Lanka, um dort eine ayurvedische Panchakarma-Kur nach traditioneller Art zu genießen.

Ihr Zuhause

Wie in allen Lebenslagen hat auch beim Wohnen die Raumtemperatur oberste Priorität. Warm muss die Wohnung vor allem sein und braucht deshalb ein effizientes Heizsystem. Die Fenster sollten entsprechend groß sein, um möglichst viel Sonne und Lebenskraft ins Haus zu lassen. Der beste Platz in Ihrer Wohnung kann ein offener Kamin oder ein Kachelofen sein – einfach herrlich für angenehme Wärme im Haus und lange gemütliche Winterabende.

Um im Kontakt mit der Natur zu bleiben, liegt Ihre Wohnung idealerweise am Stadtrand. Hier finden Sie genügend Ruhe, aber auch das quirlige Stadtleben in erreichbarer Nähe. In einem mehrstöckigen Haus ist die mittlere Etage ideal – weder zu kühl wie im Erdgeschoss noch ganz oben in luftiger Höhe. Die Einrichtung darf gerne peppig und belebend sein. Bei den Wandfarben haben sonnige Töne zwischen gelblich bis orangefarben den Vorzug.

Zum inneren Frieden finden

Durch Ihre starke Sensibilität finden Sie leicht Zugang zu der spirituellen Dimension. Sie neigen sogar dazu, innerlich dorthin zu flüchten, wenn das Leben Ihnen einmal zu viel wird.

Was Ihnen fehlt, ist die Dynamik. Freunden Sie sich daher mit dem Element Feuer an. Im tieferen Sinn steht Feuer für Klarheit, Scharfsinn und eine wache Intelligenz. Durch Feuer werden Eindrücke verarbeitet, die in Entscheidungen mit einfließen und damit Veränderungen ermöglichen. Gehören Sie zu den Menschen, die wenig Impuls verspüren, um die Dinge in Gang zu bringen? Überlegen Sie, welche Gründe für Ihre Passivität eine Rolle spielen könnten: Sind Sie einfach bequem, weil die Motivation fehlt? Oder fürchten Sie Schwierigkeiten? Womöglich ist es die Angst vor einer neuen

Situation. Wenn Furcht vor dem Unbekannten sich einschleicht, errichtet ein Mensch unbewusst Sperren, die wie Felsbrocken seinen Energiefluss blockieren.

Übrigens: Sind Sie wirklich ein Vata-Kapha-Naturell? Viele Menschen haben nämlich durchaus viel Feuer im Blut. Wenn Sie oft hitzige Träume haben und impulsive Emotionen Ihnen nicht fremd sind, spricht einiges dafür. Oft gibt es jedoch Gründe, dass Feuer einfach nicht ausgelebt wird. Womöglich möchten Sie selbst oder andere sich nicht die Finger an Ihrem Temperament verbrennen. Die Vata-Kapha-Energie wäre deshalb nicht Ihre wirkliche, sondern hätte sich als eine überlagerte Wesensnatur eingeschlichen. Überlegen Sie, warum Sie dieses Feuer nicht ausleben können und weshalb Sie sich gegen Ihre Vitalität sperren. Sie brauchen sich nicht zu verstecken!

Zeigen Sie also Ihre Bereitschaft für den Fluss der Veränderung. Mit der Kraft des Feuers als Verbündetem verlassen Sie die Zuschauerrolle und treten selbst auf die Bühne des Lebens. Viele Türen mit überraschenden Möglichkeiten öffnen sich, sobald Sie kühn genug sind, um etwas Großes vom Leben zu erwarten.

Sie haben keine besonderen Ziele, die Ihnen schon immer am Herzen lagen? In der Meditation, wo der Geist seine Wurzeln berührt, findet sich ganz bestimmt ein längst vergessener Traum!

Vata-Pitta-Kapha:
der Tridosha-Typ

Elemente: Äther, Luft, Feuer, Wasser, Erde

Ein Mensch vom Tridosha-Typ ist ein Glückspilz, der aus dem Vollen schöpfen kann. Bei dieser Person sind alle drei Doshas harmonisch miteinander verbunden. Damit hat er die besten Voraussetzungen für ein Leben, das Gesundheit, Erfolg und Glück verheißt. Ein Tridosha-Naturell hat die Leichtigkeit von Vata, das Temperament von Pitta und die Ausdauer und Kraft von Kapha. Er ist ein Optimist, der die Dinge von ihrer positiven Seite betrachtet und klug genug, um auch die größeren Zusammenhänge des Lebens zu erkennen.

Die richtige Beurteilung von Tridosha verursacht oft Probleme. So mancher Tridosha-Typ kann gar nicht glauben, dass in seiner Natur alle drei Energien gleichmäßig aktiv sind, schließlich sucht er ja nach einem herausragenden Dosha. Wieder andere füllen ihren Fragebogen allzu wohlwollend aus und kommen auf das Ergebnis „Tridosha", obwohl sie in Wirklichkeit eine andere Konstitution haben. Falls Sie also auf Tri-Dosha gekommen sind, überprüfen Sie bitte Ihre Kreuzchen noch einmal besonders sorgfältig. Als Tridosha-Typ zählen Sie, wenn die Punktezahl um nicht mehr als 5 Punkte zwischen allen Doshas variiert. Sollte für ein Dosha ein leichtes Übergewicht bestehen: Betrachten Sie sich als ein Zwei-Dosha-Typ (zum Beispiel Vata-Pitta), allerdings mit einer sehr harmonischen Ausprägung, die bereits zur Tri-Dosha-Konstitution tendiert.

Körperliche Merkmale

Ein Mensch vom Tridosha-Typ spiegelt alle drei Energien in seinem Körperbau und Aussehen wider. Sie zeigen sich in feinen Strukturen von Vata, in markanten Partien von Pitta und in der Fülle und Geschmeidigkeit von Kapha.

Damit ist der Tridosha-Typ mittelgroß mit einem kräftigen Knochenbau und einer gut entwickelten Muskulatur. Er hat leuchtende lebendige Augen und einen klaren Blick, der seine mentale Stabilität ausdrückt. Vata verleiht ihm seine lebhafte Ausstrahlung und rasche Auffassungsgabe. Pitta zeigt sich in prägnanten Gesichtszügen, vielleicht einer hohen Stirn und in seiner dynamischen Gangart. Kapha schließlich, gibt ihm die körperliche Stabilität und eine stabile Kondition.

Eine Tridosha-Person hat eine gleichmäßige stabile Verdauung. Deshalb werden alle sieben Gewebeschichten optimal aufgebaut und viel Ojas gebildet, jene feinstoffliche Substanz, die ihr ein strahlendes Aussehen und eine starke Gesundheit schenkt. Ein Mensch, der seine Tridosha-Konstitution harmonisch auslebt, verfügt über eine kraftvolle Konstitution, mit der er bis ins Alter vital leben kann.

Persönlichkeit und Ausstrahlung

Lebensfroh, tatkräftig und durchaus bodenständig – so lassen sich die Qualitäten eines Menschen mit Tridosha-Natur zusammenfassen. Da alle drei Bioenergien in ausreichendem Maß vorhanden sind, kann er aus einem großen Potenzial schöpfen. Doch zeigen sich die Eigenschaften der einzelnen Doshas nicht so ausgeprägt, wie das bei einer reinen Konstitution von Vata, Pitta oder Kapha der Fall wäre. Dennoch ist leicht nachvollziehbar, welcher Charakterzug aus welchem Dosha entsteht.

Immer hat eine Person vom Tridosha-Typ den wachen Geist, das feine Gespür und die schnelle Auffassungsgabe von Vata. Zugleich macht Vata sie flexibel, lebendig und unkompliziert. Allerdings erkennt sie, und hier kommt Pitta als „Motor" ins Spiel, wann die Zeit der Aktivität kommt. Pitta verdankt sie ihre Intelligenz, Leidenschaft und die Dynamik zum Handeln. Auch ihre präzise schlagfertige Sprache und jenes Durchsetzungsvermögen, das sie so überzeugend macht, entstehen durch Pitta. Ihr Kapha-Dosha lässt sie freundlich, warmherzig und geduldig sein.

Mit einem Wort: Eine Tridosha-Natur hat wenig Konfliktstoff und keine bemerkenswerten notorischen Schwachstellen. Mit ihren vielseitigen Qualitäten passt sie sich jeder Situation angemessen an und macht das Beste daraus. Ihre positive Grundhaltung lässt sie die Dinge mit Zuversicht angehen. Schwierigkeiten betrachtet sie in einem größeren kosmischen Zusammenhang. Aus dieser Sicht sind Probleme kreative Herausforderungen, bei deren Lösung sie ihr Potenzial bestmöglich einbringt.

Mit einer solch bemerkenswerten Art ist ein Mensch mit Tridosha-Konstitution beliebt und gern gesehen. Obwohl auch er kontaktfreudig ist und den offenen Austausch mit anderen schätzt, erkennt er mit einem feinen Gespür und gesunder Selbstachtung seine persönlichen Grenzen an. Er weiß, dass seine Aktivitäten nur solange positiv wirken, wie er selbst ausgeglichen ist, dass er Inspiration und Unterstützung nur dann weitergeben kann, indem er seine eigenen Bedürfnisse achtet. Daher findet er immer den rechten Moment, um sich zurückzuziehen und neue Kräfte zu sammeln.

Körperliche Beschwerden

Spezifische körperliche Probleme hat eine Tridosha-Natur nicht. Ihre Beschwerden hängen davon ab, welche ihrer Bioenergien irritiert ist. Mehr dazu finden Sie im Kapitel „Die richtige Beurteilung der Symptome".

Geistig-emotionale Herausforderungen

Natürlich hat auch der Tridosha-Typ, ebenso wie andere Menschen auch, oftmals Probleme mit unangenehmen Gefühlen. Jeder kennt Neid, Wut, Zorn und Eifersucht, Gefühle also, die auftreten, wenn wir durch eine Situation überfordert sind. Allerdings kommt er durch seine emotionale Stabilität relativ schnell über diese Klippen hinweg. Sein Zorn verraucht bald und seine Nervosität legt sich spätestens, wenn die Stress verursachende Situation überstanden ist. Anflüge von Ungeduld gleicht das Kapha-Dosha durch Gelassenheit aus.

Die größere Schwierigkeit könnte allerdings gerade sein, *dass* er nur wenige Schwierigkeiten und Begrenzungen hat. Einem Menschen, dem viele Türen offen stehen, und der zahlreiche Ziele im Blickfeld hat, fällt es womöglich schwer, Entscheidungen zu treffen. Dazu kommt, dass so manche Tridosha-Natur nicht besonders ehrgeizig ist. Sie lässt sich durch äußere Einflüsse und Erwartungen anderer Menschen beeinflussen. Mit ihrem großen Verständnis für jeden und alles ist sie allzu bereit, sich anzupassen. Zwar entsteht diese Gutmütigkeit nicht aus einer persönlichen Schwäche, sondern durch ihre Qualität völliger Offenheit. Dennoch kann es passieren, dass sie nicht den Weg geht, der ihrer eigentlichen Lebensaufgabe entspricht.

Das erhöht die Tridosha-Energie

In sanften Wellenbewegungen regulieren die drei Doshas eines Menschen mit Tridosha-Konstitution sich gegenseitig. Sobald ein Dosha ansteigt, bringen die beiden anderen Energien sie ins Gleichgewicht zurück. Dieser naturgegebenen Stabilität verdankt er sein gutes Immunsystem und seine emotionale Ausgeglichenheit.

Tridosha-Typen haben daher kaum spezielle Problemstellen oder ein ewiges gesundheitliches „Sorgenkind". Dieses fehlende Frühwarnsystem ist zugleich ein Haken, wenn sie allzu leichtfertig mit ihren Kräften umgehen. Über die Stränge zu schlagen, verträgt auch die stärkste Natur nicht, und so sind es besonders extreme Situationen, die sie krankmachen können.

Zum Beispiel:

· ein langer Aufenthalt in großer Kälte oder in der Hitze
· falsche Ernährungsgewohnheiten
· extreme körperliche Belastungen oder übermäßige Trägheit
· Dauerstress im Beruf oder Privatleben

Die richtige Beurteilung der Symptome

Sie haben sich als Tridosha-Natur erkannt und fühlen sich nicht besonders wohl? Vielleicht wissen Sie schon, an welchem Punkt Sie sich zu viel zugemutet haben und brauchen nur etwas kürzer zu treten. Falls Ihre Beschwerden diffuser sind, sollten Sie genau den Ursprung Ihrer Probleme verstehen. Da alle drei Doshas eine aktive Rolle spielen, sind Sie womöglich verunsichert, woher Ihre Probleme rühren. Um dies zu erkennen, stellen Sie bitte folgende Überlegungen an: Gab es eine Situation, die Sie übermäßig belastet oder bedrückt hat? Hat ein Wetterwechsel stattgefunden oder haben Sie ungewohntes Essen eingenommen? Wie fühlen sich die Beschwerden an?

Ordnen Sie nun Ihre Probleme nach deren Eigenschaften ein: Die offensichtlichsten Unterschiede bestehen zwischen dem Gefühl von Kälte und Hitze. Kälte hat immer mit Vata oder Kapha zu tun, Hitze ist die hervorragende Eigenschaft von Pitta. Nachdem Vata und Kapha sich entgegengesetzt ausdrücken, fällt auch hier die Unterscheidung leicht. Beschwerden durch zu hohes Vata entstehen eher, wenn Sie einen allzu unruhigen Lebensstil pflegen oder womöglich zu viel Stress haben. Hohes Kapha entwickelt sich durch einen eher monotonen Lebensstil oder nach schwerem Essen. Als weitere Orientierung zur Einordnung Ihrer Beschwerden dient die Geschwindigkeit der Doshas:

Vata, als die instabilste Energie verliert als Erstes sein Gleichgewicht. Falls Sie nervös sind, Schlafprobleme haben und vergesslicher sind als sonst, hat Vata mit Ihrem Problem zu tun. Etwas langsamer kommt Pitta aus dem Lot. Sie fahren schnell aus der Haut, werden ungeduldig und auch verbal laut – dann ist Pitta die Ursache. Als letztes gerät Kapha aufgrund seiner Trägheit aus dem Gleichgewicht und dürfte damit der unwahrscheinlichste Auslöser für Ihre Krankheit sein. Falls bei Ihnen naturgemäß ein Dosha leicht überwiegt, liegt die allgemeine Tendenz zu typischen Beschwerden bei dieser Energie.

Wenn Sie nun zu einem Ergebnis gekommen sind, schlagen Sie bitte die entsprechenden Kapitel unter den Energietypen Vata, Pitta, oder Kapha nach. Behandeln Sie Ihre Beschwerden immer entsprechend dem gestörten Dosha.

Ihr Weg zur Harmonie und Vitalität

Für Sie gibt es keine besondere und allgemein verbindliche Richtlinie. Immer richtig liegen Sie, indem Sie dem „Goldenen Mittelweg" folgen und auf Extreme aller Art verzichten.

Führen Sie ein regelmäßiges Leben und halten Sie die tägliche Routine in puncto Fitness und Meditation ein. Im Übrigen vertrauen Sie ruhig Ihrer inneren Stimme, die genau weiß, was im Augenblick stimmig für Sie ist. Auch bei einem geregelten Tagesablauf dürfte Ihr Alltag vielseitig genug sein, sodass dennoch keine Langeweile aufkommt.

Die richtige Ernährung

Ihre Verdauung sollte Ihnen keine Probleme bereiten, solange Sie sich vernünftig und maßvoll ernähren. Stellen Sie Ihren Speiseplan abwechslungsreich zusammen und achten Sie darauf, dass jede Mahlzeit alle sechs Geschmacksrichtungen beinhaltet. Ihr gesunder Appetit sagt Ihnen, in welche Richtung Ihre Elemente einer sanften Regulierung bedürfen.

Essen Sie viele Speisen von sattvischer Qualität, also frische, naturbelassene Lebensmittel von süßem Geschmack, in denen hohe Lebenskraft gespeichert ist. Außerdem frisches Obst und Gemüse sowie viele Milchprodukte. Sattvische Nahrung klärt den Geist und schenkt dem Körper ein Gefühl der Leichtigkeit.

Ergänzend dazu berücksichtigen Sie bei der Zusammenstellung Ihres Speiseplans die aktuelle Jahreszeit: Im Sommer, wenn Pitta hoch ist und das Verdauungsfeuer entsprechend schwach, bevorzugen Sie leichtes Essen. Im Winter greifen Sie eher zu süßen, wärmenden und aufbauenden Nahrungsmitteln. Im Frühjahr wirken Speisen von scharfem, bitterem und herbem Geschmack regulierend.

Zur Entschlackung legen Sie ganzjährig einmal wöchentlich einen Fastentag ein. Trinken Sie an diesem Tag viel warmes Wasser. Im Sommer trinken Sie zusätzlich Fruchtsäfte nach Ihrem Geschmack, im Winter Ingwertee mit Honig und Zitrone. Im Frühjahr, wenn Kapha naturgemäß steigt, sollten Sie eine Vier-Tages-Diät zur Entschlackung einlegen. Details lesen Sie bitte unter dem Kapitel „Kapha – Ernährung" nach.

Körperpflege – sanft und wohltuend

Sanfte Behandlungen helfen Ihnen, das Gleichgewicht zu erhalten und bringen Sie wieder ins Lot, wenn Sie sich einmal unwohl fühlen.

Besondere Aufmerksamkeit sollten Sie auf die Pflege Ihrer Sinnesorgane legen. Durch die tägliche Reinigung von Nase, Augen, Ohren und Zunge schärfen Sie Ihre Wahrnehmung und können so den Austausch mit Ihrer Umwelt intensivieren.

Massagen sind eine wohltuende Methode der Entspannung und Reinigung, die Sie sich möglichst jeden Tag gönnen sollten. Eine Kopfmassage am Abend ist eine wunderbare Hilfe, um einen guten und tiefen Schlaf zu finden. Wenn sich Ihre Füße müde anfühlen, dann massieren Sie diese aufmerksam, entweder am Morgen oder abends. Einmal wöchentlich sollten Sie sich mit einer ausgiebigen Ganzkörper-Massage verwöhnen oder, noch besser, verwöhnen lassen. Benutzen Sie für die Massagen erwärmtes Sesamöl. Ansonsten steht Ihnen, je nach Ihrem aktuellen Bedarf, das ganze Wellness-Angebot zur Verfügung. Da Vata besonders leicht ansteigt, denken Sie hin und wieder an einen Einlauf mit Sesamöl.

Zwischendurch tut ein Verwöhntag gut und einmal jährlich sollten Sie sich eine Panchakarma-Kur gönnen. Gerade wenn Sie eigentlich topfit sind, ist diese Kur die beste Gesundheitsvorsorge.

Meditation

Vermutlich sind Sie bereits in Kontakt mit Ihrer geistigen Ebene und haben längst eine spirituelle Praxis gefunden. Für Sie eignen sich besonders solche Übungen, die auf der Leere basieren, wie die Zen-Meditation oder die buddhistische Achtsamkeits-Praxis Vipassana.

Das leere Gefäß

Diese Übung arbeitet direkt mit der Energie des Tagesrhythmus. Sie sollten diese Übung zweimal täglich durchführen. Morgens nach dem Erwachen nehmen Sie die Frische und Leerheit des Geistes am frühen Morgen mit. Abends hilft die Praxis Ihnen, die Probleme des vergangenen Tages abzulegen.

Sitzen Sie in einer bequemen Position. Das kann auf dem Boden im Schneidersitz sein oder auf einem Stuhl, wobei der Oberkörper aufrecht ist und die Füße vollständig mit der Erde verbunden sind.

Atmen Sie normal. Richten Sie beim Einatmen Ihre Aufmerksamkeit auf Ihre Nasenlöcher und spüren Sie das Gefühl der Kühle, während die frische Luft einströmt. Nehmen Sie diese Kühle in Ihren Körper hinein und verteilen Sie diese in jeder Zelle. Beim Ausatmen spüren Sie, wie durch die Nase Wärme ausströmt. Atmen Sie entspannt und gleichmäßig, während Ihre Achtsamkeit auf den Nasenlöchern liegt und Sie abwechselnd die Gefühle von Kühle und Wärme wahrnehmen.

Auftretende Gedanken und Gefühle lassen Sie sanft und freundlich wieder gehen. Bewerten Sie diese nicht und geben Sie ihnen keinen Namen. Bringen Sie Ihre Achtsamkeit immer wieder zurück zum Atem und betrachten Sie diese Wahrnehmung als die einzig bedeutsame.

Der sanfte Fluss

Für relativ ausgeglichene Menschen wie Sie ist die folgende Atempraxis aus dem taoistischen *Wai Tankong* gut geeignet, um Ihre Energien auf sanfte Weise zu harmonisieren. Diese Übung können Sie zu jeder Tageszeit ausführen.

Stellen Sie Ihre Füße parallel in Schulterbreite zueinander. Richten Sie Ihren Blick in die Ferne und heben Sie Ihre Fersen, sodass Sie lediglich auf beiden Fußballen stehen. Knicken Sie die Knie leicht ein und straffen Ihren Oberkörper, um balanciert zu stehen.

Nun winkeln Sie Ihre Ellbogen an und halten zunächst beide Hände in Nabelhöhe. Die Handflächen zeigen nach oben, die Finger beider Hände weisen aufeinander zu, berühren sich aber nicht. Stellen Sie sich dabei vor, dass Sie mit beiden Handflächen einen unsichtbaren Gegenstand hochheben.

Einatmen: Atmen Sie durch die Nase mit leichter Reibung im Kehlkopf ein. Während Sie einatmen, heben Sie Ihre Handflächen vom Schambein hoch bis zur Achselhöhle. Ziehen Sie so die Energie aus dem Wurzelchakra bewusst nach oben.

Ausatmen: Sie atmen nun durch den Mund leicht pfeifend aus. Dabei drehen Sie die Handflächen, sodass Sie nach unten in Richtung Erde zeigen. Während Sie ausatmen, führen Sie die Hände gleichmäßig und bewusst hinab zum Wurzelchakra und gedanklich weiter bis zur Erde, um die Energie wieder zur Erde zurückzulenken.

Führen Sie in dieser Weise neun Atemzüge aus.

Ihre Marma-Punkte

Der Weg zur Quelle

Ihnen stehen alle sechs Mahamarmas zu Ihrer Unterstützung bereit! Der Kontakt mit den Marma-Punkten kann für Sie eine Begegnung mit den Zentren Ihrer innewohnenden Kraft sein. Mit einer Besonderheit: Berühren Sie die einzelnen Punkte nicht direkt mit den Händen, sondern führen Sie die Übung gedanklich aus.

Machen Sie diese Übung morgens und abends. Sie kann in jeder angenehmen Position im Sitzen oder Liegen durchgeführt werden. Legen Sie zunächst beide Hände nebeneinander auf das Brustbein zu Ihrem Herzpunkt *Hridaya* und nehmen Sie fünf ruhige Atemzüge. Während die Hände entspannt auf Hridaya ruhen bleiben, wandern Sie mit Ihren Gedanken zu den anderen Marma-Punkten.

Der Ablauf folgt dem natürlichen Weg der Chakren: Bringen Sie Ihre Aufmerksamkeit zunächst zu *Stapani,* dem Dritten Auge, dann hinab bis zu *Guda,* dem Punkt der Schöpfung. Nun wandern Sie in Gedanken zu *Vasti* im Unterbauch, weiter zu *Nabhi,* im Nabelbereich, schließlich folgt *Adipathi,* am Scheitelpunkt des Kopfes, bis Sie schließlich Ihre Aufmerksamkeit zum Herzen zurückbringen.

Verweilen Sie während dieser Praxis bei jedem Marma in Gedanken drei Atemzüge lang, und geben Sie sich den Raum für innere Bilder. In der Verbindung mit den Großen Geheimnissen finden Sie alles Potenzial, um dem Weg Ihres Herzens zu folgen.

Der ideale Beruf

Egal, in welchem Beruf Sie arbeiten: Sie verbreiten in jeder Umgebung eine positive und kreative Energie. Sie sind flexibel in einem Team und fühlen sich so ziemlich überall wohl. Mit Ihren sozialen Qualitäten liegt es jedoch nahe, dass Sie einen Beruf auswählen, in dem Sie mit Menschen zu tun haben. Sie können im heilenden Bereich tätig sein, in der Psychotherapie oder in der Medizin. Geben Sie Acht, dass Sie nicht in einen eintönigen Job geraten – Sie wollen doch Ihre Fähigkeiten anderen nicht vorenthalten!

Partnerschaft und Familie

Sie können mit Partnern aller Konstitutionen gut zurechtkommen. Da Sie von allen Energien etwas haben, können Sie sich in jeden Menschen hineinversetzen und mit ihm gemeinsame Aspekte teilen. Letztlich kommt es auf die richtige „Wellenlänge" und Ihr Gefühl an, mit dem Sie Ihren Partner aussuchen. Weil Sie gut alleine leben können und nicht fixiert sind auf eine Beziehung, warten Sie in aller Ruhe ab, bis Sie Ihrem richtigen Lebensgefährten begegnen, bei dem die Schwingung stimmt. Wenn Ihre Partnerschaft in einer Krise steckt, sehen Sie diese als eine Herausforderung. Durch Schwierigkeiten werden Sie Ihre Fähigkeiten von Empathie und Respekt weiter entwickeln.

Vorsicht sollten Sie allerdings walten lassen bei einem Partner, der sehr stark nur eine Energie auslebt. Er könnte durch sein extremes Verhalten auch Ihr Gleichgewicht ins Wanken bringen. Außerdem wird es mit einem Menschen, der Sie in Übermaßen lenken oder dominieren möchte, unnötig viele Probleme geben. Stecken Sie Ihre Kräfte besser in konstruktive Ziele.

Freizeit und Fitness

Mit Ihrer robusten Konstitution können Sie sich allen Klimazonen und Jahreszeiten problemlos anpassen. Körperlich haben Sie selbst für extreme sportliche Herausforderungen genügend Power. Sie haben also die freie Wahl, Ihre Grenzen herauszufordern oder überhaupt nichts tun. Beides kann in Ordnung sein. Es kommt einfach darauf an, was Ihnen gerade gut tut.

Achten Sie jedoch darauf, dass die Freizeit einen energetischen Ausgleich Ihrer beruflichen Tätigkeit bringt. Wenn die Arbeit anstrengend ist und Sie viel unterwegs sind, schätzen Sie wohl eher einen gemütlichen Tagesausklang. Besteht die Tätigkeit allerdings mehr im Sitzen, sollten Sie in Ihrer Freizeit mehr Bewegung einplanen.

Ihr Zuhause

Ein Haus auf dem Land oder eine Wohnung im obersten Stockwerk in der City? Sie werden sich hier wie dort wohlfühlen. Mit einem sicheren Händchen richten Sie Ihr Zuhause so ein, dass Sie sich in diesen vier Wänden wohlfühlen. Es soll nach praktischen Aspekten ausgerichtet sein und zugleich gemütlich. Bringen Sie die kosmischen Elemente in Ihre vier Wände durch einen Zimmerbrunnen, Pflanzen, viel frische Luft – und wenn möglich – einen offenen Kamin. Für die Meditation können Sie einen sehr persönlich gehaltenen Bereich in Ihrer Wohnung einrichten.

Zum inneren Frieden finden

Mit Ihrer Konstitution haben Sie ein ganz besonderes Geschenk, um etwas Großes aus Ihrem Leben zu machen. Um Ihre Berufung zu erkennen, hören Sie auf die Stimme Ihres Herzens.

Ihr Weg mag sehr unkonventionell sein und keinen gesellschaftlichem Status oder große Besitztümer einbringen, aber das stört Sie nicht. Sie brauchen keine pompösen Rahmen für ein glückliches Leben.

Intuitiv bewegen Sie sich auf einem Fundament der Ausgewogenheit und haben wenige Hindernisse zu überwinden. Auf dieser Grundlage dürfte es Ihnen relativ leicht fallen, ein Leben nach den Prinzipien von Sattva zu erreichen, der geistigen Haltung von Liebe, Güte und Mitgefühl. Mit einem sattvischen Leben schaffen Sie die Voraussetzung für ein Leben in körperlicher und emotionaler Gesundheit und einer spirituellen Praxis zu reinem Bewusstsein. Intensive Meditationen werden Ihre Entwicklung dahin noch vertiefen.

Zugleich haben Sie mit Ihrer Gabe auch eine ethische Pflicht übernommen: Auf Menschen Ihres Typs warten wichtige Aufgaben. Ob Sie in Seminaren andere Menschen Lebenskunst lehren oder ob Sie ganz unscheinbar im Stillen wirken, ist unerheblich. Nutzen Sie Ihr Potenzial, um mit positiven Energien zum Wohle aller zu wirken.

Was auch immer Ihr Lebensplan ist: Wenn Sie mit der Stimme Ihres Herzens in Verbindung bleiben und eine Portion Mut und Ehrgeiz einbringen, werden Sie alle Ihre Ziele erreichen.

IV.
Wege zur Regulierung der Doshas

Ernährung

Über das Essen kommunizieren wir auf sehr direkte Weise mit der Welt, indem wir einen Teil des Äußeren in körpereigene Substanzen umwandeln. Um die Wirkung von Nahrungsmitteln auf unseren Körper zu verstehen, werden sie im Ayurveda nach drei Kriterien klassifiziert:

- den fünf Elementen: Erde, Wasser, Feuer, Luft, Äther
- den sechs Geschmacksrichtungen: süß, sauer, salzig, scharf, bitter, herb
- den zwanzig Eigenschaften: träge, schwer, kalt, feucht, hart, rau, grob, fest, klebrig, stabil oder deren Gegensätze

Jedes Nahrungsmittel trägt also bestimmte Informationen, über die es direkt auf unsere Doshas einwirkt. In Indien wird jede Krankheit durch einen speziellen Ernährungsplan ergänzt, sodass leichtere Erkrankungen oft allein durch die richtige Diät geheilt werden. So ist verständlich, dass im Ursprungsland des Ayurveda die Nahrung als Medizin angesehen wird.

Die Eigenschaften der Nahrung

Die Eigenschaft einer Nahrung gibt Aufschluss auf deren Wirkung im Körper. Jedes Nahrungsmittel hat mindestens eine, meistens aber mehrere der zwanzig grundlegenden Eigenschaften: schwer ist Rindfleisch – leicht ist Reis; ölig ist Sesamöl – trocken ist Toast. Nach der ayurvedischen Regel der Gegensätzlichkeit wird ein überhöhtes Dosha ausgeglichen durch Lebensmittel mit entgegengesetzten Eigenschaften:

Vata ist leicht, kalt und trocken. Vata-reduzierend wirkt Nahrung mit den Eigenschaften schwer, heiß, ölig

Pitta ist leicht, heiß, ölig. Pitta-reduzierend wirkt Nahrung mit den Eigenschaften schwer, kalt, trocken

Kapha ist schwer, kalt, ölig. Kapha-reduzierend wirkt Nahrung mit den Eigenschaften leicht, heiß, trocken

Die Elemente und Geschmacksrichtungen der Nahrung

Alle Nahrungsmittel sind aus den fünf Elementen Erde, Wasser, Feuer, Luft und Äther zusammengesetzt. Der Geschmack einer Speise gibt uns die Informationen, welche Elemente darin enthalten sind. Entsprechend können wir die Wirkung dieser Nahrung auf den Körper einordnen. Süßer Geschmack etwa entsteht durch Erde und Wasser, dieselben Elemente also wie Kapha. Indem wir etwas Süßes essen, steigt entsprechend auch in uns das Kapha-Dosha mit seinen Eigenschaften feucht, schwer und kalt.

Wenn Sie dagegen Schnupfen haben (Kapha, das feucht, schwer und kalt ist), regulieren Sie mit entgegengesetzten Eigenschaften: trocken, leicht und kühl. Jetzt wäre Ihr ideales Essen ein Knäckebrot mit Ghee und Frischkäse.

· **Vata** wird harmonisiert durch salzig, sauer und süß
· **Pitta** wird harmonisiert durch bitter, süß und herb
· **Kapha** wird harmonisiert durch scharf, herb und bitter

Süß

Süßer Geschmack verleiht dem Körper Substanz, er baut das Gewebe auf und unterstützt damit Wachstum. Süß macht uns lebendig, klärt die Sinne und sorgt für einen frischen Teint. Süßes beruhigt das Gemüt, macht uns zufrieden und glücklich. Kurz gesagt: Süßes macht das Leben süß.

Auch Milch, die Hauptnahrung von Babys und der Inbegriff des Mütterlichen, ist süß. Der süße Geschmack ist aus den Elementen Erde und Wasser zusammengesetzt. Entsprechend senkt Süßes Vata und Pitta und erhöht zugleich Kapha. Ein Mensch, der zu viel Süßes isst, entwickelt daher mit großer Wahrscheinlichkeit Übergewicht. Verschleimte Atemwege, Ödeme und Diabetes sind weitere mögliche Folgen.

Süße Nahrungsmittel sind: alle zucker- und stärkehaltigen Speisen, Honig, Milch, Nüsse, Ghee (Butterfett); süßes Obst: reife Birnen, Weintrauben, Feigen, Datteln, Kirschen, Kokosnuss, Trockenfrüchte; Gemüse (vor allem Wurzelgemüse): Karotten, Rote Bete, Spargel, gekochte Zwiebeln, Kartoffeln; fast alle Getreidearten und deren Produkte (zum Beispiel Nudeln); Gewürze: Süßholz, Zimt, Ingwer, Knoblauch, Kurkuma, Safran; alle Arten von Fleisch und Fisch, Öle, Kuhmilch, Eier, Käse, Honig. Bevorzugen Sie statt raffiniertem Industriezucker zum Süßen braunen Rohrzucker.

Sauer

Nahrung von saurem Geschmack regt die Speichelsekretion an und macht Appetit. Schon die Vorstellung, in eine saure Zitrone zu beißen, lässt uns das Wasser im Mund zusammenlaufen. Saurer Geschmack ist erfrischend und stimuliert das Verdauungsfeuer; er kräftigt die Sinnesorgane, nährt Herz und Geist.

Sauer steht in Verbindung mit den Elementen Erde und Feuer. Entsprechend vermehren saure Nahrungsmittel Pitta und Kapha und senken Vata. Durch übermäßigen Genuss von saurer Nahrung übersäuert allerdings das gesamte Körpersystem, wie auch ein Übermaß an Fleisch und Fisch, raffinierter Zucker und Produkte aus Weißmehl den Menschen übersäuern. Die Folge sind Entzündungen, Ausschläge, Pickel und ein Brennen im Magen-Darm-Trakt. Geistige Symptome von Übersäuerung entsprechen irritiertem Pitta mit Zorn, Neid, starkem Machtdenken; ein „saurer Mensch" ist ziemlich ungenießbar.

Saure Nahrungsmittel sind: saure und unreife Früchte: Zitrusfrüchte wie Zitronen, Limonen, Grapefruit, Orangen und Ananas, Äpfel, Erdbeeren, Himbeeren, Johannisbeeren, Rhabarber, Weißdorn; Gemüse: Tomaten, in Essig Eingelegtes, wie saure Gurken, Mixed Pickles; fermentierte Nahrungsmittel: Käse, Kefir, Sauerkraut, Wein, Buttermilch, Joghurt; Essig; Tamarinde.

Salzig

Das Sinnbild vom „Salz des Lebens" und die Tatsache, dass früher Salz gegen Gold aufgewogen wurde, verdeutlicht den hohen Stellenwert, den Salz immer hatte. Wohl dosiert verstärkt Salz den Eigengeschmack einer Speise, zu viel Salz im Essen allerdings unterdrückt die anderen Geschmäcker.

Da Salz im Gewebe Wasser bindet, wird die Verdauung unterstützt und die Ausscheidung von Abfallstoffen erleichtert. Salziges reguliert das Gleichgewicht der Elektrolyte im Blut, unterstützt Wachstum und die Weichheit des Gewebes.

Salz steht in Verbindung zu Feuer und Wasser. Mit seinen Eigenschaften feucht, erhitzend und schwer vermehrt es Pitta und Kapha, während Vata reduziert wird. Übermäßiger Salzkonsum kann Bluthochdruck, Übersäuerung, Hitzewallungen, Ödeme, Übergewicht und Hautausschläge verursachen, also die typischen Symptome von überhöhtem Pitta und Kapha.

Salzige Nahrungsmittel sind: Meersalz, Steinsalz, mit Salz gewürzte Lebensmittel.

Scharf

Nahrung von scharfem Geschmack wirkt entgiftend und desinfizierend. Scharfes stimuliert das Verdauungsfeuer, wodurch die Verdauung gefördert und die Ausscheidung von Abfallprodukten unterstützt wird. Wenn Sie eine scharfe Chilischote essen und die Augen tränen, werden zugleich Mund und Nebenhöhlen gereinigt. Deshalb ist scharfes Essen ideal bei Erkältung und Schnupfen.

Scharf beinhaltet die Elemente Feuer und Luft. Es hat die erhitzende, leichte und austrocknende Wirkung von Vata und Pitta, während Kapha zugleich verringert wird. Der Genuss von Scharfem „schärft" die Sinne, bringt Klarheit und unterstützt die Wahrnehmung. Ein Mensch, der „scharf" auf etwas ist, setzt viel Tatkraft und Entschlossenheit ein, um sein Ziel zu erreichen. Schärfe bringt im Idealfall Klarheit und Schlagfertigkeit, ein Übermaß kann jedoch die ganze Palette an Krankheitssymptomen von Pitta und Vata auslösen: Geschwüre, Pickel, Durchfall, Unwohlsein, Unruhe, Ängstlichkeit, Zittern und Schlaflosigkeit. Ein Mensch, der „mit aller Schärfe" handelt, wirkt verletzend.

Scharfe Nahrungsmittel sind: Gemüse: Knoblauch, Ingwer, Rettich, Meerrettich, Paprika, Zwiebeln; Gewürze: Pfeffer, Chili, Asafoetida, Senfsamen.

Bitter

Bitterer Geschmack belebt den Gaumen und regt den Appetit an. Ein Gläschen bitterer Aperitif bringt eine träge Verdauung in Schwung. Bitteres wirkt entgiftend und desinfizierend, es kühlt und senkt das Fieber, lindert ein Brennen und Jucken auf der Haut. Da Bitter austrocknend wirkt, baut es Gewebe und Fett ab, während Haut und Muskeln sich festigen.

Aus den Elementen Äther und Luft aufgebaut, reduziert Bitteres Pitta und Kapha, während Vata ansteigt. Wer zu viel Bitteres isst, entwickelt deshalb Symptome von überhöhtem Vata: Appetitverlust, Kopfschmerzen und Unruhe. Die übermäßige Austrocknung führt zu einer Schwächung von Geweben und Organen. Emotional verbitterte Menschen empfinden keine Zufriedenheit und Lebensfreude und geben anderen die Schuld daran.

Bittere Nahrungsmittel sind: Gemüse: Chicorée, grüner Salat, Rucola, Endivien, Spinat, Salatgurken, Artischocke, Grünkohl; Früchte: Rhabarber, Stachelbeere, Grapefruit; Gewürze: Kurkuma, Muskatnuss, Kardamom, Minze; Tee von Löwenzahn, Schafgarbe, Wegwarte, Wermut, Tausendgüldenkraut sowie Kaffee.

Herb (zusammenziehend)

Herb ist der Geschmack, den wir in der Regel am wenigsten mögen. Herber Geschmack zieht den Mund zusammen und wir empfinden ein trockenes Kratzen in Mund und Hals. Herb trocknet die Gewebe extrem aus und wirkt harntreibend. Er wirkt blutreinigend und heilt Entzündungen, indem er auch Gewebe zusammenzieht.

Herb beinhaltet die Elemente Luft und Erde. Pitta und Kapha werden dadurch reduziert, während Vata noch stärker als bei bitterem Geschmack ansteigt. Übermäßiger Genuss von Herbem führt zu Austrocknung, Verstopfung, Blähungen, Unruhe und Herzklopfen. Herbe Menschen sind nüchtern und kühl, allerdings verfehlt ein „herber Reiz" kaum einmal sein Ziel.

Herbe Nahrungsmittel sind: Gemüse: Bohnen, Linsen, Kohl, Erbsen, Spinat, Wurzelgemüse, Sellerie; Obst: Granatapfel, unreifes grünes

Obst, Grapefruit, Rhabarber, Pflaumen; Gewürze: Kurkuma, Korian-
der, Zimt; schwarzer Tee; Getreide wie Amaranth und Buchweizen;
Kräuter: Johanniskraut, Brennnessel, Himbeer- und Brombeerblätter,
Salbei, Zinnkraut, Eichenrinde.

Elemente	Eigenschaften	Geschmack
Erde und Wasser	feucht, schwer, kalt	süß
Erde und Feuer	feucht, leicht, heiß	sauer
Wasser und Feuer	feucht, schwer, heiß	salzig
Luft und Feuer	trocken, leicht, heiß	scharf
Luft und Äther	trocken, leicht, kalt	bitter
Luft und Erde	trocken, schwer, kalt	herb

Richtlinien der Ernährung

Eine Ernährung nach ayurvedischen Richtlinien hat, entgegen weitverbreiteter Vorstellung, nicht zwangsläufig mit exotischen Gerichten und Gewürzen zu tun. Ayurvedische Ernährung bedeutet lediglich, dass Sie Zubereitung und Zutaten individuell abstimmen auf Ihre Konstitution und Ihrem aktuellen Befinden. Nach diesem Prinzip können Sie deutsche, italienische, französische oder alle anderen Gerichte so zubereiten, dass sie Ihrer persönlichen Note entsprechen.

Die typgerechte Ernährung ist eine der wichtigsten Maßnahmen zum Erhalt der Gesundheit. Auch ein energetisches Ungleichgewicht können Sie über das Essen regulieren.

Mit einem guten Gespür wissen Sie ohnehin genau, was Sie gerade brauchen. Ihr Appetit, quasi als innere Intelligenz des Körpers, signalisiert bereits, welche Speisen Sie in diesem Moment benötigen, um gesund zu bleiben. Ein sensibles Körpergefühl ist immer der beste Ratgeber.

Abgesehen davon gibt es eine Reihe allgemeiner Empfehlungen im Ayurveda:

· Essen Sie gesund und ausgewogen mit besonderer Berücksichtigung Ihrer Doshas. Eine gesunde Ernährung beinhaltet alle lebenswichtigen Kohlenhydrate, genügend Vitamine, Mineralien, Eiweiß, Spurenelemente.

· Jede Mahlzeit sollte alle sechs Geschmacksrichtungen enthalten, um dem Körper alle nötigen Informationen zum Aufbau seiner Elemente zu geben. Die Menge der einzelnen Geschmäcker spielt dabei keine große Rolle. Bereits einige Blätter Rucola genügen, damit die Zungenpapillen die Information „bitter" aufnehmen und weiterleiten. Ebenso reicht eine kleine Prise Pfeffer aus, um den Geschmack „scharf" abzudecken.

· Die Lebensmittel sollten naturbelassen und energetisch so wertvoll und hochwertig wie nur möglich sein. Frisches Gemüse hat im Frühling besonders viel Lebenskraft (Prana). Idealerweise stammen die Lebensmittel aus der Umgebung. Mit Nahrung, die von derselben Luft und demselben Wasser wie wir selbst genährt werden, fühlen wir uns einfach stimmiger.

· Bereiten Sie das Essen mit Sorgfalt und Liebe zu. Kochen Sie mit frischen Zutaten und einem möglichst positivem Geist, denn die Stimmung des Kochs fließt mit ein in die Energie der Speise. Richten Sie das Essen appetitlich an und richten Sie den Tisch hübsch her, denn bekanntlich isst auch das Auge mit.

· Nach ayurvedischen Regeln werden Salate und Rohkost sehr maßvoll genossen. Gemüse und Obst, das leicht gedünstet wird, ist besser verträglich. Langfristig sollten größere Mengen an Rohkost nur von Menschen mit starkem Agni (Pitta-Typ) gegessen werden, ansonsten nur kurmäßig zur Entgiftung. Genießen Sie Ihren Salat nicht wie hierzulande üblich vor dem Essen, denn er bindet zu viel von dem Verdauungsfeuer, das für die Hauptmahlzeit noch benötigt wird. Verzehren Sie ihn zusammen mit der Hauptspeise mit einem Glas warmen Wasser.

Unser Gespür weiß genau, wie viel Nahrung wir tatsächlich brauchen und gibt rechtzeitig die „Satt-Meldung". Hunger ist im Ayurveda immer eine Erlaubnis zu essen, doch sollten wir uns nicht von der Essenslust verleiten lassen. In jedem Bissen steckt die ganze Information der Speise, es kommt also nicht auf die verzehrte Menge an. Nach dem Essen sollte man sich fit und voller Spannkraft fühlen. Trägheit und Schläfrigkeit sind ein klares Zeichen für eine zu reichhaltige Mahlzeit. Würde man den Magen in vier Teile untergliedern, so würde feste Nahrung zwei Teile einnehmen. Ein Teil wäre für Flüssigkeit vorgesehen und das letzte Viertel bliebe leer.

Von Fleischgenuss rät das traditionelle Ayurveda allgemein ab. Aus einer ethischen Sicht ist es unvereinbar, persönliche Lebenskraft aus dem Fleisch von Tieren zu beziehen. Nur in Ausnahmefällen wird weißes Fleisch, also von Huhn, Pute oder Fisch als medizinische Aufbaukost für ausgezehrte und schwache Patienten und bei sehr hohem Vata gegeben. Wer nicht auf Fleisch verzichten möchte, sollte es direkt beim Biobauern kaufen.

Vermeiden Sie:

- · lebloses Essen wie Konserven, tiefgekühlte Nahrung, weißes Auszugsmehl und raffinierten Zucker. Sie sind Energieräuber
- · alte und wieder aufgewärmte Speisen. Solches Essen hat keine Kraft und belastet den Körper eher, als ihn zu nähren
- · Aufwärmen in der Mikrowelle, es zerstört die Lebensenergie der Nahrung
- · Käse blockiert nach ayurvedischer Ansicht die Energiekanäle und sollte nur in geringen Mengen genossen werden
- · große Mengen starker Stimulantien wie Alkohol, Kaffee, saures und salziges Essen

Pflegen Sie Ihre Verdauung:

Damit Agni, das Verdauungsfeuer, die Nahrung optimal dem Stoffwechsel zuführen kann, ist eine gute Pflege von Agni wichtig. Agni folgt einem festen Tagesrhythmus. Wie im Kosmos die Sonne aufgeht, über den Himmel wandert und untergeht, funktioniert entsprechend unser inneres Feuer in einer Wellenbewegung. Deshalb empfiehlt sich die Einnahme der Mahlzeiten nach einem kosmischen Zeitplan:

Frühstück: Zwischen 6 und 10 Uhr morgens ist Kapha-Zeit. Agni ist noch schwach, deshalb belastet ein schweres Essen die Verdauung übermäßig. Nehmen Sie lieber ein kleines, leichtes Frühstück ein, um den Stoffwechsel anzuregen. Ist Kapha sehr hoch, lassen Sie das Frühstück ausfallen.

Mittagessen: Mittags, wenn die Sonne am höchsten steht, hat auch das Verdauungsfeuer und damit unser Hunger seinen Zenit erreicht. Deshalb sollte das Mittagessen die Hauptmahlzeit des Tages sein. Auch relativ schweres Essen ist jetzt verträglich.

Nachmittag: Am späten Nachmittag, zur Vata-Zeit, fällt Agni auf ein mittleres Niveau zurück. Sie bekommen vielleicht Appetit auf einen Imbiss. Besonders wenn Vata hoch ist, legen Sie nachmittags eine Pause ein, essen Sie etwas Süßes und trinken Sie dazu einen belebenden Tee mit Gewürzen oder Kräutern. Bei hohem Pitta tun Obstsäfte gut.

Abendessen: Nehmen Sie das Abendessen möglichst vor Sonnenuntergang und mindestens drei Stunden vor dem Schlafengehen ein. Verzichten Sie auf schwere Kost, da Agni schon niedrig ist. Ideal sind Suppen und Eintöpfe. Nach ayurvedischer Vorstellung belastet es den Körper stark, wenn abends die Hauptmahlzeit eingenommen wird. Auch kaltes Abendessen mit Brot, Butter, Käse und Wurst ist zu schwer verdaulich.

Agni verändert sich auch im Jahresrhythmus und im Lebensalter. Im Sommer ist Agni und damit auch unsere Verdauungskraft eher schwach. Intuitiv bevorzugen wir jetzt kühles leichtes Essen. Im Winter benötigt der Körper ohnehin mehr inneres Feuer zum Wärmen, jetzt können wir auch schwere Nahrung vertragen.

Ein Kleinkind, das stark von Kapha geprägt ist, benötigt anderes Essen als ein Erwachsener im Pitta-Alter oder ein alter Mensch, der in der Vata-Phase seines Lebens steht. Ein Mensch, der körperliche Schwerstarbeit leistet, isst natürlich größere Mengen und schwerer als jemand, der sich wenig bewegt.

Essen Sie möglichst regelmäßig, um Agni auf gleichmäßiger Flamme zu erhalten. Nehmen Sie erst dann wieder Nahrung ein, wenn die vorherige Mahlzeit vollständig verdaut ist und Sie Hunger bekommen. Der Abstand zwischen den Mahlzeiten liegt bei einem leichten Essen zwischen zwei und vier Stunden, bei schweren Mahlzeiten zwischen vier bis sechs Stunden.

Für eine gute Verdauung ist nicht nur wichtig, *was* man isst, sondern *wie* man isst. Achten Sie deshalb auf die richtige Atmosphäre beim Essen. In unserem hektischen Alltag geben wir dem Essen oft nicht den Stellenwert, der ihm zusteht. Deshalb schenken Sie bitte dem Gericht auf Ihrem Teller Ihre volle Aufmerksamkeit. Essen Sie in aller Ruhe und mit Genuss. Verzichten Sie auf Lesen, Fernsehen und Radio hören. Eine entspannte Unterhaltung ist in Ordnung, aber führen Sie während der Mahlzeiten keine emotionalen Diskussionen.

Ayurvedische Tipps für gutes Agni

Eines der einfachsten Mittel im Ayurveda, aber ausgesprochen wirkungsvoll zur Entschlackung ist heißes Wasser. Eine Thermoskanne mit heißem Wasser sollte immer bereitstehen. Kochen Sie einen Liter Leitungswasser, füllen Sie es in eine Kanne und trinken es schluckweise über den Tag. Vielleicht ist der regelmäßige Genuss von heißem Wasser einer Ihrer ersten ayurvedischen Schritte – Sie werden staunen, wie Ihr Wohlbefinden steigt.

Ingwer ist das optimale Gewürz zur Stärkung von Agni und für alle Konstitutionen geeignet. Ingwer können Sie in allen Varianten genießen, ob roh als Wurzel oder getrocknet als Pulver, welches aber stärker und schärfer ist. Ingwer wird verwendet als Tee, gekocht zu Gemüse und im Kuchen. Roh vor dem Essen verzehrt, wirkt er appetitanregend. Ingwerwasser ist das ideale Getränk, wenn Vata und Kapha erhöht sind und ein Hausgetränk, das nie fehlen sollte: Täglich eine Kanne davon als Aufguss getrunken, entschlackt, wärmt und reguliert es das Verdauungsfeuer. Bringen Sie dazu einen Liter Wasser zum Kochen, geben Sie einige Scheiben frischen Ingwer dazu und lassen Sie es einige Minuten ziehen.

Eine kräftigere Wirkung entsteht, wenn der Ingwer zusammen mit dem Wasser erhitzt und zum Kochen gebracht wird. Dieser starke Ausguss ist zur gezielten Kräftigung von Agni geeignet. Nehmen Sie dafür eine zwei bis drei Zentimeter frische Ingwerwurzel, schneiden Sie diese in dünne Scheiben und geben Sie einen Liter Wasser hinzu. Lassen Sie das Ingwerwasser 15 Minuten lang bei geöffnetem Deckel und auf mittlerer Flamme kochen und trinken dies dann heiß über den Tag verteilt.

Trinken Sie zu den Mahlzeiten nur warme Getränke, am besten warmes Wasser mit Ingwer, Kreuzkümmel oder Koriander.

Ebenfalls Agni stärkend ist Ghee. Ghee ist ein schmackhafter Ersatz für Butter und Fett. Es kann als Brotaufstrich verwendet werden und ist als Öl zum Anbraten von Gemüse geeignet (zur Herstellung von Ghee siehe Seite 238). Auch Menschen mit Kapha-Konstitution dürfen Ghee in Maßen verwenden.

Es gibt eine ganze Palette an Gewürzen, die Agni unterstützen. Dazu gehören besonders Pippali (langer Pfeffer), schwarzer Pfeffer, Cayennepfeffer, Zimt und Meerrettich.

Wer nicht jeden Tag seine Gewürze neu mischen will, kann die Gewürzmischung *Trikatu* über ayurvedische Versandhäuser bestellen oder selbst herstellen. *Trikatu* besteht zu gleichen Teilen aus langem und schwarzem Pfeffer und aus Ingwer. Außer der Stärkung von Agni kräftigt Trikatu das Herz. Als allgemeine Dosierung gilt drei Mal täglich eine kleine Messerspitze (1 – 3 g).

Ein bewährter Appetitanreger ist folgende Mischung: ½ Teelöffel zerkleinerter Ingwer und ½ Teelöffel Zitronensaft zusammen mit einer Prise Steinsalz 20 Minuten vor dem Essen einnehmen.

Ein klassisches leichtes Gericht zur Regulierung von Agni ist *Khichadi*. In Indien wird Khichadi als Diät während der Panchakarma-Kur gegeben. Legen Sie zwischendurch eine Khichadi-Mahlzeit ein: *Rezept für Khichadi:* 1 Tasse Basmati-Reis, ½ Tasse Mung-Bohnen, 4 – 6 Tassen Wasser, 2 Teelöffel Ghee, 1 Prise gemahlener Kreuzkümmel, 1 Prise gemahlener Koriander, 1 Prise Gelbwurzel, 1 Teelöffel Ingwer, 1 Prise Salz (alternativ können auch andere Gewürze, wie Asafoetida, Kümmel oder Kardamom, zur geschmacklichen Abwechslung verwendet werden). Reis und die Mung-Bohnen mindestens eine Stunde lang einweichen. Zwei Teelöffel Ghee erhitzen und die Gewürze darin leicht anrösten. Reis und Mung-Bohnen hinzugeben und kurz anrösten. Mit Wasser aufgießen. Zugedeckt solange kochen lassen, bis alles sehr weich ist. Der Eintopf sollte eine geschmeidige Konsistenz wie Suppe haben. Am Schluss das Salz zugeben.

Wie gut ist Ihre Verdauung?

Über unseren Appetit erhalten wir wichtige Hinweise auf den Zustand von Agni: Eine gute Verdauung zeigt sich durch gesunden Appetit. Wenn Sie oft Heißhungerattacken haben, ist Ihr Agni zu stark. Die Nahrung verbrennt dann zu schnell und der Körper fordert durch dauernde Hungergefühle Nachschub. Oft haben Menschen von Pitta-Konstitution ein sehr starkes Agni, das beruhigt werden sollte. Mit einem zu schwachen Agni sind Sie appetitlos und Ihr Körper kann die Speisen nicht vollständig verdauen. Schwachem Agni liegt meistens eine Störung von Vata zugrunde.

Zeichen für eine gute Verdauung:
Klare weiche Haut, klare Augen, ausgeglichene Stimmung, regelmäßiger gesunder Appetit, normaler Stuhlgang 1 – 2-mal täglich, glänzendes Haar, leichter flexibler Körper, tiefer erfrischender Schlaf, gute Energie und Vitalität.

Zeichen für eine schlechte Verdauung:
Unregelmäßiger Appetit, schwerer oder zu weicher Stuhlgang, Zunahme bzw. Abnahme des Gewichts, belegte Zunge, fettige oder trockene Haut, trübe Augen, geblähter Bauch mit Krämpfen oder Gasen, Magenprobleme, unverdaute Essenreste im Stuhl, gestörter Schlaf, vermehrt Schleim, allgemeine Müdigkeit.

Nahrung, die glücklich macht

Im Ayurveda wird den Nahrungsmitteln Eigenschaften der geistigen Doshas Sattva, Rajas Tamas zugeordnet. Speisen wirken so, dass über ihren Geschmack die entsprechenden geistigen Qualitäten in uns aufgebaut werden. Mit Hinblick auf unsere spirituelle Entwicklung sollte der Schwerpunkt auf sattvischer Kost liegen, da diese eine ethische Lebensweise unterstützt.

Sattva

Alle Speisen, die Gesundheit von Körper und Geist fördern, werden im Ayurveda sattvisch genannt. Sattvische Nahrungsmittel enthalten besonders viel Lebenskraft (Prana) und sind naturbelassen. Fleisch zählt grundsätzlich nicht zur sattvischen Kost.

Süß ist bei der Sattva-Nahrung der vorrangige Geschmack, denn er wirkt nährend und ausgleichend. Abgerundet wird Süß mit sauren, scharfen und salzigen Beigaben. Bitteres und Herbes sollte nur in geringen Maßen genossen werden.

Zur sattvischen Nahrung gehören vor allem viele Milchprodukte: Milch, Ghee, frischer Joghurt, Frischkäse; Süßstoffe wie Ahornsirup und Jaggery (Ursüße); Gemüse, grüner Salat, Süßkartoffeln, Mung-Bohnen, gelbe Linsen; das beste Getreide ist Basmati-Reis; Nüsse; süßes saftiges Obst, wie Birnen, Kokosnuss, Feigen, Pfirsiche.

Sattvisches Essen ist leicht, gut verdaulich und schmackhaft. Es nährt den Körper und baut die Gewebe auf. Nach einer solchen Mahlzeit fühlen wir uns energievoll und rundum zufrieden.

Um Ihren Speiseplan sattvischer zu gestalten, genügen schon kleine Veränderungen in der Zubereitung. Probieren Sie doch einmal ein Gericht aus duftendem Basmati-Reis, dazu in Ghee gedünstetes Gemüse und etwas Salat.

Milch gilt im Ayurveda als besonders sattvisches Lebensmittel, da es viele positive Qualitäten vereint. Milch kräftigt den Körper und schützt vor Krankheiten. Der Genuss von Milch soll das Leben verlängern und den Geist glücklich machen. Daher wird Milch besonders alten Menschen, Kranken und Kindern empfohlen.

Trinken Sie Milch heiß, lauwarm oder kalt, nicht aber direkt aus dem Kühlschrank. Milch zählt nach ayurvedischer Vorstellung als vollständiges Gericht, das mit Getreide oder süßem Obst vermischt genossen wird. Bei hohem Kapha oder einem erhöhten Cholesterinspiegel verwenden Sie entrahmte Magermilch und geben Sie eine Prise Ingwer oder Kurkuma hinzu, bei Bedarf auch Rohrzucker oder Honig.

Rajas

Die hitzigen Energien von Rajas werden durch saure, salzige und scharfe Nahrungsmittel übertragen. Solche Nahrungsmittel sollten mit großer Vorsicht konsumiert werden, da sie schnell das Nervensystem überreizen. Rajas steigernde Eigenschaften sind vorwiegend Stimulanzien wie Salzgebäck, Kartoffelchips und gesalzene Erdnüsse, aber auch Kaffee, Alkohol, Nikotin, zu viele scharfe Gewürze, rohe Zwiebeln und Knoblauch.

Tamas

Nahrung von tamasischer Qualität sollte ganz vermieden werden. Sie stumpft die Sinnesorgane ab, belastet den Körper und macht den Menschen träge. Alte und übermäßig schwer verdauliche Nahrung hat Tamas-Charakter, des Weiteren Fleisch (besonders vom Rind und Schwein), künstliche Süßigkeiten und Lebensmittel, die mit Konservierungsstoffen versetzt sind.

Die Verwendung von Ghee (Butterfett):

Eine Spezialität der ayurvedischen Küche ist die Verwendung von Butterfett, *Ghee,* das aus ausgelassener Butter entsteht. Ghee ist besonders sattvisch und bekömmlich, es kräftigt die Verdauungsorgane und insbesondere Agni. Außerdem gilt Ghee als hervorragendes Lebenselixier und Verjüngungsmittel.

Ghee lässt sich einfach selbst herstellen, doch braucht diese Prozedur etwas Zeit und Aufmerksamkeit. Es ist daher ratsam, sich einen größeren Vorrat anzulegen, da Ghee mindestens drei Monate haltbar ist, wenn es kühl und dunkel in einem abgedeckten Gefäß aufbewahrt wird.

Wird Ghee beispielsweise aus 2 Päckchen Butter hergestellt, liegt die Kochzeit für diese Menge bei 30 – 50 Minuten, bei einer größeren Menge entsprechend länger.

Die frische Butter wird in Stücke zerteilt und in einem Topf mit dickem Boden bei niedriger Hitze zum Schmelzen gebracht. Dafür lässt man die Butter auf kleinster Flamme im offenen Topf sanft sieden. An der Oberfläche bildet sich allmählich ein weißer Schaum aus den Eiweiß- und Wasseranteilen der Butter, der zwischendurch immer wieder abgeschöpft wird. Das blubbernde Geräusch bei der Herstellung zeigt an, dass das Wasser noch nicht verdampft ist.

Sobald das Butterfett eine klare goldgelbe Farbe bekommt, nimmt man den Topf sofort vom Herd. Das Ghee wird in ein sauberes Gefäß oder in einen Steintopf gegossen und nach dem Abkühlen gut verschlossen.

Fitness

Körperliche Fitness ist eine Voraussetzung für ein gesundes Körper-Geist-System. Sport hält den Menschen beweglich, verleiht ein gutes Immunsystem und verlängert dadurch das Leben. Deshalb sollte ein Trainingsprogramm zu Ihrem festen Tagesplan gehören. Machen Sie morgens zum Wach werden etwas Gymnastik oder einige Yoga-Haltungen. Treiben Sie außerdem regelmäßig Sport, um das Herz-Kreislauf-System in Schwung zu halten und die Zellen mit Vitalkraft aufzutanken.

Bestimmt kennen Sie Sportarten, die Ihnen ganz besonders Spaß machen. Intuitiv fühlt sich der Mensch zu dem Sport hingezogen, der seiner Konstitution entspricht und daher seinen natürlichen Neigungen entgegen kommt. Lassen Sie sich daher nicht zu einer Sportart überreden, die vielleicht gerade modern ist oder die Ihre Freunde begeistert. Nur wenn Sie mit innerer Freude Sport treiben, bringt er seinen gesundheitlichen Nutzen und einen mentalen Ausgleich.

Das Sportpensum hängt von der Konstitution des Menschen ab und ist daher individuell unterschiedlich. Eine sensible Vata-Natur sollte sich nie überanstrengen, Pitta-Typen brauchen Sport zum Auspowern und ein Mensch mit Kapha-Konstitution muss regelmäßig Sport treiben, um im Schwung zu bleiben.

Sie sollten nach ayurvedischer Vorstellung nicht bis zur Überanstrengung Sport treiben, sondern nur solange Sie sich wohlfühlen. Ihr persönliches Wohlgefühl ist das alleinige Maß Ihres Pensums.

Meditation

Ein wichtiger Begleiter auf unserem Lebensweg sollte die tägliche Meditation sein.

In der Meditation ist der Geist gesammelt und entspannt, sodass Köper, Geist und Bewusstsein sich in einem Zustand der Harmonie befinden.

Längst hat die Meditation ihren fernöstlichen esoterischen Touch verloren. Mittlerweile werden unterschiedliche Meditationstechniken an den öffentlichen Bildungszentren unterrichtet, vom autogenen Training über buddhistische Versenkungen bis hin zur Zen-Meditation. Allerdings ist nicht jede Meditation für jeden Menschen gleich geeignet. Menschen, die von Natur aus einen ruhigen Geist haben, können die Leerheit im Zen schätzen. Lebhafte Naturelle fühlen sich bei einer Bewegungsmeditation und einer Praxis für achtsames Atmen wahrscheinlich besser. Alle Wege führen jedoch zum selben Ziel: Wer meditiert, lebt glücklicher und gesünder. Es gibt wissenschaftliche Untersuchungen, die den Gesundheitswert von Meditation bestätigen. Besonders Herz-Kreislauf-Probleme reduzieren sich, auch ein hoher Blutdruck sinkt nach einiger Zeit, das Immunsystem wird stabilisiert. Da die Meditation auch unsere Gefühlswelt berührt, tun wir zugleich etwas für unseren emotionalen Ausgleich. Wer regelmäßig meditiert wird feststellen, dass er manche Dinge gelassener sehen kann.

Allerdings ist Meditation weitaus mehr als eine Hilfestellung zu besserem Wohlgefühl. Immer sollte der spirituelle Hintergrund, jene Verbindung zum Göttlichen oder dem Kosmischen Bewusstsein, dabei gesehen werden. Jede Religion kennt ihre eigenen Rituale, um in Verbindung mit diesem Höchsten zu treten. Das kann ein Gebet sein, die Visualisierung einer Gottheit oder eine Übung der Achtsamkeit. In jedem Fall betreten wir in der Meditation eine Insel des Friedens, die tief in unserem Herzen verborgen liegt – unberührt von all den Turbulenzen, die unser Leben oft so anstrengend machen.

Die in diesem Buch beschriebenen Meditationen sind bewusst frei von religiösen Wertvorstellungen. Es sind vorwiegend Übungen aus dem Buddhismus, die heute auch in der westlichen Psychotherapie immer häufiger angewandt werden. Selbstverständlich können Sie Ihre persönliche Gebete und Rituale mit den hier vorgestellten Meditationen kombinieren.

Atemtechniken (Pranayama)

Über die Sinnesorgane nehmen wir ständig Eindrücke auf, die häufig zu fein sind, als dass wir sie bewusst bemerken könnten. Auf einer feinstofflichen Ebene unseres Körpers lassen sie sich dennoch nieder und beeinflussen unsere Aktivitäten und Gefühle. Prana, der Atem, ist jener Punkt, wo Körper und Geist sich berühren. Durch bewusstes Atmen sind die Aktivitäten des Geistes und damit die Gefühle kontrollierbar. *Pranayama* heißt diese traditionelle Atemtechnik (*prana* bedeutet „Atem", *yama* heißt „beherrschen").

Den Zusammenhang zwischen Ihrem Atem und Ihren Gefühlen können Sie sehr direkt erkennen. Wenn Sie zufrieden an einem wunderbaren Platz sitzen, fließt Ihr Atem gleichmäßig und tief. Haben Sie aber gerade Ärger, sind wütend oder nervös, dann kommt der Atemfluss automatisch ins Stocken. Sie atmen hektisch und unregelmäßig.

Durch Pranayama können wir zu unserem harmonischen Atemfluss zurückfinden. Mit dieser Praxis werden die subtilen Kanäle des Nervensystems, die *Nadis,* gereinigt und das Blut mit Sauerstoff angereichert, was die Funktion des Gehirns stärkt und den Stoffwechsel anregt. Und schließlich erinnert uns bewusstes Atmen an das Wunder unseres Daseins: Ich atme, also lebe ich.

Ein wichtiger Effekt von Pranayama ist die Balancierung des weiblichen und männlichen Energieflusses. Nach ayurvedischer Lehre wird das Gehirn in zwei Hälften unterteilt. Der linke Bereich steht mit Logik und Urteilskraft, den männlichen Energien und der Hitze in Verbindung. Die rechte Gehirnhälfte entspricht dem Prinzip der Kühle und birgt die weiblichen Kräfte von Intuition, Kreativität, Liebe und Mitgefühl. Während des Atmens nehmen wir über das linke Nasenloch Kühle, über das rechte Nasenloch Hitze auf, wodurch ein Energieausgleich entsteht.

Bei Krankheiten, die mit Kälte und Kapha zu tun haben, etwa Übergewicht, Schläfrigkeit oder Ödeme sollten wir eher durch das rechte Nasenloch atmen. Auch bei Beschwerden durch Vata, wie beispielsweise Nervosität, Schlafproblemen und Unruhe, empfiehlt sich das vermehrte Atmen über das rechte Nasenloch. Atmen durch das linke Nasenloch reguliert dagegen heiße Erkrankungen, die durch Pitta entstanden sind, wie impulsive Emotionen oder Fieber.

Atmen Sie dazu ein bis zwei Minuten durch das entsprechende Nasenloch, während Sie mit dem Finger den anderen Nasenflügel zudrücken.

Die Wechselatmung

Eine einfache, aber sehr wirksame und in Indien häufig angewandte Praxis ist die Wechselatmung. Hierbei werden die männlichen und weiblichen Energien dadurch ausgeglichen, indem Sie beim Atmen die Nasenlöcher wechseln.

Setzen Sie sich bequem mit überkreuzten Beinen auf den Boden oder auf einen Stuhl mit beiden Füßen auf der Erde.

Einatmen: Verschließen Sie die rechte Nasenöffnung mit dem Daumen der rechten Hand und atmen Sie über das linke Nasenloch ein, wobei die Luft tief in den Bauch hinabströmt.

Ausatmen: Verschließen Sie die linke Nasenöffnung mit dem Ringfinger und kleinen Finger der rechten Hand und atmen Sie über das rechte Nasenloch aus.

Beim nächsten Einatmen lassen Sie die Finger in dieser Stellung und atmen über das rechte Nasenloch wieder ein, durch das linke dann aus. Der Zyklus in jedem Nasenloch beginnt also mit dem Ausatmen.

Idealerweise führen Sie die Wechselatmung morgens und abends zusammen mit der Meditation durch. Zusätzlich oder abwechselnd praktizieren Sie die unter Ihrem Energietyp vorgestellten Übungen.

Die Marma-Punkte

Die Behandlung von Marma-Punkten ist ein spezieller Aspekt der ayurvedischen Medizin. *Marmas* sind besonders empfindliche Stellen im Körper, die auf anatomischer Ebene definiert sind als Schnittpunkte von Muskeln, Sehnen, Arterien, Knochen, Gelenke und Venen.

Es gibt 107 Marma-Punkte im Körper, deren Verletzung zum Tod oder zur Invalidität führt.

Zugleich sind Marma-Punkte Verbindungsstellen zwischen Körper und Bewusstsein. Durch sanfte Stimulierung finden wir über diese hochsensiblen Punkte einen direkten Zugang zu unserem subtilen Energiesystem. Durch ihre Berührung werden körperliche und emotionale Blockaden aufgelöst und die Energien können wieder fließen. Dadurch ist die Marma-Behandlung eine sanfte und zugleich tief greifende Methode, um auf körperliche, emotionale und geistige Prozesse einzuwirken. Nach einer Behandlung fühlen wir uns entspannt und zugleich vitalisiert. Viele Marma-Punkte werden während einer Massage, besonders bei der Kopfmassage stimuliert.

Die in diesem Buch vorgestellten Marma-Übungen sind speziell auf die sieben Energietypen abgestimmt. Sie können Sie leicht selbst durchführen, indem Sie Ihre Hände auf jene Marmas legen, die in spezieller Beziehung zu Ihren Energien stehen. Sie werden bald die heilende Kraft Ihrer Hände schätzen lernen und sich bewusst werden, wie viel Sie selbst zu Ihrer Vitalität beitragen können.

Schließlich eröffnet sich über die Berührung der Marma-Punkte der sensibelste Raum unserer Wesensnatur, die Herzensebene. *Mahamarma,* das „Große Geheimnis", heißen daher auch die sechs wichtigsten Punkte. Tiefe Sehnsüchte sind hier eingebunden, und über deren Stimulation treten Sie in Kontakt mit ihnen.

Während der Behandlung legen Sie Ihre Handflächen jeweils fünf tiefe ruhige Atemzüge lang auf „Ihre" Punkte. Wenn Sie ein sanftes strömendes Wohlgefühl empfinden, kommen Energien ins Fließen.

Mahamarmas – die sechs Großen Geheimnisse

Adipathi: Der „Götterkönig" liegt am Scheitelpunkt des Kopfes. Dieser Punkt ist verantwortlich für geistige Gesundheit, einen klaren Verstand und stabile Nerven. Die Kraft dieses Punktes verleiht Offenheit und Klarheit.

Stapani: Zwischen den Augenbrauen gelegen, steuert dieser Punkt die Geisteskraft und die Nerven. Durch erkennendes Sehen werden Entscheidungen richtig getroffen.

Hridaya: Dieser Punkt, der wörtlich „Herz" bedeutet, liegt in der Höhe zwischen beiden Brüsten auf dem Brustbein. Hridaya schafft die Fähigkeit zu Mitgefühl und Liebe.

Nabhi: Dieser relativ große Bereich um den Nabel steht für Veränderung und neues Schaffen. Der Wandel von Werden und Vergehen rückt durch Nabhi in das Bewusstsein.

Vasti: Im Unterbauch zwischen Schambein und Nabel gelegen, ist Vasti das Haupt-Marma der Blase. Auf geistiger Ebene steht Vasti für Ehrgefühl und Empfindsamkeit.

Guda: Dieser Punkt liegt im Bereich um den After. Über Guda wird das Wurzelchakra und damit das Ausscheidungssystem stimuliert. Geistig steht er für elementare Qualitäten wie Struktur und Stärke.

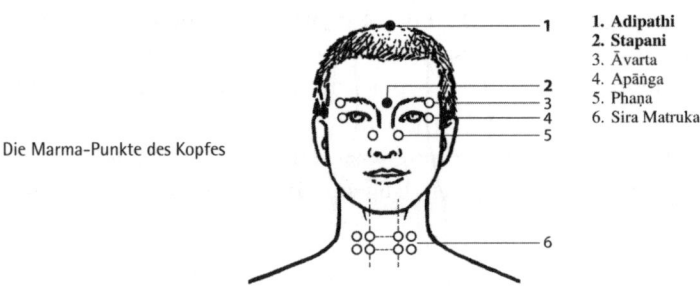

Die Marma-Punkte des Kopfes

1. **Adipathi**
2. **Stapani**
3. Āvarta
4. Apāṅga
5. Phaṇa
6. Sira Matruka

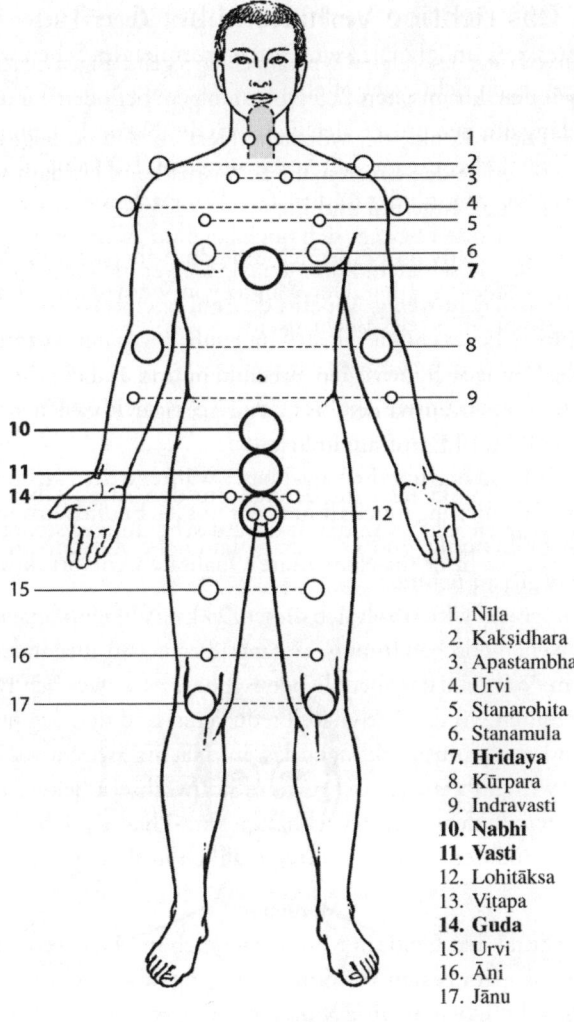

1. Nīla
2. Kakṣidhara
3. Apastambha
4. Urvi
5. Stanarohita
6. Stanamula
7. **Hridaya**
8. Kūrpara
9. Indravasti
10. **Nabhi**
11. **Vasti**
12. Lohitāksa
13. Viṭapa
14. **Guda**
15. Urvi
16. Āṇi
17. Jānu

Die Marma-Punkte des Körpers

Das richtige Verhalten über den Tag

Das Ayurveda legt besonderen Wert auf einen regelmäßigen Lebensstil. Indem wir dem kosmischen Tagesablauf folgen, befinden wir uns im Gleichklang mit den universalen Gesetzen der Natur. Entsprechend dieser Wellenbewegungen sollten wir unserem Tagesablauf folgen.

Der Tag beginnt mit der Kapha-Zeit. Wir wachen entspannt und ruhig auf, der Körper bewegt sich noch langsam. Wenn wir zu lange in den Tag hinein schlafen, kommen wir schwer in Gang. Morgens haben wir vielleicht wenig Appetit, da Agni noch träge ist.

Das innere Feuer entwickelt sich im Laufe des späten Vormittags. Wenn die Sonne sich ihrem Höchststand nähert und die Pitta-Zeit anbricht, ist auch unsere aktivste Zeit. Körperlich fühlen wir uns zwischen 10 und 14 Uhr am kräftigsten.

Anschließend beginnt die Vata-Phase. Während des Nachmittags bis in die Dämmerung hinein fühlen wir uns leicht und aktiv, geistig auf dem Höhepunkt und können gedankliche Zusammenhänge besonders gut aufnehmen.

Anschließend wiederholt sich dieser Zyklus. Wir empfangen jetzt dieselben energetischen Impulse wie tagsüber, gehen aber anders mit ihnen um. Während der abendlichen Kapha-Phase zwischen 18 und 22 Uhr sollten wir die Aktivitäten reduzieren und den Tag harmonisch und entspannt ausklingen lassen. Nachts zwischen 22 und 2 Uhr ist wieder Pitta-Zeit, der gesamte Stoffwechsel arbeitet jetzt auf Hochtouren. In der folgenden lebhaften Vata-Phase sind die Träume sehr aktiv, und der Darm kommt allmählich in Bewegung.

Morgens

„Morgenstund' hat Gold im Mund" gilt auch im Ayurveda. Stehen Sie früh auf – am besten vor Sonnenaufgang, aber nicht später als um sechs Uhr. Üben Sie Ihre Morgenroutine mit einem achtsamen und entspannten Geist aus, denn Ihr Tagesverlauf hängt entscheidend davon ab, welche Laune Sie morgens haben.

Der Morgen ist eine Zeit, in der die Natur klar und frisch ist. Prana, die reine Lebenskraft ist in Hülle und Fülle vorhanden und sendet ihre feinen Schwingungen.

Trinken Sie nach dem Aufstehen ein Glas frisches Wasser, um die Peristaltik des Darms anzuregen. Menschen von Vata- und Kapha-Natur vertragen das Wasser heiß; für eine Pitta-Konstitution sollte es Zimmertemperatur haben, aber nicht kalt sein. Anschließend nehmen Sie sich Zeit für die Entleerung von Blase und Darm. Auch wenn kein Drang besteht, ist es ratsam, in aller Ruhe den Stuhlgang abzuwarten.

Beim Zähneputzen entfernen Sie den weißen Belag auf der Zunge gleich mit. Dieser Belag weist darauf hin, dass sich giftige Abfallstoffe abgelagert haben. Bei dickerem Belag verzichten Sie besser auf das Frühstück und überlegen, welche Doshas möglicherweise irritiert sind.

Das Abschaben des Zungenbelags geschieht mit einem speziellen Zungenschaber. Ziehen Sie den Schaber sanft einige Male von der Zungenwurzel bis zur Zungenspitze nach vorne, bis der Belag verschwunden ist. Zugleich verbessert diese Prozedur den Geschmackssinn.

Jetzt nehmen Sie etwas erwärmtes Sesamöl und behalten es einige Minuten im Mund. Bewegen Sie das Öl sanft im ganzen Mundbereich, gurgeln Sie einige Male damit und spucken Sie es in einen Becher. (Das Öl sollte im Hausmüll entsorgt werden, damit der Abfluss des Waschbeckens nicht verstopft.) Natürlich können Sie das Öl vorher ausspucken, sobald es Ihnen unangenehm wird. Massieren Sie nun Zahnfleisch und Zähne eine Weile mit dem Zeigefinger. Der Ölfilm schützt vor Krankheiten im Hals, verhindert Mundgeruch und stärkt Zähne und Zahnfleisch.

Zum Reinigen der Nase ziehen Sie etwas Wasser in beide Nasenlöcher und schnäuzen den Schmutz aus. Anschließend bringen Sie einige Tropfen warmes Ghee oder Sesamöl mit dem Finger oder einer Pipette in beide Nasenöffnungen. Besonders im Winter und bei trockenem Wetter ist diese Anwendung sinnvoll. Regelmäßige Nasenpflege reinigt die Nebenhöhlen, kräftigt die geistige Schärfe und klärt die Sinnesorgane (genaue Anleitung für *Nasya,* die Reinigung der Nebenhöhlen, im Kapitel „Anleitungen zur Selbstbehandlung", Seite 259).

Nun kommt die Massage des ganzen Körpers an die Reihe. Verteilen Sie mit leichten massierenden Bewegungen einen dünnen Ölfilm gleichmäßig über Ihren ganzen Körper. Diese Einreibung kräftigt den Kreislauf und harmonisiert besonders Vata, um den Tag entspannt und seelisch stabil zu beginnen. (Eine ausführliche Beschreibung der Selbstmassage finden Sie im Kapitel „Anleitungen zur Selbstbehandlung", Seite 252.) Nehmen Sie anschließend ein Bad oder eine Dusche.

Widmen Sie nun einige Minuten der Meditation. Je nachdem, welchem spirituellen Weg Sie verbunden sind, kann das ein Gebet sein, eine stille Betrachtung oder die Visualisierung einer Gottheit. Auch einige Atemübungen sollten nicht fehlen. Vielleicht möchten Sie die oben beschriebene Wechselatmung zur Harmonisierung beider Gehirnhälften machen oder/und eine speziell Ihrer Wesensnatur angeglichene Übung.

Sportliche Aktivitäten wären jetzt an der Reihe, doch müssen die meisten Menschen aus Zeitgründen diese auf den Feierabend verschieben. Trotzdem sollten Sie noch paar kleinere Körperübungen, eventuell Yogahaltungen, anschließen.

Nun ist die Zeit für das Frühstück gekommen, bevor Sie voller Tatkraft an die Tagesarbeit gehen.

Tagsüber

Halten Sie während der Arbeit den positiven Geist vom Morgen möglichst lange aufrecht. Wenn Sie bemerken, dass zu viele Spannungen entstehen, legen Sie kurze Pausen ein, um wieder ein Bewusstsein von Achtsamkeit und Freude zu finden. Erinnern Sie sich auch, dass jeder Tag ein besonderer und einmaliger Tag Ihres Lebens ist.

Die optimale Zeit für das Mittagessen ist gegen 12 Uhr. Die Mahlzeit sollte ausreichend sein, aber nicht zu üppig, damit Sie nicht müde davon werden. Nach dem Essen bleiben Sie kurz schweigend sitzen oder gehen eine Runde spazieren. Vata-Naturen können sich statt dessen ein paar Minuten hinlegen. Trinken Sie nach dem Essen nichts Kaltes, um die Verdauungsvorgänge nicht zu stören.

Nach der Arbeit schließen Sie mit einem Ritual bewusst den aktiven Teil des Tages ab. Vielleicht möchten Sie einen Spaziergang unternehmen oder Sport treiben.

Abends

Nehmen Sie diese gelassene Atmosphäre mit in den Abend hinein. Spätestens gegen 18 Uhr, wenn die Kapha-Zeit beginnt, sucht der Körper intuitiv Ruhe. Schalten Sie ab von den Aufgaben des Tages, und nehmen Sie ein leichtes Abendessen ein. Verbringen Sie Ihren Abend in einer harmonischen und gelösten Atmosphäre mit ihrer Lieblingsmusik, einem guten Buch oder sprechen Sie mit Ihrem Partner oder Freunden. Bitte wälzen Sie nicht nur Probleme, vermeiden Sie Streit und erfreuen Sie sich lieber gegenseitig mit anregenden und angenehmen Gesprächen. Lange Fernsehabende lenken unnötig ab und verursachen Schlafprobleme, wenn Ihr Vata ohnehin hoch ist.

Direkt vor dem Schlafengehen empfiehlt sich eine kurze Meditation. Denken Sie noch einmal über den vergangenen Tag nach, finden Sie Frieden mit unangenehmen Momenten, und halten Sie an keinen negativen Gefühlen fest. So können Sie diesen Tag auch innerlich abschließen. Wenn Sie Probleme mit dem Einschlafen haben, dann geben Sie sich eine kurze Selbstmassage am Kopf und an den Füßen und hören Sie ein paar Minuten ruhige, meditative Musik. Genießen Sie die Ruhe, die mit den sanften Klängen in Ihren Geist einkehrt, und gehen Sie dann zu Bett.

Das richtige Verhalten über das Jahr

Das Verhältnis der Doshas im Körper verändert sich entsprechend dem Klima. Deshalb steigt Vata automatisch an, wenn es draußen kalt und trocken ist. Pitta vermehrt sich bei heißem und schwülem Wetter und Kapha durch Kälte und Feuchtigkeit. Um zu vermeiden, dass die Doshas sich zu sehr ansammeln, sollten Sie Ihr Verhalten an die jeweilige Jahreszeit anpassen.

Besondere Achtsamkeit empfiehlt sich zu der Jahreszeit, die Ihrer eigenen Konstitution entspricht. Eine Vata-Natur sollte daher besonders im Spätherbst Vata beruhigende Maßnahmen ergreifen, für eine Pitta-Konstitution ist der Sommer und für Menschen mit Kapha-Typus speziell im Frühjahr eine Zeit, die besonderer Achtsamkeit bedarf.

Wenn Sie, wie die meisten Menschen, zwei starke Energien in Ihrer Konstitution haben, balancieren Sie jedes Dosha einzeln zur entsprechenden Zeit aus.

Frühling und Frühsommer: die Kapha-Zeit

„Königin der Jahreszeiten" heißt der Frühling. Jetzt erwacht die Natur aus ihrer Winterstarre, Wärme durchdringt alle Poren, Fruchtbarkeit und Wachstum liegen in der Luft. Nun verflüssigt sich auch das über den Winter aufgebaute Körperfett und kann durch Kapha senkende Maßnahmen ausgeleitet werden. Dieser Zeitpunkt ist zum Fasten optimal.

Auf dem Speisezettel stehen Lebensmittel, die Kapha reduzieren und das Verdauungsfeuer kräftigen. Die Nahrung sollte also leicht verdaulich und trocken sein. Bevorzugte Geschmacksrichtungen sind bitter, herb und scharf. Ideale Grundnahrungsmittel sind Weizen (Nudeln) und Gerste. Zur Unterstützung der Blutreinigung empfiehlt sich Brennnesseltee. Vermeiden Sie süße, saure und salzige Speisen, Milchprodukte, kaltes und fetthaltiges Essen.

Um Ihren Körper in Schwung zu bringen, genießen Sie auf langen Spaziergängen die neu erwachte Natur und spüren Sie zugleich, wie Ihre eigene Lebendigkeit wieder erwacht.

Hochsommer und Frühherbst: die Pitta-Zeit

Im Sommer ist das Verdauungsfeuer gering, daher haben Sie wahrscheinlich ohnehin nicht viel Hunger. Essen Sie jetzt leichte, kühle und saftige Speisen von süßem, bitterem und herbem Geschmack und verzichten Sie auf salzige, saure und scharfe Gerichte. Erfrischend sind Traubensäfte und Tee mit Koriander und Kreuzkümmel. Ein traditionell ayurvedisches Sommergetränk ist Lassi, ein mit Wasser verdünnter Joghurt, in den Sie Zucker oder Salz einrühren.

Wenn Pitta zu sehr ansteigt, empfiehlt sich eine milde Abführ-Kur, wie sie unter Pitta Ernährung auf Seite 99 beschrieben ist.

Reiben Sie jeden Tag Ihren Körper mit kühlendem Kokosöl ein. Bei der Kleidung bevorzugen Sie leichte und frische Stoffe; „heiße" Farben, wie knalliges Rot oder Orange, sind jetzt ebenso wenig geeignet wie Schwarz, das die Hitze regelrecht aufsaugt. Auch Ketten aus echten Perlen, Jade und Silberschmuck haben eine kühlende Wirkung.

Vermeiden Sie den Aufenthalt in der prallen Sonne und verbringen Sie möglichst viel Zeit im Schatten und im Wald. Wohltuend ist eine erfrischende Umgebung, ein Garten oder Park in dem Wasser fließt. Suchen Sie die Nähe eines Flusses oder Sees. Im Freien sollten Sie eine leichte Kopfbedeckung tragen. Steigen Sie so oft es geht unter die Dusche, ersatzweise sorgt ein kaltes Fußbad für Erfrischung. Hängen Sie in der Wohnung große, mit frischen Düften besprühte Stofftücher auf. Da Hitze viel Energie raubt, gönnen Sie sich Untertags ein Nickerchen in einem kühlen dunklen Raum. Für Sport sind die besten Zeiten der frühe Morgen und der späte Abend, wenn die Sonne mildes Licht schickt.

Vor dem Einschlafen kühlt ein Spaziergang bei Mondlicht angenehm Körper und Geist. Falls Sie einen Garten oder großen Balkon haben, schlafen Sie im Freien unter dem Sternenhimmel. Einige Tropfen kühlendes Sandelholz-Öl auf dem Kopfkissen sorgt für einen ruhigen Schlaf. Die alten Schriften empfehlen (ganz romantisch) auf einem weichen, mit Blütenblättern belegten Bett zu ruhen und wohltuende Berührungen von zarten, mit Sandelholzwasser gekühlten Händen zu genießen.

Spätherbst und Winter: die Vata-Zeit

Kälte und Trockenheit im Herbst erhöhen die Energie von Vata, auf dessen Regulierung Sie nun besonders achten sollten. Die Nahrung soll jetzt warm, saftig und nährend sein, auch Fette werden gut verarbeitet. Möglicherweise haben Sie besonders kräftigen Appetit, denn das Verdauungsfeuer ist relativ stark, da der Körper viel Wärme benötigt. Sie dürfen jetzt herzhaft zugreifen – der Winter ist als Fastenzeit nicht geeignet!

Den Vorzug bekommen süße, saure und salzige Speisen, Getreide- und Mehlspeisen, Wurzelgemüse und Milchprodukte, besonders Vollmilch. Trinken Sie viel warmes Wasser oder Tee mit wärmenden Kräutern. Vermeiden sollten Sie Nahrungsmittel von bitterem, herbem und scharfem Geschmack, ebenso kaltes Essen und übermäßig Rohkost und Obst.

Da es draußen spät hell wird, können Sie etwas länger schlafen. Nach dem Aufstehen reiben Sie Ihren Körper mit erwärmtem Sesamöl ein und lassen es vor dem Duschen eine halbe Stunde einwirken.

Setzen Sie sich nicht übermäßig der Kälte, Regen und Schnee aus. Tragen Sie im Freien einen Schal und eine Kopfbedeckung, denn über den Kopf verliert der Mensch besonders viel Wärme. Ein Besuch in der Sauna wärmt und entschlackt. Wenn es draußen dunkel wird, ist der Kontakt zu nahen Menschen, der Familie und guten Freunden Balsam für die Seele, um Anflüge von Lethargie abzuwenden.

Anleitungen zur Selbstbehandlung

Massagen mit Öl

Ölmassagen sind im Ayurveda ein fester Bestandteil der täglichen Körperpflege. Bereits vor 2000 Jahren wurden in der *Charaka Samhita* die Qualitäten einer Ölmassage wie folgt beschrieben:

„Der Körper wird durch die tägliche Ölmassage fest, geschmeidig, frei von Störungen des Vata-Dosha und widerstandsfähig gegenüber Belastung und Bewegung. Die Haut fühlt sich angenehm an, die Körperteile sehen gut aus. Stärke und Anmut nehmen zu, und das Alter hat keine so große Macht."

Sesamöl gilt als optimales Massageöl, weil es alle sieben Gewebeschichten durchdringt und damit die drei Doshas beruhigt und die Entschlackung unterstützt. Bei stark erhöhtem Pitta sollte Sonnenblumenöl oder Kokosöl eingesetzt werden. Verwenden Sie nur hochwertige kalt gepresste Öle aus dem Bioladen oder Reformhaus.

Der optimale Zeitpunkt für eine Massage ist morgens nach dem Aufstehen. Wenn Ihnen das aus Zeitgründen nicht möglich ist, nehmen Sie eine *Kurzmassage* vor.

Die Ganzkörpermassage

Nehmen Sie sich für die Massage genügend Zeit. Achten Sie darauf, dass der Raum warm und sauber ist und äußere Störfaktoren, wie laute Geräusche, möglichst ausgeschaltet werden. Nehmen Sie sechs bis neun Esslöffel Öl, und erwärmen Sie die Ölschale in einem Wasserbad. Ölen Sie Ihren ganzen Körper im Laufe dieser Behandlung gut ein und lassen Sie keine Körperstelle aus. Denken Sie dabei auch an die „kleinen Teile", wie die Zwischenräume von Fingern und Zehen und die Ohren. Entlang der Gliedmaßen reiben Sie mit Druck in Längsrichtung, die Gelenke werden ausgiebig kreisförmig massiert. Dabei ist der Druck immer so stark, wie Sie dies angenehm finden.

Vor Beginn der Massage setzen Sie sich einige Minuten in Ruhe hin und entspannen.

Fangen Sie am Kopf an und massieren Sie sanft mit etwas Öl auf den Handtellern den gesamten Schädelbereich ein. Massieren Sie vorsichtig Gesicht und Ohren, wobei das Reiben von Schläfen und Ohren besonders angenehm ist. Streichen Sie entlang der Kehle vorsichtig auf und ab. Bearbeiten Sie mit kräftigem Druck die Nackenpartie.

Nun kreisen Sie großflächig und behutsam im Uhrzeigersinn über Ihren Bauch, um die Darmperistaltik zu unterstützen. Reiben Sie sanft über das Brustbein. Die Schultern werden kräftig massiert. Dabei bearbeiten Sie mit den Fingerkuppen kraftvoll die Muskulatur.

Auch die Arme können kräftig und ausgiebig bearbeitet werden. Streichen Sie mit langen Hin- und Herbewegungen über Ober- und Unterarme. Die Ellbogen und Handgelenke werden in Kreisbewegungen eingerieben. Massieren Sie mit kräftigem Kreisen Hüfte und Gesäß. Bearbeiten Sie auch Ihren Rücken soweit wie möglich. Bitten

Sie eventuell eine andere Person, den Rücken besonders beiderseits der Wirbelsäule großflächig zu massieren.

Wie schon die Arme können auch die Beine mit kräftigen Längsbewegungen massiert werden. Die Kniegelenke und Knöchel werden in sanften kreisenden Bewegungen massiert, die Kniekehlen sorgfältig ausgestrichen.

Nehmen Sie sich Zeit für die Massage Ihrer Füße. Behandeln Sie die Fußsohlen mit der flachen Hand oder mit dem Daumen. Rubbeln Sie ausgiebig die Zwischenräume der Zehen, und ziehen Sie die einzelnen Zehen mit leichtem Zug nach vorn.

Zum Abschluss streichen Sie Ihren ganzen Körper vom Scheitel bis hinab zu den Füßen mehrmals in langen gleichmäßigen Bewegungen aus.

Nach der Massage halten Sie sich gut warm und entspannen Sie sich. Lassen Sie das aufgetragene Öl mindestens 20 Minuten einwirken. Anschließend nehmen Sie ein warmes Bad oder duschen Sie lauwarm. Trocknen Sie sich behutsam ab, sodass ein dünner Ölfilm auf der Haut bleibt. Das verbleibende Öl reguliert Vata und wärmt die Muskulatur.

Als hautschonender Ersatz für Seife eignet sich Kichererbsenmehl (im Asienladen als „Graham"- oder „Besan"-Mehl erhältlich). Rühren Sie das Mehl mit etwas Wasser zu einem dünnflüssigen Brei, geben Sie eventuell eine Messerspitze Kurkuma hinzu und tragen Sie die Paste mit reibenden Bewegungen großflächig auf den Körper auf. Diese Art der Reinigung schenkt eine besonders weiche Haut und nährt das Gewebe. *Bitte beachten Sie, dass Kurkuma Stoffe verfärbt.*

Die Kurzmassage

Eine Kurzmassage nach dem Aufstehen kostet nur einige Minuten Zeit und kann daher mühelos täglich durchgeführt werden.

Bei der Kurzmassage liegt der Schwerpunkt auf denjenigen Körperbereichen, deren Behandlung der Harmonisierung des ganzen Körpers zugutekommt.

Beginnen Sie mit einer kleinen Kopfmassage, wobei Sie das Öl wie beim Haare waschen in die Kopfhaut einmassieren. Falls Sie danach die Haare nicht waschen möchten, reiben Sie lediglich etwas Öl auf die Schläfenpartien.

Massieren Sie ausgiebig Ihre Ohren, da hier viele Marma-Punkte liegen. Dabei halten Sie Ihre Ohren mit Daumen und Zeigefinger und bearbeiten Sie mit den Daumen die Außenseiten, mit den Zeigefingern die Innenseiten der Ohrmuscheln.

Reiben Sie nun sanft im Uhrzeigersinn über Ihren gesamten Bauchbereich. Widmen Sie sich dann noch einen Moment Ihren Füßen, da alle Körperregionen in ihnen reflektiert sind.

Anschließend setzen Sie sich einige Minuten entspannt hin. Achten Sie auf einen friedvollen Geist und regelmäßiges Atmen. Duschen oder baden Sie bitte immer erst nach der Massage.

Die Kopfmassage

Einige der wichtigsten Marma-Punkte sind im Kopfbereich lokalisiert. Ihre Stimulierung reguliert die Körperfunktionen und beruhigt die Nerven. Zugleich nährt und kräftigt das Öl die Kopfhaut und unterstützt einen gesunden Haarwuchs.

Als Basis dient, je nach Konstitution und Jahreszeit, wärmendes Sesamöl oder kühlendes Kokosöl. Das Öl sollte nach der Behandlung eine Stunde auf der Kopfhaut einwirken. Anschließend müssen Sie Ihren Kopf waschen, da überschüssiges Öl sonst womöglich Kopfschmerzen verursacht.

Verteilen Sie das Öl mit den Handflächen vom Haaransatz ausgehend auf dem Kopf. Die Behandlung beginnt bei drei zentralen Marma-Punkten (siehe Abbildung), die auf einer Linie entlang des Mittelscheitels liegen.

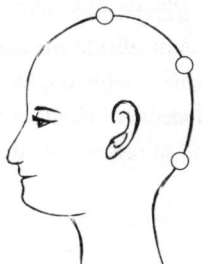

Der erste Punkt ist *Brahma Randhra*, das „Tor von Brahma". Es ist jener weiche Punkt des Kopfes, durch den die Seele nach dem Tod den Körper verlässt. Geben Sie etwas Öl auf Ihren Mittelfinger und massieren Sie behutsam in 30 kleinen Kreisen im Uhrzeigersinn.

Der nächste Marma-Punkt, *Shikha*, befindet sich direkt auf der Krone des Kopfes und ist der höchste Punkt des Scheitels. Geben Sie wieder etwas Öl auf Ihren Mittelfinger und massieren Sie an dieser Stelle ebenfalls 30 Mal im Uhrzeigersinn.

Der drittwichtigste Punkt am Kopf ist die *Medulla oblongata*, also jene Stelle am unteren Hinterkopf, wo der Schädel in die Halswirbelsäule übergeht. Verfahren Sie wie vorher und behandeln Sie auch diesen Punkt mit sanften Kreisen.

Nun lockern Sie die Kopfhaut, indem Sie diese mit den Fingerkuppen kräftig massieren. Beginnen Sie dabei am Haaransatz und rubbeln bis zum Hinterkopf durch. Massieren Sie kräftig entlang der Kante des Schädelknochens zu beiden Ohren hin.

Platzieren Sie nun Ihre Hände beiderseits der Ohren. Fahren Sie mit „weichen Krallenfingern" über die Kopfhaut aufwärts bis zum Scheitel, wo die Haare mit einem leichten Ziehen nach oben gezogen werden. Entsprechend gehen Sie von Stirn und Hinterkopf aus und schieben Sie die Hände bis zum Scheitel zusammen.

Von denselben Stellen aus werden noch einmal mit kräftigem Druck Zickzack-Bewegungen über den Kopf ausgeführt.

Mit den Daumen massieren Sie nun in kräftigen Kreisbewegungen die Knochenerhebungen hinter den Ohren. Dann fahren Sie mit allen Fingern in kleinen Kreisbewegungen kräftig vom vorderen Haaransatz aus über die Mittellinie bis zur Rückseite des Kopfes. Wiederholen Sie diese Griffe mehrmals.

Zum Schluss umfassen Sie Ihren Kopf mit beiden Händen. Blicken Sie gerade nach vorne und lassen Sie die Massage nachwirken.

Die Fußmassage

Eine Fußmassage vor dem Schlafengehen sorgt für eine erholsame Nachtruhe. Verteilen Sie mit der Handfläche etwas Sesamöl auf Füße und Waden, und reiben Sie dieses sanft ein. Lassen Sie sich von Ihrer Intuition führen und spüren Sie, an welchen Stellen die Berührung besonders angenehm ist.

Umkreisen Sie die Innen- und Außenseiten der Knöchel ausgiebig mit sanften Bewegungen. Zwicken Sie mit leichtem Druck von Daumen und Zeigefinger die Achillessehne entlang bis zur Ferse hinunter.

Bearbeiten Sie nun den Fußrücken, also die Oberseite der Füße. Sie können, um etwas Druck zu erreichen, mit dem Daumen massieren, aber auch mit mehreren Fingern gleichzeitig. Vergleichen Sie mithilfe der untenstehenden Abbildung die Lokalisierung der

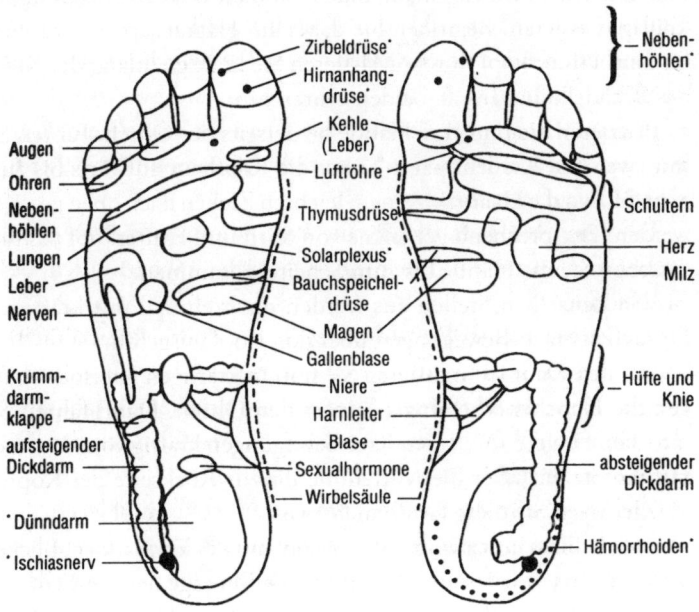

* auf den anderen Fuß gespiegelt

Fußreflexzonen

257

Reflexzonen. Drücken Sie vorsichtig die einzelnen Regionen, wobei Sie an den Zehen, also bei der Entsprechung des Kopfbereichs, beginnen und sich bis zu den Fersen, der Entsprechung des Darmbereichs, vorarbeiten.

Zum Abschluss der Massage streichen Sie Ihre Füße mehrmals von den Waden bis zu den Zehen in einer langen Bewegung aus. Reiben Sie Ölreste mit einem trockenen Tuch ab.

Basti – der Einlauf mit Öl

Eine der wichtigsten Anwendungen zur Besänftigung von Vata ist der nährende Darmeinlauf mit erwärmtem Öl *(Anuvasana Basti)*. Störungen des Nervensystems wie Schlaflosigkeit, Ängstlichkeit, Nervosität, Blähungen, aber auch Rückenschmerzen und Ischias, Arthritis und Nierensteine werden mit Einläufen behandelt. Ein Einlauf kann einfach selbst durchgeführt werden.

Bei bestehenden Beschwerden führen Sie an sechs bis neun aufeinanderfolgenden Tagen einen Einlauf durch, und zwar zwei Stunden nach dem Mittag- oder Abendessen. Wenn Ihr Vata allgemein hoch ist, ist es ratsam, während des ganzen Jahres einmal wöchentlich einen Einlauf vorzunehmen.

Die Umgebung, in der Sie die Behandlung vornehmen, sollte sauber und warm sein. Entspannen Sie sich einige Minuten, bevor Sie beginnen.

Ziehen Sie in einer Einlaufspritze (in der Apotheke erhältlich) 50 ml erwärmtes Sesamöl und 25 ml erwärmtes Ghee auf. Führen Sie die Kanüle vorsichtig in den After ein und drücken Sie langsam auf den Gummiballon, bis das gesamte Öl-Ghee-Gemisch den Dickdarm erreicht hat.

Ziehen Sie nun die Spritze sanft wieder heraus, und legen Sie Ihr rechtes Knie in eine bequeme Position zurück. Legen Sie ein Kissen unter Ihr Becken, damit sich das Öl besser im Dickdarm verteilt, und massieren Sie den Darmbereich leicht gegen den Uhrzeigersinn.

Bleiben Sie 10 Minuten liegen und versuchen Sie, das Öl im Körper zu halten. Wenn der Druck zu stark wird, begeben Sie sich auf die Toilette. Möglicherweise wird überhaupt keine Flüssigkeit ausgeschieden. In diesem Fall war der Darm stark ausgetrocknet und das gesamte Öl wurde aufgesogen. Legen Sie dennoch nach der Behandlung eine Einlage in Ihre Unterwäsche, um möglicherweise austretendes Öl aufzusaugen.

Diese Selbstbehandlung führen Sie bitte nicht durch, wenn Sie unter akuten Beschwerden leiden, zum Beispiel bei starker Erkältung, hohem Fieber und Durchfällen, sowie bei extrem schlechter Verdauung und Diabetes. Auch für Kinder und sehr schwache Menschen ist die Einlauftherapie ungeeignet.

Nasya – die Reinigung der Nasennebenhöhlen

Diese Reinigung sollte Teil Ihrer täglichen Körperpflege zur Säuberung der Nase sein. Am besten verwenden Sie ein spezielles Kännchen für Nasenspülungen, das in der Apotheke erhältlich ist. Lösen Sie eine Messerspitze Steinsalz in einem Becher lauwarmem Wasser auf. Lassen Sie die Flüssigkeit bei seitlich geneigtem Kopf durch ein Nasenloch laufen und durch das andere Nasenloch heraus fließen. Anschließend verfahren Sie genauso mit dem anderen Nasenloch.

Im Kurzverfahren nehmen Sie beim Waschen des Gesichts einfach eine Handvoll Wasser direkt aus dem Hahn und ziehen es gleichzeitig durch beide Nasenlöcher hoch. Nach kurzer Einwirkzeit lässt sich der Schleim leicht ausschnäuzen. Wenn Sie niesen müssen oder die Nase zu laufen beginnt, umso besser – so wird der Reinigungsprozess noch unterstützt.

Verzichten Sie auf diese Anwendung bei chronischen Entzündungen der Nasennebenhöhlen.

Panchakarma – der Königsweg

Mit dem Panchakarma hat das Ayurveda eine einzigartige Methode zur Ausleitung giftiger Stoffe entwickelt. Panchakarma ist ein Reinigungsverfahren, in dem durch Maßnahmen wie Abführen, Ölmassagen und Einläufe der gesamte Stoffwechsel grundlegend gereinigt wird, sodass der Körper zu seinem Gleichgewicht zurückfinden kann. Durch Panchakarma können akute Störungen geheilt sowie chronische Erkrankungen (auch solche, die in der westlichen Medizin als unheilbar gelten) bedeutend verbessert werden. Auch als vorbeugende Reinigungs-Kur, besonders im Frühjahr und Herbst, ist Panchakarma für alle Konstitutionen hilfreich, um die jahreszeitlich eingelagerten Schlacken auszuleiten. Daher ist eine Panchakarma-Kur nicht nur der „Königsweg" zur Heilung, sondern ebenso zur Erhaltung der Gesundheit. Eine Kur sollte, je nach körperlichem Zustand, über mindestens zwei bis drei Wochen durchgeführt werden.

Anhang

Glossar der Sanskrit-Begriffe

Agni – Körperfeuer, reguliert Körperwärme, Verdauung und die Verarbeitung von Eindrücken.

Ama – unverdaute Nahrungsreste; lagert sich als toxische Substanz in den Körperkanälen ab und ist die tiefere Ursache für Krankheit.

Basti – ayurvedische Einlauftherapie, eine von fünf Reinigungsmethoden des Panchakarma. Wird als Einzelbehandlung vorwiegend bei Vata-Beschwerden angewendet: als nährende Therapie mit Ölen und Fetten *(Anuvasana Basti)* oder als reinigende Therapie mit Abkochungen *(Niruha Basti)*.

Charaka – einer der wichtigsten frühen Ayurveda-Gelehrten (1. Jh. v. Chr.), Überlieferer des ayurvedischen Grundlagenwerks *Charaka Samhita*.

Dhatu – Gewebe-Element des Körpers

Dosha – Sammelbegriff für die drei Energieprinzipien Vata, Pitta und Kapha; auch als „Grundenergie" oder „Bioenergie" bezeichnet. Die Doshas bestimmen die körperlichen und geistigen Vorgänge im Menschen.

Ghee – zerlassenes Butterfett, zählt als hochwertiges Nahrungsmittel.

Gunas – die geistige Urnatur, deren Qualitäten das Verhalten des Menschen prägen. Die drei Gunas sind Sattva, Rajas und Tamas.

Kapha – Dosha der Struktur und Stabilität; Grundenergie, in der sich Erde und Wasser verbinden.

Malas – Ausscheidungen des Körpers.

Marmas – Energiepunkte auf der Haut; Verbindungsstellen von Körper und subtilem Bewusstsein.

Nadis – feinstoffliche Energiekanäle

Ojas – reine Essenz aller Körpergewebe. Ojas entsteht bei vollständiger Verdauung und steht für Glückseligkeit und Gesundheit.

Panchakarma – traditionelle Reinigungs-Kur des Ayurveda, die aus fünf Methoden besteht: Erbrechen, Abführen, Einläufe mit Abkochungen, Einläufe mit Ölen, Einnahme von Medikamenten über die Nase.

Pitta – Dosha des Feuer-Aspekts: Grundenergie, in der Feuer und Wasser sich verbinden; Pitta ist zuständig für Verdauung und Stoffwechsel.

Prakriti – die Grundkonstitution eines Menschen; entspricht dem Verhältnis der drei Doshas zur Zeit der Geburt.

Pranayama – yogische Atemübungen

Rajas – eines der drei Gunas; symbolisiert die kosmische Kraft der Aktivität und Aggressivität.

Rasayana – ayurvedisches Präparat aus Kräutern oder Mineralien zur Verbesserung des körperlichen Allgemeinzustands.

261

Sattva – eines der drei Gunas; verkörpert Aspekt des Lichts und des klaren Wissens;

Shrota – Energiekanäle im Körper

Tamas – eines der drei Gunas; manifestiert sich in Trägheit und Unwissenheit.

Tridosha – Zustand des Gleichgewichts der drei Doshas Vata, Pitta und Kapha.

Trikatu – pflanzliche ayurvedische Arznei aus schwarzem Pfeffer, langem Pfeffer (Pippali) und Ingwer. Wird angewendet zur Entgiftung und zur Stärkung von Agni. Senkt Vata und Kapha.

Triphala – wichtiges ayurvedisches Kräuterpräparat. Wirkt regulierend auf die Verdauung und als Verjüngungsmittel für alle Doshas.

Vata – Dosha des Luft-Aspekts; Grundenergie, die sich aus Luft und Äther manifestiert; steht für die Bewegung von Körper und Geist.

Veden – ältestes, schriftlich überliefertes Wissensgut der Menschheit. Die in Sanskrit verfassten Texte datieren ab dem 3. Jahrtausend v. Chr.

Vikriti – momentanes Verhältnis der Doshas, im Gegensatz zur angeborenen Konstitution (Prakriti). Der Begriff wird auch zur Bezeichnung eines Krankheitszustandes verwendet.

Literatur

Chopra, Deepak: *Die Körperseele.* Lübbe, Bergisch Gladbach 1991 (Knaur-TB, München 1999). Anschaulich und ausführlich beschreibt der Ayurveda-Arzt anhand vieler Beispiele das ayurvedische Lehrsystem

Lad, Vasant: *Selbstheilung mit Ayurveda.* O.W. Barth, Bern-München 1999. Praktischer, gut verständlicher Ratgeber zu Selbsthandlung von Erkrankungen mit Rezepten.

Nyanaponika: *Geistestraining durch Achtsamkeit.* Christiani, Konstanz 1984. Gibt Einblick in das Wesen des Geistes aus buddhistischer Sicht und Anleitungen zum achtsamen Atmen.

Tiwari, Maya: *Das große Ayurveda-Handbuch.* Windpferd, Aitrang 2001. Umfassendes Praxisbuch mit einer Fülle traditioneller Rezepturen. Einfühlsame Beschreibung des spirituellen Hintergrund des Ayurveda.

Frawley, David: *Das Große Ayurvda-Heilungsbuch.* Droemer Knaur, München 2005. Differenzierte Beschreibungen von Krankheitsbildern. Für Praktizierende und ernsthaft Interessierte.

Schrott, Dr. Ernst und Bolen Cynthia: *Das Ayurveda Gesundheits- und Verwöhnbuch.* Goldmann, München 2003. Gut verständliche Einführung mit Schwerpunkt auf ayurvedischer Kosmetik.

Diehl, Erika, Kiel, Edith: *Klassische Ayurveda-Massage – das kompakte Praxishandbuch.* Urania, Neuhausen 2005. Ein Praxisbuch für Massagen. Beinhaltet präzise Darstellungen und Bilder zu den einzelnen Massageabläufen.

Mattausch, Jutta: *Ayurveda erleben in Indien und Sri Lanka.* Reise Know-How 2004. Ausführliche Beschreibung über den Ablauf von Panchakarma-Kuren mit Empfehlungen von qualitativ hochwertigen Kureinrichtungen.

Rhyner, Dr. Hans-Heinrich: *Das neue Ayurveda Praxis Handbuch.* Urania, Neuhausen 2004. Standardwerk für Ayurveda-Therapeuten und ernsthaft Praktizierende.

Pirc, Dr. Karin: *Abhyanga – Die Ölbehandlungen des Ayurveda für zu Hause.* Haug, Stuttgart 2004. Beschreibt Grundlagen und Wirkungsweise der ayurvedischen Ölmassage.

Rhyner, Dr. Hans-Heinrich und Rosenberg, Kerstin: *Das große Ayurveda Ernährungsbuch.* Urania, Neuhausen 2003. Wissenswertes rund um die typgerechte Ernährung mit jeder Menge Rezepte. Fundiert und komprimiert.

Veit, Elisabeth: *Idealgewicht mit Ayurveda.* Heyne, München 2001. Das Idealgewicht auf natürlichem und ganzheitlichem Weg. Mit Einkaufsliste und Tagesprogramm.

Frawley, Dr. David: *Das große Handbuch des Yoga und Ayurveda.* Windpferd, Aitrang 2001. Beleuchtet die gemeinsamen Wurzeln von Yoga und Ayurveda. Ausführlicher Praxisteil.